ALIMENTA TU SEGUNDO CEREBRO

DRA. EMILY LEEMING

ALIMENTA TU SEGUNDO CEREBRO

La revolucionaria ciencia que eliminará
la inflamación, aumentará tu concentración
e impactará en tu estado de ánimo

Traducción de Sílvia Alemany

Salud natural

DIANA

Obra editada en colaboración con Editorial Planeta – España

Título original: *Genius gut*

© Dr. Emily Leeming, 2024
© de la traducción, Sílvia Alemany, 2025
Composición: Toni Clapés

© 2025, Editorial Planeta, S.A. – Barcelona, España

Derechos reservados

© 2025, Editorial Planeta Mexicana, S.A. de C.V.
Bajo el sello editorial DIANA M.R.
Avenida Presidente Masarik núm. 111,
Piso 2, Polanco V Sección, Miguel Hidalgo
C.P. 11560, Ciudad de México
www.planetadelibros.com.mx

Primera edición impresa en España: mayo de 2025
ISBN: 978-84-1119-244-6

Primera edición impresa en México: julio de 2025
ISBN: 978-607-39-2972-1

Impreso en los talleres de Corporación en Servicios
Integrales de Asesoría Profesional, S.A. de C.V.,
Calle E # 6, Parque Industrial
Puebla 2000, C.P. 72225, Puebla, Pue.
Impreso y hecho en México / *Printed in Mexico*

Este libro es para ti, te lo dedico

La felicidad… ¡ah, eso sí que se nota en el estómago!

ÍNDICE

INTRODUCCIÓN

¿Cómo estás?

—Hola, ¿cómo estás?

¡Cuántas veces te habrán hecho esta pregunta! Casi tantas como te han dicho «hola».

—Muy bien, gracias —respondes—. ¿Y tú?

O dices «¡Fenomenal!» o «¡Muy bien!», incluso esos días en los que no te sientes especialmente fenomenal ni muy bien que se diga, o ni siquiera bien. Es como un acto reflejo más que la expresión de cómo te sientes en realidad.

Pero vamos a hablar en serio: ¿cómo estás de verdad?

Como si fuera un rompecabezas, tu vida se compone de miles de días. Imagina entonces que cada uno de ellos fuera una pieza que adoptara el color de tu estado de ánimo: los días felices y animosos son de tonos naranja vivo y amarillo chillón; los días tristes son de un azul apagado; los días que sientes cansancio, depresión y vacío son de un color gris pardo. Ahora distánciate de este rompecabezas imaginario y obsérvalo bien. ¿De qué color son la mayoría de las piezas?

El listón de tu felicidad es la configuración por defecto de tu estado de ánimo: el punto en el que este se acomoda tras haberse visto expuesto a subidones y bajones. Y además está íntimamente relacionado con tu equilibrio emocional, con tu forma de gestionar los baches que te trae la vida sin perder el control ni salirte del camino. Subir el listón de la felicidad y la estabilidad emocional es clave para sentir satisfacción con la vida; en cambio, perseguir esos subidones, no tan frecuentes, que nos procuran, por ejemplo, unas relajantes vacaciones o vivir una experiencia irrepetible no lo son.

El 40 por ciento de los motivos por los que sientes felicidad o infelicidad se encuentran en los genes.[1] El resto se debe a la influencia que ejercen el lugar donde vives, tus experiencias vitales, tus relaciones con amigos y familiares y, ahora también (según indican las últimas investigaciones), los alimentos que comes. Aquí es cuando entra en juego la conexión intestino-cerebro.

Tu intestino y tu cerebro tienen una conexión intrincada y potente. Lo que sentimos en la mente, como el estado de ánimo y las emociones, lo sentimos también en el estómago. Y llevamos hablando de esto como si nada durante mucho más tiempo del que parece.

Se nos revuelve el estómago cuando sentimos nervios por tener que hacer una presentación en el trabajo.

Notamos un puñetazo en el estómago cuando nuestra pareja rompe con nosotros y no lo vimos venir.

Compramos un billete de lotería y sentimos en nuestro fuero interno que esta vez sí nos va a tocar, aunque solo sean cinco euros…

También es posible que confiemos en alguien a quien acabamos de conocer porque nos lo dice el estómago.

Los últimos avances científicos están hallando que la relación entre intestinos y cerebro también funciona en el otro sentido: los intestinos se comunican con el cerebro, e influyen en nuestro estado de ánimo, felicidad y equilibrio emocional.

- Cuando tienes hambre, sientes cansancio e incomodidad.
- Cuando tus niveles de azúcar fluctúan, se desatan tus emociones.
- Cuando comes mal, sientes pereza y malhumor.

- Cuando sientes estrés, te abalanzas sobre las galletas y el chocolate.
- Cuando funcionas a base de café, sientes angustia y nervios.

¿Te suena? Los intestinos y el cerebro no paran de charlar. Y los intestinos son los más parlanchines. El 90 por ciento de las charlas intestino-cerebro son responsabilidad del intestino, que intenta comunicarse con el cerebro.[2]

Los intestinos se parecen mucho más al cerebro de lo que cabe imaginar.

Al igual que este, los intestinos fabrican unas moléculas que configuran el estado de ánimo.

Y también al igual que el cerebro, los intestinos son un centro neurálgico de gran actividad, que alberga una extensa red de células nerviosas llamadas neuronas, que conforman el sistema nervioso entérico.

Asimismo, y como le sucede al cerebro, los intestinos son un centro de gestión hormonal que va liberando hormonas que influyen en tu cuerpo y le indican, por ejemplo, si tienes hambre o si ya te saciaste.

Y no solo eso, sino que los intestinos también albergan el microbioma intestinal: una comunidad de microorganismos recién descubierta que es muy vasta y compleja, y resulta fundamental para la salud y el bienestar. El microbioma intestinal guarda relación con todos los aspectos que tienen que ver con la salud, incluido el cerebro, e influye en el estado de ánimo y el discernimiento.

ALIMENTA TUS INTESTINOS Y ALIMENTARÁS TU CEREBRO

Nuestro sistema sanitario ha separado la mente del cuerpo desde los tiempos de un filósofo del siglo XVII llamado René Descartes.

Descartes fue, además de filósofo, matemático y científico, y dedicó gran parte de su vida a los estudios médicos. Insistió mucho en la idea de que la mente y el cuerpo son tan diferentes entre sí que es imposible que trabajen juntos, puesto que el cerebro está desconectado y separado del resto del cuerpo. No deja de ser curioso que esta idea haya perdurado a lo largo del tiempo.

> La dificultad no estriba solo en que la mente
> y el cuerpo sean distintos, sino en que son tan distintos
> que toda interacción resulta imposible.
> René Descartes

El cerebro y el cuerpo no son solo dos entes extraños unidos por un músculo carnoso situado en el cuello. Sin embargo, la filosofía de Descartes dejaría una fuerte impronta. Incluso el lenguaje que utilizamos refuerza la idea de que el cerebro y el cuerpo son dos cosas distintas y diferentes. Usamos expresiones como «salud mental» y «salud física» en lugar de utilizar el término «salud». Los problemas relacionados con el cerebro a menudo reciben un trato distinto al que reciben los del resto del cuerpo. Por suerte, cada vez tenemos un mayor conocimiento de lo importante que es la conexión intestino-cerebro, tanto en la salud como en la enfermedad, porque los trastornos intestinales pueden llegar a manifestarse sintomáticamente en el cerebro, y viceversa. Esa es la señal de que ambos están inextricablemente relacionados. Por ejemplo, podemos decir que un 80 por ciento de las personas que padecen la enfermedad de Alzheimer también padecen estreñimiento, síntoma que podría aparecer unos veinte años antes de que se manifiesten otras señales de advertencia.[3] Y un tercio de las personas con síndrome de colon irritable tienen también depresión y ansiedad.[4]

Las interrupciones de la conexión intestino-cerebro pueden manifestarse de muy diversas maneras, al margen de presentar una clara sintomatología digestiva; pueden provocar cambios en el estado de ánimo, en los niveles de energía y en la capacidad intelectual. Los científicos ya están diciendo abiertamente que los trillones de microorganismos que pueblan el intestino, llamados «microbioma intestinal», también influyen en la salud. No son solo actores secundarios que desempeñan un determinado papel en la digestión, sino que tienen energía propia y generan unas moléculas especiales que recorren el cuerpo como exploradores navegando por un complejo laberinto sin mapa. Estas moléculas influyen en todos los aspectos de la salud, incluido el cerebro, y determinan el estado de ánimo, la estabilidad emocional y nuestra forma de pensar y solucionar los problemas. Hace veinte años ni siquiera conocíamos la existencia del microbioma. Ahora, en cambio, los científicos y todo el personal médico-sanitario reconocen que es un pilar fundamental de la salud. No serías quien eres sin tu microbioma.

El secreto para entender bien la conexión intestino-cerebro es reconocer su naturaleza dual. El cerebro ya no está separado del resto del cuerpo, y por salud ya no entendemos solo la física. Cambiando lo que comemos, propiciaremos que nuestros intestinos y nuestro microbioma intestinal funcionen al máximo rendimiento y proporcionen al cerebro la nutrición que necesita para prosperar; es decir, para pensar con rapidez y claridad, tener más energía y, en suma, sentirse más feliz. De todos modos, tampoco deberíamos ignorar el poder del cerebro, que son los pensamientos y sentimientos. El cerebro ejerce su propia influencia en el funcionamiento de la digestión. Al enfrentarse al estrés, hay personas que tienen una digestión lenta, pero la de otras es tan rápida que sienten la urgente necesidad de ir al baño. Además, los pensamientos y las emociones pueden influir muchísimo en la elección de los alimentos. La conexión intestino-cerebro en realidad es una vía de doble sentido.

¿FUNCIONA BIEN TU CONEXIÓN INTESTINO-CEREBRO?

EL CUESTIONARIO INTESTINO-CEREBRO

En cada una de las siguientes preguntas, pon un 1 para responder «sí» y un 0 para responder «no».

- ¿La forma de tus heces es la de una salchicha blandita o agrietada?
- ¿Haces del baño entre tres veces al día y tres veces a la semana?
- ¿Tus heces son de un color café oscuro?
- ¿Salen con suavidad y sin problemas?

En cada una de las siguientes preguntas, pon un 1 cuando quieras decir «sí» y un 0 cuando quieras decir «no».

- ¿Te duele a menudo el estómago, o te duele cuando intentas hacer del baño?
- ¿Sueles tener molestias en los intestinos, como una inflamación persistente, o tienes ventosidades frecuentes que huelen fatal?
- ¿Sueles sentir tristeza o abatimiento?
- ¿Te tienes que esforzar para concentrarte y poder pensar?
- ¿Sueles sentir cansancio?
- ¿Sueles sentir estrés?
- ¿Tienes que contenerte porque se te antojan determinados alimentos?
- ¿Sueles angustiarte o preocuparte a menudo?

Puntuación:

12: ¡A mí no hay quien me pare!
10-11: Bien. Normalmente me encuentro bien.
8-10: Bueno… Regular.
5-7: No me encuentro demasiado bien.
0-4: La estoy pasando fatal.

En las páginas siguientes compartiré contigo los últimos hallazgos científicos que certifican que los alimentos, los intestinos y el microbioma intestinal son capaces de influir en tu bienestar corporal. Lo he dividido en dos apartados muy prácticos: el primero se llama «Comer para el eje intestino-cerebro» y te orienta para que aprendas a comer de forma saludable; el segundo se llama «El método del intestino genial» y te ofrece diez trucos para que comas una serie de alimentos que te permitan potenciar tu buen humor y tu capacidad intelectual, y para que te sientas de maravilla.

Este cuestionario no sustituye a una consulta médica, diagnóstico o tratamiento. Si tienes problemas intestinales o relacionados con la salud mental, por favor, acude a un profesional de la salud. Debes entender que, aunque lo que comes, y la forma en que lo haces, puede favorecer tu bienestar mental, la comida no debería sustituir ni retrasar la búsqueda de tratamiento para la salud mental ni tampoco hacer que dejes de tomar el medicamento que te recetaron.

Si tienes una enfermedad, un síndrome, un trastorno o una patología, es posible que tengas unas necesidades únicas que, por desgracia, yo no puedo cubrir con este libro. Si tienes una enfermedad, un trastorno o una patología, por favor, habla con tu médico de cabecera y pídele consejo.

PRIMERA PARTE

La charla intestino-cerebro

CAPÍTULO
1

El intestino genial

¿Qué es el aparato digestivo?

Si te pregunto dónde crees que tenemos el aparato digestivo, ¿qué es lo primero que te viene a la cabeza? Cuando hablamos del aparato digestivo, tendemos a pensar solo en el estómago y los intestinos. Sin embargo, el aparato digestivo empieza en la boca y va bajando, bajando, bajando... hasta llegar al trasero. ¡Hace todo el recorrido! Hablando claro, el aparato digestivo es un tubo largo, hueco y sinuoso. La comida entra por uno de sus extremos y los desechos salen por el otro.

La digestión se puede activar incluso antes de que la comida toque los labios. Cuando el hambre aprieta, es hora de repostar. Los músculos del estómago y los intestinos empiezan a contraerse, y ese movimiento provoca ese ruido que oímos cuando el estómago ruge debido al hambre. La conexión intestino-cerebro entra en juego, y envía señales de abajo arriba en una danza muy bien coreografiada. Y entonces es cuando el cerebro dice: «Llegó la hora de comer».

Cuando la comida entra en la boca, la acción mecánica de masticar sirve para pulverizarla y triturarla en trozos pequeños y manejables. Por otro lado, las enzimas de la saliva rompen los azúcares y los almidones antes de que la comida se deslice por la garganta como por un tobogán de un parque acuático.

A continuación, viene ese saco muscular y elástico que es el estómago, lleno de un ácido que es mucho más potente que el limón o el vinagre.

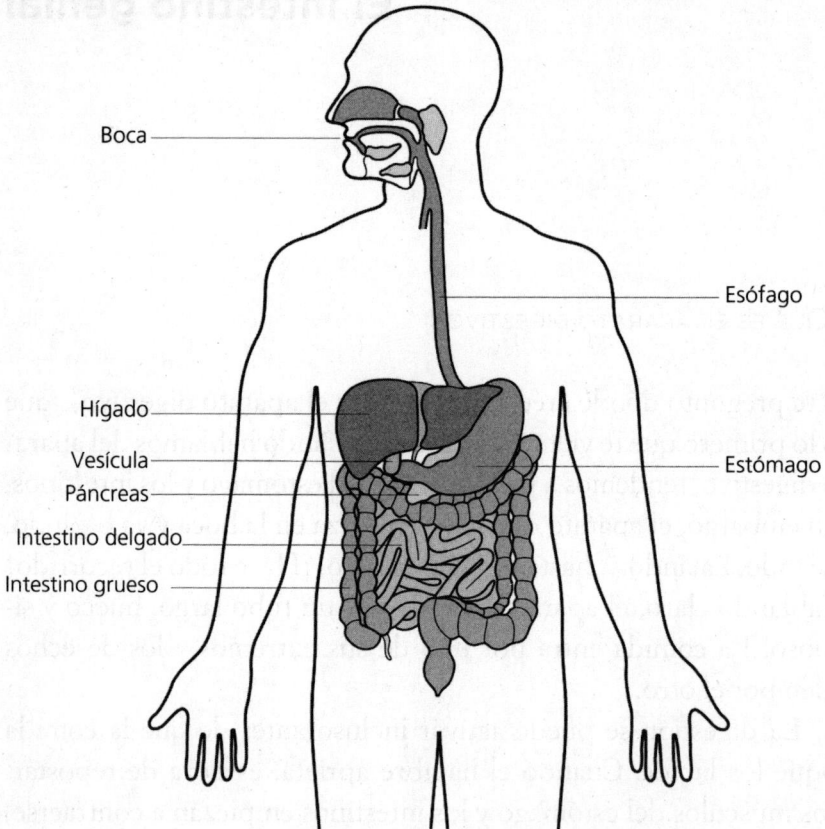

Ilustración 1. El sistema digestivo.

El estómago actúa de un modo parecido a como lo haría una lavadora, y por eso revuelve la comida, que chapotea en un líquido ácido. La acción combinada de este ácido con la mecánica de ir dando golpes a la papilla termina por romper totalmente lo ingerido hasta convertirlo en un fluido espeso.

A continuación, el estómago va vaciando su contenido poco a poco en la zona superior del intestino, el intestino delgado. Lo llamamos delgado porque es más estrecho que el intestino grueso, que es más ancho, aunque también es la parte más larga del intestino. El intestino delgado mide unos seis metros y se encuentra muy bien remetido en el abdomen; además, es donde se absorben entre el 90 y el 95 por ciento de los nutrientes de los alimentos que ingerimos. Para ser una tubería larga y estrecha, cuesta creer que sea capaz de hacer una tarea tan descomunal. Pero las apariencias engañan: el intestino delgado tiene un área de absorción que equivale al tamaño de una pista de tenis. Impresionante, ¿no?

El intestino delgado empuja y estruja la comida por esa tubería como la pasta dentífrica cuando sale del tubo. Por el camino, la vesícula, el hígado y el páncreas sirven para triturar la comida en trozos más pequeños todavía, para que al cuerpo le resulte más sencillo absorber los nutrientes que necesita. El páncreas es una glándula larga en forma de pera aplanada y con un tamaño parecido al de la mano, que libera unos jugos gástricos que rompen las proteínas, los carbohidratos y las grasas. El hígado genera la bilis, que es un líquido amarillento y verduzco que se almacena en la vesícula y se libera en el intestino delgado para que se rompan las grasas.

A lo largo de los intestinos hay un fino recubrimiento que actúa de barrera protectora. Es una piel interna que nos protege de la materia turbia que los recorre; es decir, del contenido de los intestinos. Actúa como un guardia que identifica qué moléculas son válidas y pueden pasar y penetrar en el cuerpo (como los nutrientes de los alimentos) mientras mantiene a las moléculas malas y dañinas fuera del sistema, e incluso evita que las cosas acaben donde no deben. Los nutrientes absorbidos se transportan a otro sitio, la mayoría, al hígado en primer lugar. Este actúa como una fábrica de procesamiento y los distribuye a distintas partes del cuerpo para que este los almacene o los utilice.

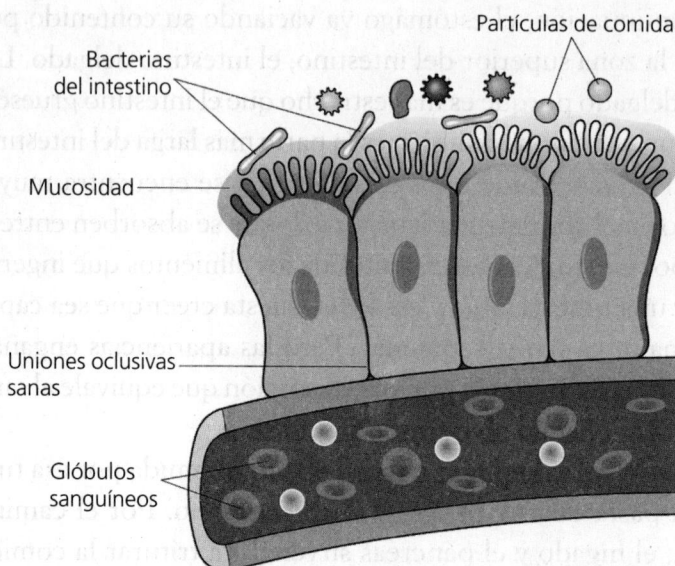

Partículas de comida

Bacterias del intestino

Mucosidad

Uniones oclusivas sanas

Glóbulos sanguíneos

Ilustración 2. El revestimiento de la barrera intestinal.

Volviendo al intestino delgado, los trocitos restantes de comida que no pueden digerirse ni absorberse se van abriendo paso hacia la zona inferior del intestino, el intestino grueso, que es el tramo final y mide un metro y medio. El trabajo del intestino grueso es actuar como una máquina de hacer salchichas. Extrae la humedad sobrante de la mezcla derretida que recibe y la envuelve con extrema eficacia para sacarla, en forma de heces muy bien presentadas, por la puerta trasera del cuerpo. Eso es lo que creíamos que hacía. Pero ahora resulta que también sabemos que es el lugar donde reside la mayor parte del microbioma intestinal. En cuanto a lo que no somos capaces de digerir ni de absorber por nuestra cuenta… Bueno, eso es otro asunto muy distinto para el microbioma intestinal. Retomaremos el tema más adelante.

Es importante que los intestinos funcionen bien, porque el cuerpo necesita que los nutrientes que proceden de lo que comemos y bebemos rindan al máximo. Su funcionamiento servirá para romper y absorber las proteínas, los carbohidratos, las grasas, las vitaminas y los minerales, que luego se usarán para obtener energía, crecer y restaurar las células.

LAS PROTEÍNAS

Tu cuerpo usa proteínas para construir y reparar, sobre todo los músculos y los huesos. Hay muchos tipos de proteínas, y cada una de ellas está constituida por unos bloques llamados «aminoácidos» que se unen entre sí en distintas combinaciones. Existen veinte aminoácidos, que funcionan de un modo bastante parecido a las piezas de Lego: según la disposición de las piezas, o de las piezas que utilicemos, tenemos una maqueta u otra. El cuerpo es capaz de generar por sí mismo algunos de estos bloques constructores, pero hay nueve aminoácidos esenciales que, por fuerza, deben proceder de la comida que ingieras. Los alimentos que aportan mucha proteína son la carne, las aves, el pescado y el marisco, los huevos, los lácteos, los cereales y las semillas, las legumbres y las plantas leguminosas.

LOS CARBOHIDRATOS

La fibra, los almidones y los azúcares constituyen los carbohidratos. Los carbohidratos se encuentran en la fruta, las verduras, los cereales y los lácteos. Tu cuerpo usa carbohidratos para obtener energía, y eso es especialmente importante para tu cerebro, que está siempre hambriento. Los carbohidratos simples que se localizan en la fruta, las verduras y los cereales enteros se digieren más lentamente, y eso hace que la liberación de su azúcar en el cuerpo sea más lenta.

LA FIBRA

A pesar de que la fibra es un tipo de carbohidrato complejo, como es un tema clave en este libro, le hemos dedicado un apartado propio. A fin de cuentas, no todos los héroes llevan capa. La fibra es la parte indigerible de los alimentos de origen vegetal, como los cereales enteros, la fruta, las verduras, las legumbres, las plantas leguminosas, los frutos secos y las semillas. No somos capaces de digerir la fibra: nuestro cuerpo no puede digerirla ni absorberla. Al contrario, necesitamos la ayuda del microbioma intestinal. Además, tampoco hay un solo tipo de fibra, sino que la hay de muchos tipos.

LAS GRASAS

Como sucede con las proteínas y los carbohidratos, también hay diferentes clases de grasas que afectan de forma distinta a nuestra salud. Algunas no son muy buenas para el corazón, mientras que otras tienen un efecto protector. Las encontramos en los alimentos ricos en grasas, como el aguacate, el salmón, el aceite de oliva extra virgen y el aceite de canola, que son buenos para la salud. Los quesos tienden a ser ricos en grasas, pero parece que su efecto es más neutro. La mantequilla, y también las carnes grasas o procesadas, como el tocino, las hamburguesas, los *hot dogs*, las salchichas y los pasteles de carne, son los alimentos ricos en grasas más perjudiciales para la salud. Las grasas aportan ácidos grasos esenciales que son vitales para las membranas de las células, especialmente las del cerebro y el sistema nervioso. Ciertas vitaminas, como la A, la D y la E, se absorben mejor con ayuda de las grasas.

¿POR QUÉ SON GENIALES LOS INTESTINOS?

Los intestinos son el portal a través del cual el cuerpo obtiene la energía y los nutrientes que necesita para sobrevivir. Digieren y rompen los alimentos que comemos por medio de una compleja danza de enzimas, ácidos, músculos en movimiento y muchas cosas más. Te protegen de su contenido y, al mismo tiempo, extraen con sumo cuidado las moléculas y los nutrientes más útiles para trasladarlos de una manera segura a tu cuerpo. Albergan el segundo cerebro, el 70 por ciento del sistema inmunitario y el microbioma intestinal. Están directamente relacionados con el cerebro y son capaces de producir hormonas y moléculas que influyen en el apetito, el estado de ánimo y la energía.

Son tan geniales que son capaces de funcionar con mayor independencia del cuerpo que el resto de los órganos. Si el cerebro es el monarca del país, y los órganos sus distintos territorios, los intestinos son una región más independiente que es capaz de tomar sus propias decisiones sin dejar de ser leal a la autoridad central (que es el cerebro).

¿CÓMO SABER SI TIENES UNOS INTESTINOS SANOS?

Unos intestinos sanos son aquellos que funcionan bien y no presentan ninguna enfermedad ni trastorno, ninguna sintomatología, y además su microbioma está sano. Si el microbioma no está sano, pasa tres cuartos de lo mismo: la persona nota que va lenta, que está baja de ánimo, y además suele tener problemas digestivos.

Hay una forma gratuita y muy sencilla de procurar por nuestra salud intestinal, y es levantando la tapa del váter. Sí, me estoy refiriendo a mirar las heces.

Si te da reparo, recuerda que todos los que habitamos en el planeta Tierra defecamos, incluso la estrella más glamurosa de la industria del cine; incluso las mismísimas Kardashian.

¿QUÉ SON LAS HECES?

Si creías que las heces son únicamente las sobras de la comida, te equivocas. La materia sólida constituye solo una cuarta parte de lo que ves. Las otras tres cuartas partes de los excrementos están compuestas de agua, que es muy necesaria para que la cosa vaya bien y todo salga con suavidad (y sin dolor) por el extremo inferior del cuerpo.

La parte sólida está formada por:

- Un 25 por ciento de bacterias intestinales (vivas y muertas).
- Restos de comida que han quedado sin digerir, como proteínas, fibras, grasas y algunos carbohidratos.
- Unas cuantas células muertas.
- Los jugos gástricos que se han secado.

La forma y el color de los excrementos, y la cantidad de veces que haces del baño, son una forma genial de ver si los intestinos y el microbioma intestinal gozan de buena salud. Si todo funciona, es muy probable que hagas unas buenas heces, blanditas, sólidas y cafés, de esas que salen sin dar mayores problemas. Si no es así, quizá esa es la señal que te indica que los intestinos no están tan sanos como deberían. No te apenes, ¡no hay por qué avergonzarse! Míralas de vez en cuando, y comprueba si tu intestino funciona bien.

¿Cuántas veces deberías ir al baño?
Es tan sano evacuar tres veces al día como tres veces por semana: lo que para ti sea normal en este caso es lo más conveniente, aunque no se parezca en nada a lo que hacen los demás.

¿Qué características tienen unos buenos excrementos?

- Parecen una salchicha blandita o con algunas grietas.
- Salen de tu cuerpo con suavidad y de una vez, sin causar ningún dolor.
- Tienden a hundirse, aunque las heces que flotan pueden a veces indicar que seguimos una dieta muy rica en fibra o en grasas.
- Son de color café.

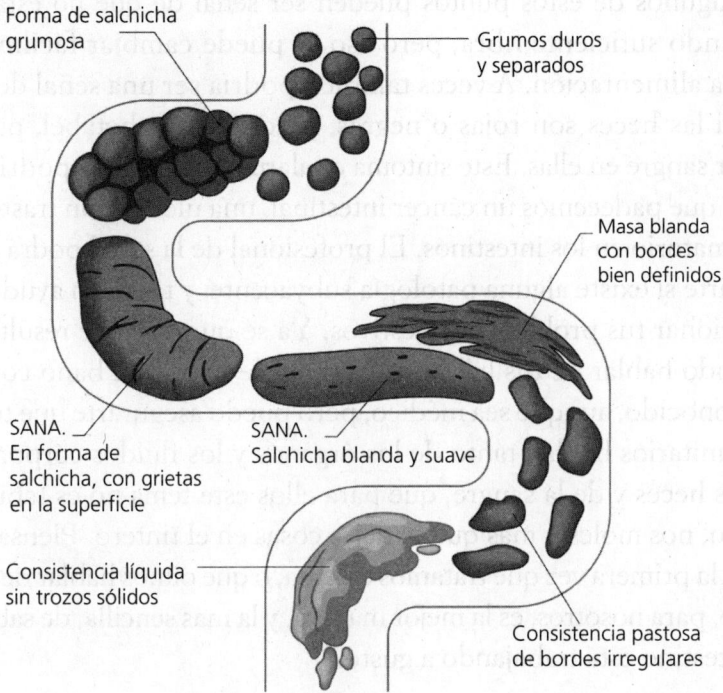

Forma de salchicha
grumosa

Grumos duros
y separados

Masa blanda
con bordes
bien definidos

SANA.
En forma de
salchicha, con grietas
en la superficie

SANA.
Salchicha blanda y suave

Consistencia líquida
sin trozos sólidos

Consistencia pastosa
de bordes irregulares

Ilustración 3. Guía de heces.

¿Qué características tienen los excrementos poco saludables y qué los causa?

- Hay un cambio repentino en la frecuencia con que hacemos del baño, que dura más de tres o cuatro días.
- Los excrementos son pastosos o líquidos, o bien como bolitas duras.
- Molestias o dolor al ir al baño.
- Aunque hagamos del baño, sentimos como si no hubiéramos terminado de vaciar, o como si hubiéramos tardado mucho en hacerlo.
- Heces de color rojo, negro, amarillo o verde.

Algunos de estos puntos pueden ser señal de que no estamos tomando suficiente fibra, pero eso se puede cambiar fácilmente con la alimentación. A veces también podría ser una señal de aviso. Si las heces son rojas o negras, y no comiste betabel, podría haber sangre en ellas. Este síntoma es alarmante, porque podría indicar que padecemos un cáncer intestinal, una úlcera o un trastorno inflamatorio en los intestinos. El profesional de la salud podrá confirmarte si existe alguna patología subyacente, y también ayudará a solucionar tus problemas digestivos. Ya sé que quizá te resulte incómodo hablar de tus hábitos a la hora de hacer del baño con un desconocido, aunque sea médico, pero puedo asegurarte que todos los sanitarios hablan tanto de los órganos y los fluidos corporales, de las heces y de la sangre, que para ellos este tema no es tabú; de hecho, nos molesta más que te dejes cosas en el tintero. Piensa que no es la primera vez que tratamos el tema, o que oímos hablar de ello, y que, para nosotros, es la mejor manera, y la más sencilla, de saber si tu intestino está trabajando a gusto.

¿Por qué las heces son cafés?

El color café de las heces se debe a la presencia de un pigmento llamado estercobilina. Sin él, las heces serían de un color beige claro. Para ayudarte a digerir las grasas de los alimentos que ingeriste, el hígado secreta un líquido amarillo verdusco llamado bilis en el intestino delgado, a través de la vesícula biliar. Una parte de esta bilis se rompe y se convierte en estercobilina, que lo tiñe todo de café al mezclarse con la comida que estás digiriendo. Cuando los excrementos se desplazan con demasiada rapidez por tu cuerpo, como cuando tienes diarrea, la bilis no tiene tiempo de romperse y convertirse en estercobilina, y es entonces cuando las heces pueden ser más amarillas o verdes.

El estreñimiento

El estreñimiento aparece cuando las heces que se están formando se mueven tan despacio por el intestino grueso que tu cuerpo les extrae demasiada agua. Por eso les cuesta mucho bajar, y, cuando lo hacen, es en forma de guijarros duros. También puedes tener estreñimiento si haces del baño menos de tres veces por semana, o cuando no puedes sacar todo lo que llevas. Tener estreñimiento de vez en cuando es normal y, en general, se soluciona cambiando la dieta y algunos hábitos de estilo de vida. En la tercera parte de este libro te daré unos cuantos consejos para tener un intestino feliz y defecar mejor. Si tienes estreñimiento a menudo, o siempre, consúltalo con un profesional de la salud para que te ayude a gestionar bien el tema, sobre todo si has perdido peso sin habértelo propuesto, te ha sangrado el ano o has sentido dolor cuando intentabas hacer del baño. El estreñimiento también podría estar causado por alguna enfermedad, aunque no suele ser habitual.

La diarrea

Se llama diarrea a cuando las heces son acuosas o mucosas y haces del baño tres veces al día como mínimo; o bien cuando haces del baño más a menudo de lo normal. Las razones son muy variadas, y entre ellas podríamos citar las intoxicaciones alimentarias, las infecciones, los medicamentos, la ansiedad o las intolerancias alimentarias. Las infecciones causadas por bacterias o virus pueden irritar el revestimiento de los intestinos y provocar una descarga de fluidos, con lo que aumentaría el agua en las heces y los excrementos circularían con más rapidez. Las intolerancias alimentarias, como, por ejemplo, la intolerancia a la lactosa, pueden interferir en la absorción de nutrientes y provocar diarrea, atrayendo agua al interior de los intestinos. Hay personas, además, que tienen diarrea cuando sienten angustia, porque liberan hormonas del estrés, y eso les provoca una digestión acelerada y ganas repentinas de hacer del baño.

La inflamación

La inflamación es cuando notas el vientre inflamado y sientes incomodidad, como si hubieras subido de talla. Es algo muy habitual, y una reacción que todos hemos experimentado alguna vez. Por eso no hay que preocuparse. Lo más probable es sentir inflamación después de una comilona, antes del periodo (si tienes la menstruación) o cuando sientes estrés o angustia.

La inflamación puede ser problemática si no desaparece, o si empeora. Podemos sentir inflamación por tener aire atrapado en los intestinos, por estreñimiento o por sufrir una intolerancia alimentaria, una alergia o una patología llamada síndrome de colon irritable, que hace que las digestiones sean muy delicadas.

Los gases

Al comer y beber, tragas pequeñas bocanadas de aire que se acumulan en los intestinos. Una vez que este queda atrapado dentro, hay que soltarlo, sea como sea, tanto si es mediante un eructo como hacia abajo, en forma de pedo. Una persona genera en promedio el equivalente a entre uno y cuatro vasos de gases entre doce y veinticinco veces al día, sobre todo durante la primera hora que sucede a una comida. También nos echamos pedos de noche, cuando estamos durmiendo en la cama, porque el músculo del esfínter anal se relaja y es más fácil que se nos escapen las flatulencias. Si duermes con alguien, piensa que esa persona que está acostada a tu lado también está durmiendo y echándose pedos.

Todos nos echamos pedos. Es lo más normal del mundo, y también suele ser la señal que nos indica que el sistema digestivo goza de buena salud y que, por encima de todo, las bacterias intestinales viven felices y contentas. Cuando alimentas a las bacterias intestinales beneficiosas y les das de comer algo que les encanta, generan gases como efecto secundario. Y todo eso tendrá que salir por algún lado, ¿no? Yo me digo que ese zambombazo extra es como los ratoncitos muertos que me trae mi gato a modo de regalo. Una forma de decir «te quiero». Así que… suéltalo, deja que fluya.

La mayoría de los pedos no huelen mal, pero hay un 1 por ciento que sí. Ya sabes: son esos que se te meten en la nariz y son capaces de vaciar una habitación en cuestión de segundos. La mayoría de las veces hay que buscar la causa en los alimentos que hemos tomado. Hay un compuesto llamado sulfuro, presente en alimentos como la carne, los huevos, la coliflor y las coles de Bruselas, que se rompe por la actividad de unas determinadas bacterias intestinales y se convierte en un gas llamado sulfuro de hidrógeno: son esos pedos que huelen a huevos podridos. Si por naturaleza (y por desgracia para ti) tienes una gran cantidad de estas bacterias en concreto, generarás más ventosidades malolientes que los demás. De todos modos, si para ti lo normal es ir soltando bombas fétidas, quizá es que tu microbioma intestinal está muy desequilibrado.

EL GRAN ANÁLISIS DE LAS HECES

En 2022 la encuesta ZOE sobre los hábitos de 140 000 personas del Reino Unido al hacer del baño halló los siguientes resultados:

- En promedio, la gente hace del baño entre una y dos veces al día.
- El 60 por ciento de las personas hacen del baño después de desayunar.
- El 92 por ciento de las personas hacen del baño entre tres veces al día y tres veces a la semana, baremo que indica la cantidad saludable de veces que hay que hacerlo.
- El 20 por ciento de las personas encuestadas tenía estreñimiento, fenómeno mucho más común entre mujeres que entre hombres.
- No hay diferencias entre hombres y mujeres en cuanto al número de veces que hacen del baño, aunque los hombres pa-

san más tiempo en el baño que las mujeres: unos dos minutos más, aproximadamente.

Vamos a digerir todo esto

- El intestino es un tubo largo que parte de la boca y va bajando hasta el trasero.
- Un intestino sano es el que no tiene ninguna enfermedad ni trastorno; no presenta sintomatología intestinal y tiene un microbioma sano.
- Mirar las heces es una forma fantástica de comprobar si tenemos un intestino sano.
- Unas heces sanas son las que parecen una salchicha blanda o con grietas; son cafés, salen fácilmente sin causar dolor y lo hacen entre tres veces al día y tres veces por semana.
- Unas heces poco saludables cumplen con los siguientes requisitos: tienen una textura mucosa o una apariencia como de bolitas duras; no son cafés; causan dolor o tardan mucho en salir, si es que llegan a hacerlo del todo; incluso puede que se presenten menos de tres veces a la semana o más de tres veces al día.
- Los intestinos son geniales: no solo digieren la comida y absorben los nutrientes, sino que además albergan el sistema inmunitario y el microbioma intestinal (y están íntimamente conectados con el cerebro).

El microbioma intestinal

¿Qué es el microbioma intestinal?

Tu organismo está poblado por cien trillones de microorganismos (organismos vivos tan diminutos que el ojo humano es incapaz de percibirlos). Eso es lo mismo que decir que hay más microorganismos, o microbios, para abreviar, en tu intestino que estrellas en la galaxia de la Vía Láctea. La mayoría de ellos son bacterias. Ya sé que nos han hecho creer que todas las bacterias son malas, pero suelta ese desinfectante que tienes en la mano y deja que te convenza de que no es así. Estas bacterias, junto con otros microbios que viven en tu intestino, como virus, hongos y arqueas, conforman el microbioma intestinal: un órgano olvidado que ni siquiera sabíamos que existía hace unas décadas y que ahora ya reconocemos que es fundamental para la salud y el bienestar.

Los términos «microbiota intestinal» y «microbioma intestinal» suelen usarse indistintamente.

La microbiota intestinal

La microbiota intestinal es un conjunto de microorganismos (o de microbios, para abreviar) que incluye bacterias, virus, hongos y arqueas, la mayoría de los cuales se encuentran en el intestino grueso.

El microbioma intestinal

El microbioma intestinal incluye todos los microbios que viven en los intestinos, pero también sus genes, lo que generan y su interacción con nuestro cuerpo.

Los microbios intestinales

Es un término abreviado que se utiliza para referirnos al conjunto de microorganismos que pueblan el intestino (y en el que se incluyen las bacterias, los virus, los hongos y las arqueas).

Las bacterias

Las bacterias son unos microbios que constituyen la mayor parte de nuestro microbioma intestinal. Además, las conocemos mejor que al resto de los microbios intestinales.

Los virus

El microbioma intestinal también se compone de unos virus que son capaces de interactuar e influir en las bacterias intestinales. Sin embargo, no los conocemos tanto como a estas.

Los hongos

Hay varios tipos de hongos en el microbioma; y ahí entrarían las levaduras y los mohos. En comparación con lo que sabemos de las bacterias, no entendemos tan bien cuál es su papel en el mantenimiento de nuestra salud.

Las arqueas

Las arqueas son un tipo de microbio similar a las bacterias intestinales, aunque no son la misma cosa. Son menos frecuentes, y sabemos muy poco de ellas.

A pesar de que gran parte de los microbios se alojan en el intestino, hay que decir que se encuentran por todo el cuerpo. En la boca, tenemos un microbioma que se denomina «microbioma oral». También tenemos microbioma en la piel, en la vagina y en los pulmones. Los microbios nos recubren de la cabeza a los pies. Y también nos rodean, en el aire que respiramos y en todas las superficies que tocamos. Siempre estamos intercambiando microbios: los captamos con los dedos al pasar las páginas de un libro; los inhalamos por la nariz al oler el perfume de la brisa veraniega, o al tocarnos la boca cuando comemos un bocadillo... No olvidemos tampoco que en la comida también hay microbios. Nos han enseñado, con toda la razón del mundo, que hay que temer a las bacterias perjudiciales, porque pueden causarnos intoxicaciones terribles, o dejarnos muy mal. Sin embargo, en este razonamiento estamos obviando la gran cantidad de bacterias inocuas y beneficiosas que tenemos a nuestro alrededor.

En lo que se refiere a las bacterias, hay que decir que los humanos somos la especie invasora. Ellas ya estaban en este planeta mucho antes que nosotros. Siguiendo el proceso evolutivo, hemos coevolucionado con nuestras amigas las bacterias, y en su mayor parte lo hemos hecho en armonía. En realidad, estamos tan inextricablemente unidos a ellas que, por cada célula humana de nuestro cuerpo, contamos aproximadamente con un número igual de bacterias, tanto por dentro como por fuera. Si vinieran los alienígenas a la Tierra, no creerían que somos humanos. Basándose en el recuento celular, nos clasificarían diciendo que somos una raza híbrida que está compuesta de una parte humana y una parte bacteriana. En realidad, no seríamos capaces de vivir en ausencia de bacterias. Y, a pesar de todo, son tan pequeñas que, si reuniéramos todas las que tenemos en el cuerpo para pesarlas, veríamos que no superan el medio kilo: como una lata grande de jitomate triturado, más o menos. Y si pesáramos solo los microbios intestinales, obtendríamos unos doscientos gramos, lo que pesa un mango, más o menos.

¿DE DÓNDE SALIERON ESTOS POLIZONES?

El microbioma intestinal de cada individuo se va sembrando desde su nacimiento. En función de las circunstancias del parto y de la madre, se llega al mundo con unas bacterias intestinales muy diversas. Si al nacer atravesaste el canal de parto, tus intestinos recogieron seguramente la simiente de las bacterias del microbioma vaginal de tu madre y, quizá, del rico microbioma intestinal de sus heces, que penetró por tu nariz y tu boca mientras te abrías paso hacia un mundo vasto y frío, además de impregnarte toda la piel. Si naciste por cesárea, en cambio, la primera bacteria que debió de sembrarse en tu intestino fue la que se encuentra habitualmente en la piel, que debiste de captar cuando tus padres, los médicos y las enfermeras del hospital te cargaron, además de captar también esas otras bacterias que suelen recubrir todas las superficies de los hospitales.

En ese momento, tu microbioma no era muy diverso. Solo disponías de unos pocos tipos de bacterias que cambiaban rápidamente a medida que entrabas en contacto con bacterias nuevas del entorno. La leche materna contiene unas que sirven para incrementar el microbioma del recién nacido, además de oligosacáridos especiales que nutren a las bacterias intestinales. En el momento en que empezamos a meternos cosas en la boca con esos puños regordetes que todo lo agarran, entramos en contacto con las bacterias de las superficies, y no solo con las de la piel de nuestros padres cuando nos cargan en brazos. Pero es al empezar a ingerir alimentos sólidos cuando las bacterias intestinales adquieren una mayor diversidad, y la variedad de fibras de los alimentos empieza a nutrir otros tipos de bacterias. Los primeros cinco años de vida son cruciales en el desarrollo del microbioma intestinal. A los cinco años es cuando el microbioma intestinal empieza a asentarse y a estabilizarse y, de hecho, contiene ya todos los tipos de bacterias intestinales que solemos encontrar en los adultos; es decir, el niño ya tiene un microbioma parecido al de un adulto. A partir de este momento, el microbioma se volverá más reticente a los cambios, para bien y para mal, y fluctuará menos. De todos modos, nuestro microbioma seguirá desarrollándose, porque, a fin de cuentas, no deja de ser un ecosistema vivo.

CURIOSIDADES INTESTINALES

¿Qué pasaría... si no tuviéramos microbioma?

En lo que se refiere a este conjunto invisible de microbios, nadie te culparía si pensaras que, bueno... como no se ven, ¡no deben de ser tan importantes! Si no tuvieras microbioma, no te encontrarías bien. Unos científicos criaron ratones sin ningún tipo de microbioma en una burbuja de plástico estéril ingeniada para impedir que entrara en ella cualquier tipo de bacteria, de forma que quedara completamente aislada del mundo exterior. A primera vista, esos ratones eran animales perfectamente normales, que, en ese entorno estéril, podían vivir tantos años como cualquier otro. Pero las apariencias engañan: tenían un sistema inmunitario tan deficiente que cualquier infección, por insignificante que fuera, podía acabar con sus vidas. Tenían los intestinos de un tamaño tan exagerado que no funcionaban bien; por eso necesitaban un mayor aporte nutricional y energético. Su cerebro no crecía como es debido, y se apreciaban cambios en sus centros de aprendizaje y memorización.[1] Además, se comportaban de una forma extraña.

¿CÓMO SE LOGRA TENER UN MICROBIOMA SANO?

Cuanta más variedad de bacterias intestinales tengamos (cuanto más diverso sea el microbioma intestinal), más sanos estaremos. Sería como intentar tocar bien el piano (o no) teniendo solo dos teclas en lugar de las ochenta y ocho que se necesitan. También importa mucho el tipo de bacterias (¿están bien afinadas las teclas del piano o se nos ponen los pelos de punta cuando alguien las toca?). En el intestino hay entre doscientos y mil tipos (o especies) distintos de bacterias intestinales. Cada una de ellas se compone de una gran cantidad y variación de subtipos llamados «cepas». El tipo de bacterias que tienes y su cantidad es tan personal como tus huellas dactilares. Piensa que los gemelos idénticos comparten solo el 35 por ciento de las especies de bacterias intestinales.[2] Sabemos con certeza que algunas de las bacterias que se alojan en nuestro intestino son muy beneficiosas. Pero, tal y como pasa con la mayoría de los seres humanos, dejando a un lado las ovejas negras, que siempre las hay, la mayoría de las bacterias intestinales tienden a ser buenas o malas según las circunstancias. Generalmente son o bien buenas casi siempre, o bien malas casi siempre, aunque de vez en cuando puedan ser buenas. Incluso las bacterias que gozan de buena reputación, como la *Akkermansia muciniphila*, que tiende a concentrarse en grandes cantidades en las personas que gozan de buena salud, pueden llegar a portarse mal. Si la *Akkermansia muciniphila* pasa hambre, se vuelve malvada. Y eso es algo que nos pasa a todos. A falta de fibra, puede empeorar nuestra reacción ante una alergia alimentaria.[3]

Bacterias intestinales buenas

Son las que generan moléculas, llamadas metabolitos, beneficiosas para la salud. Estas bacterias se consideran buenas, pero su efecto varía en función de la persona y la situación en la que se encuentre.

Bacterias intestinales malas

Son las que generan moléculas, llamadas metabolitos, dañinas para la salud. El hecho de que se consideren malas depende de la persona y de la situación en la que se encuentre.

Las bacterias patógenas

Estas bacterias pueden provocar enfermedades y patologías, y eso comprende desde trastornos estomacales hasta enfermedades más graves.

Es muy probable que tú y yo tengamos un microbioma intestinal distinto, pero lo que sí tenemos en común es una gran cantidad de bacterias con las mismas funciones y distinto nombre. Es como si te digo que mis colegas de profesión se llaman Kate, Asha y Ben; todos somos científicos, pero no somos la misma persona. Es decir, solo porque tú tengas un tipo de bacteria que yo no tengo, eso no significa que tu microbioma esté necesariamente más sano que el mío. Lo que cuenta es el trabajo que desempeñan las bacterias. Imagina que el microbioma es el personal de una gran organización o empresa y que tú eres la empresa. ¿Cuál es el objetivo de los trabajadores? Procurar que estés feliz, con vida y saludable. Como empresa, no te conviene depender únicamente del departamento de *marketing*, por muy creativos y brillantes que sean sus anuncios. También necesitarás un equipo de producción sólido, uno de recursos humanos amable y justo, y unos ingenieros que sepan hacer complejas hojas de cálculo. Tendrás que contar con un equipo de limpieza que desinfecte periódicamente los servicios, para que tus trabajadores no se enfermen ni se quejen. Aparte, siempre necesitarás la presencia de una persona alegre y dicharachera a quien le encante organizar actividades divertidas fuera del horario laboral. Constantemente, hay trabajadores que dejan la empresa y otros nuevos que se incorporan. Para que una organización crezca y prospere, necesita trabajadores con distintas habilidades, y eso es precisamente lo mismo que necesita tu microbioma intestinal. Sean quienes sean tus trabajadores, lo que hará que rindan bien es convertir la empresa en un sitio agradable al que acudir de buen humor. Y lo mismo pasa con las bacterias intestinales. Si cuidas la salud de tus intestinos y proporcionas a tu microbioma intestinal los alimentos que necesita para su desarrollo, las bacterias beneficiosas prosperarán y las que gozan de una reputación más controvertida no tendrán tantas oportunidades de actuar.

UNAS HECES AZULADAS

La forma, el color y la frecuencia de las heces puede servir para saber si el intestino está bien, y si también lo está el microbioma intestinal. Pero también puedes ir un poco más allá y calcular la duración de tu tránsito intestinal. Y con eso me refiero al tiempo que pasa desde que comes algo hasta que ese algo sale por el otro extremo de tu cuerpo. Para ello necesitas comer un alimento que puedas identificar sin ninguna duda, como el maíz o una buena ración de betabel (¡pero no olvides que lo hiciste o te dará un ataque de pánico al ver que el pis y la caca salen de color rojo sangre! Piensa que eso se debe a la pigmentación de los jugos).

Hace unos años escribí con unos colegas un artículo científico sobre la duración del tránsito intestinal.[4] En él, dimos a los participantes dos magdalenas de color azul claro para que se las comieran, azules como el Comegalletas de Plaza Sésamo, y luego les pedimos que midieran el tiempo que tardaban en salir por el otro extremo; es decir, en forma de heces azuladas. Y lo que descubrimos fue que el microbioma intestinal está más relacionado con la duración del tránsito que con la forma de los excrementos o su frecuencia.

Un tránsito intestinal rápido es inferior a 14 horas.

Un tránsito intestinal sano oscila entre las 14 y las 58 horas (hasta dos días y medio).

Un tránsito intestinal lento es superior a 58 horas (más de dos días y medio).

Nuestro descubrimiento

- El tiempo promedio del tránsito intestinal es de poco más de un día entero, algo menos de 29 horas.
- Las personas que tienen un tránsito intestinal rápido o lento tienen constituido el microbioma intestinal de forma distinta a quienes tienen un tiempo de tránsito saludable.
- Un tránsito lento genera menos moléculas saludables de un tipo denominado «ácidos grasos de cadena corta», las personas que lo tienen cuentan con una mayor cantidad de bacterias intestinales perjudiciales.

CUANDO EL MICROBIOMA INTESTINAL NO ES SANO

El microbioma puede verse alterado por un desequilibrio en las bacterias intestinales. En un microbioma que no está sano hay muy poca diversidad de bacterias; es decir, las hay de menos tipos. Además, también tiende a perder cierto número de bacterias beneficiosas, lo que puede hacer que aumente el número de bacterias perjudiciales. El microbioma intestinal puede verse alterado por muchos motivos: por ejemplo, seguir una dieta poco saludable durante un largo periodo de tiempo; el estrés, tomar demasiados antibióticos o sufrir una enfermedad. Las infecciones, al igual que las diarreas vacacionales, las inflamaciones y las patologías, también pueden alterar el equilibrio de las bacterias intestinales. Un microbioma intestinal desequilibrado puede causar síntomas muy desagradables e influir en nuestro estado de ánimo y salud en general. Un microbioma intestinal desequilibrado puede causar una inflamación excesiva, y eso se relaciona con la aparición de enfermedades como la diabetes tipo II, o con enfermedades coronarias, entre otras.[5]

¿QUÉ HACE EXACTAMENTE TU MICROBIOMA?

Las bacterias intestinales se encuentran en los intestinos, pero no campan a sus anchas. Trabajan mucho y contribuyen a mantener su hogar, que eres tú, en buen estado. Sin ti no existirían. Ahora bien, no todos los inquilinos de tu intestino están tan orgullosos de su casa. Algunos dejan las toallas por el suelo, y no entienden que los platos sucios no se lavan solos. Sin embargo, hay otras bacterias que sí le echan ganas y generan unas moléculas muy útiles que influyen en la salud y el bienestar de tu cuerpo, e incluso en el cerebro y en tu estado de ánimo.

LOS METABOLITOS

Un metabolito es una molécula pequeña que genera el microbioma intestinal tras romper los alimentos ingeridos. Los metabolitos son cruciales para una buena salud.

LOS ÁCIDOS GRASOS DE CADENA CORTA

Los ácidos grasos de cadena corta son un buen ejemplo del tipo de metabolitos que generan las bacterias intestinales cuando fermentan fibra. Tienen muchos efectos beneficiosos para la salud, y se relacionan con el estado de ánimo o el apetito.

EL SISTEMA INMUNITARIO

El sistema inmunitario es una intrincada red de células, tejidos y órganos que trabajan en conjunto para defender al cuerpo de cualquier invasor perjudicial.

LA INFLAMACIÓN

La inflamación aparece cuando el sistema inmunitario intenta protegerte de algún daño. Es una reacción natural y muy válida, que forma parte de la respuesta sanadora del cuerpo. Sin embargo, la inflamación está diseñada para ser una reacción temporal, y puede acabar siendo dañina si permanece activa durante un periodo de tiempo demasiado largo.

LOS PROBIÓTICOS

Los probióticos, en general, son suplementos nutricionales, o, a veces, alimentos que contienen bacterias vivas. Definimos como probióticos a los microbios que, cuando se ingieren en cierta cantidad, tienen un efecto beneficioso concreto en la salud.

LOS PREBIÓTICOS

Los prebióticos son sustancias que alimentan a las bacterias beneficiosas para el intestino y contribuyen a mejorar tu salud. Los prebióticos suelen ser tipos de fibras, pero también se encuentran en ciertos alimentos. Están presentes de forma natural en los alimentos, como ingredientes o complementos nutricionales.

LOS AYUDANTES DE LA DIGESTIÓN

Cuando comes, alimentas a tus bacterias intestinales. La mayor parte de lo que ingieres se absorbe en el intestino delgado antes de llegar al microbioma intestinal alojado en el intestino grueso, que está más abajo. Lo que pasa por el comedor del microbioma intestinal son los restos que tu propio cuerpo no ha sido capaz de digerir ni absorber por sí mismo. Lo que para uno es basura, para otro (o para otras bacterias) es un tesoro. Las bacterias intestinales se ponen a trabajar y se nutren de la comida que no has digerido. A cambio de mantenerlas bien alimentadas, ellas te proporcionan muchos y muy variados regalos. Te dan energía (entre el 5 y el 15 por ciento de tus necesidades energéticas). Producen vitaminas, como la vitamina K y algunas del tipo B, y además producen aminoácidos. Por último, las bacterias intestinales sirven para absorber mejor algunos nutrientes, como, por ejemplo, el calcio y el magnesio.

¿POR QUÉ ES TAN ESPECIAL LA FIBRA?

Si la fibra tuviera que parecerse a alguien, sería a Superman, que se disfraza de un periodista nerd y humilde llamado Clark Kent para mantener en secreto su auténtica identidad. La chica que le gusta, Lois Lane, no se fija en él, pero cuando se da cuenta de que Superman y Clark son la misma persona, cambia su perspectiva. La fibra, como le sucede a Clark, pasa por ser aburrida, y no nos fijamos en ella porque, sencillamente, creemos que solo sirve para ir al baño. Pero la fibra hace muchísimo más que eso.

- Alimenta a las bacterias intestinales para que puedan producir ácidos grasos de cadena corta y metabolitos necesarios para el cuerpo.
- Actúa como un cepillo de dientes natural. La acción mecánica de la fibra desplazándose a través del intestino sirve para barrer todo lo que se haya ido acumulando en él, y lo mantiene en buen estado.
- Contribuye a equilibrar los niveles de azúcar en sangre reduciendo la velocidad de absorción de los azúcares en el flujo sanguíneo.
- Genera sensación de saciedad durante más tiempo porque su volumen hace que el contenido del estómago se vacíe más lentamente. También influye en las hormonas que le dicen al cerebro que ya estás lleno o llena.
- Contribuye a que tengas el corazón sano, atrapando el colesterol malo e impidiendo que lo absorba el flujo sanguíneo.

- Reduce el riesgo de padecer distintas enfermedades, como cáncer colorrectal, diabetes tipo II y enfermedades cardiacas.

ODA DE LA IA A LA FIBRA: LA HEROÍNA ANÓNIMA

Entre los alimentos, una heroína brilla,
campeona silenciosa: ¡qué maravilla!

¡Es la fibra, sí, la fibra, que en hortalizas y cereales,
muy discreta y en silencio, destila magia a raudales.

Verduras y frutas esconden sus hilos,
que luego se tejen y expanden, por digestivos caminos.

Amiga del intestino, al llegar dice «aquí estoy,
para cuidar siempre tu salud, no solo hoy».

Atrapa al colesterol malo en valiosa gesta.
Estabiliza el azúcar en sangre, heroica empresa.

A cada bocado de avena o salvado,
la fibra va al ritmo de un plan programado.

Para tan suculenta estrella, encendamos candilejas,
iluminemos su presencia en linaza y lentejas.

En la historia del bienestar tienes capítulo propio,
fibra, oh, fibra, por mi salud, de ti haré siempre acopio.

Los metabolitos fantásticos

El microbioma intestinal no solo se encarga de ayudarte a digerir bien la comida. Los microbios son como esas hadas madrinas de Disney que, en secreto, todos hemos deseado tener alguna vez. Producen unas moléculas especiales llamadas metabolitos, que tienen un efecto muy potente en nuestra salud y son capaces de recorrer todo el cuerpo hasta llegar al cerebro.

Cuando comes alimentos ricos en fibra, estás ofreciendo un *buffet* libre a tus bacterias intestinales. Estas rompen las partículas de los alimentos formando una multitud de metabolitos y otros productos derivados, como los gases. Los metabolitos desempeñan un papel fundamental en el cuidado de la salud. Ayudan al cuerpo a gestionar los niveles de azúcar y grasa en sangre; asimismo, contribuyen a estimular el apetito y a satisfacer nuestras necesidades energéticas, y actúan con rapidez cuando aparece una inflamación excesiva o dañina. Los metabolitos actúan directamente en el intestino o pueden ser absorbidos en el flujo sanguíneo y desplazarse a otras partes del cuerpo, como el corazón, los pulmones o el cerebro.

Sin embargo, algunos metabolitos pueden ser dañinos. Si sigues una dieta poco saludable, las bacterias dañinas pueden tomar las riendas y generar metabolitos perjudiciales para ti.

Los ácidos grasos de cadena corta: la familia real de los metabolitos

Los ácidos grasos de cadena corta son el alma de la fiesta, los reyes de la pista en la discoteca de los metabolitos. Son los que más ilusión nos hacen, y los generan las bacterias intestinales cuando se alimentan de fibra. Hay tres ácidos grasos de cadena corta que son fundamentales: el acetato, el propionato y el butirato. Los científicos creen que los ácidos grasos de cadena corta son la razón principal de que la fibra y el microbioma intestinal sean tan importantes para nuestra salud y bienestar.

El acetato, el propionato y el butirato constituyen el 90 por ciento de los ácidos grasos de cadena corta que generan las bacterias intestinales. Una pequeña parte de ellos se queda *in situ* para contribuir a fortalecer y conservar en buen estado el revestimiento de la barrera intestinal, que es esa capa protectora de células que reviste las paredes del intestino. Este revestimiento actúa como una barrera física entre el salvaje oeste de las bacterias, los alimentos y los distintos integrantes del sistema digestivo, y tu cuerpo. El revestimiento de la barrera intestinal impide que penetren sustancias dañinas en el flujo sanguíneo, como las murallas defensivas y los portones con centinelas de los castillos, que imposibilitan que entren los invasores, pero dejan pasar a los ciudadanos y a los comerciantes bienintencionados. Así, del mismo modo que una muralla puede perder un par de piedras, o los goznes de los portones pueden empezar a chirriar por el uso, el revestimiento de la barrera intestinal también necesita mantenimiento para conservarse en buen estado. Los ácidos grasos de cadena corta contribuyen a reforzar la barrera intestinal para que las vitaminas, los minerales y otras moléculas beneficiosas puedan atravesarla fácilmente, y también para impedir que lo hagan las bacterias.

Aparte de esos pocos ácidos grasos de cadena corta que permanecen en los intestinos, casi todos los demás son absorbidos por el flujo sanguíneo y se desplazan por todo el cuerpo. El hígado los empaqueta para usarlos en función de las necesidades: colaboran con las células inmunitarias como extintores de cualquier posible exceso de inflamación, influyen en el almacenamiento de las grasas y proporcionan energía al cerebro cruzando su barrera hematoencefálica (que es la versión cerebral del revestimiento de la barrera intestinal). Estos ácidos grasos de cadena corta pueden enviar una señal de saciedad al cerebro para advertirle de que tu apetito debe disminuir,[6] y además están involucrados en tu comportamiento y estado de ánimo.

¡Mira! ¡Una dosis extra de vitaminas!

A pesar de que la mayor parte de las vitaminas proceden de los alimentos que tomamos y se absorben en el intestino delgado, algunas se fabrican o modifican por acción y efecto de las bacterias intestinales.

Algunas generan vitamina K, que el cuerpo utiliza para coagular bien la sangre y sanar sus heridas, además de conservar en buen estado los huesos. Las bacterias intestinales fabrican unas determinadas vitaminas de tipo B; y es muy posible que el 20 por ciento del ácido fólico, que también es una vitamina de tipo B, proceda de ellas. Las vitaminas B están implicadas en muchos procesos corporales: extraen energía de los alimentos y potencian nuestro estado de ánimo mediante neurotransmisores como la serotonina u hormona de la felicidad.

EL MICROBIOMA Y EL SISTEMA INMUNITARIO

El 70 por ciento de las células inmunitarias viven en nuestro intestino. Y eso implica que una gran parte del sistema inmunitario se codea con los microbios intestinales. El revestimiento de la barrera intestinal es un lugar crucial para la vigilancia y la defensa del sistema inmunitario. Las células inmunitarias se sitúan estratégicamente en el revestimiento de la barrera intestinal para detectar y reaccionar frente a posibles amenazas. El microbioma es esencial para el buen funcionamiento del sistema inmunitario, para entrenarlo y enseñarle a diferenciar las bacterias beneficiosas de los perjudiciales patógenos, unos auténticos villanos que causan enfermedades y patologías varias. Cuando esta alianza funciona bien, el sistema inmunitario y el microbioma ayudan al cuerpo a defenderse de los invasores dañinos, pero también a no atacar a todo el que pasa por ahí. Es como cuando entrenas a un perro de vigilancia para atacar a los intrusos, pero le enseñas también que no debe morder al cartero.

¿CÓMO SE PUEDE CAMBIAR EL MICROBIOMA INTESTINAL?

El microbioma intestinal cambia y evoluciona constantemente. Lo que comes es lo que más influye en las bacterias intestinales, porque estas se nutren de los alimentos que ingieres para crecer bien y, con el tiempo, animar a nuevas bacterias saludables a convertir tu intestino en su hogar. A fin de cuentas, la comida no deja de pasar por casa de tu microbioma intestinal, al menos tres veces al día, y puedes advertir cambios significativos en los niveles de tus bacterias intestinales al cabo de solo tres o cuatro días.[7] Es probable que el microbioma cambie rápidamente para garantizar que nos podamos nutrir al máximo de los alimentos que consumimos. Quizá es una adaptación evolutiva de cuando éramos cazadores-recolectores y nos pasábamos el día comiendo frutos secos y semillas, a la espera de que llegara un buen lote de carne, consecuencia de una caza exitosa. Por eso necesitábamos sacar el máximo partido a la alimentación de la que disponíamos en cada momento.

Las bacterias intestinales proliferan especialmente en la fibra, que son las partes indigeribles de los alimentos de origen vegetal, como los cereales enteros, la fruta, la verdura, los frutos secos, las semillas, las legumbres y las plantas leguminosas. Como no somos capaces de digerir la fibra directamente, esta pasa por el intestino delgado y se incorpora al microbioma intestinal alojado en el intestino grueso, que está situado en la parte inferior del tracto digestivo.

APARTE DE LA COMIDA, ¿QUÉ OTRAS COSAS PUEDEN CAMBIAR EL MICROBIOMA INTESTINAL?

El estrés: el estrés crónico puede influir en el equilibrio de las bacterias intestinales y, además, incentivar el crecimiento de bacterias potencialmente dañinas que obligarían a las beneficiosas a luchar por su supervivencia.

Un exceso de antibióticos: los antibióticos son medicamentos que pueden salvar vidas. Sin embargo, cuando no son necesarios desde un punto de vista clínico (como cuando se usan para combatir infecciones virales), o si se toman en exceso, pueden alterar el microbioma intestinal aniquilando o reduciendo el número, no solo de las bacterias que queremos eliminar, porque son, por así decirlo, nocivas, sino también de las beneficiosas.

Ser de ciudad o de campo: piensa que vivimos rodeados de microbios. Vivir en la ciudad o en el campo te expone a muchos y muy variados tipos de microbios, y también determina qué especies de bacterias se alojarán en tu microbioma intestinal. La tierra es especialmente rica en microbios.

Dormir mal: dormir mal por las noches puede afectar a tu microbioma intestinal, y se relaciona con cambios en la diversidad y tipología de bacterias que pueblan tu intestino.

Hacer ejercicio: practicar ejercicio con regularidad está directamente relacionado con tener un microbioma intestinal más diverso y un mayor número de especies bacterianas beneficiosas.

Tener mascota: las personas que viven con una mascota tienen un microbioma distinto de quienes no conviven con animales. Los propietarios de animales domésticos comparten ciertas especies de bacterias de su microbioma intestinal con las de sus perros o gatos.

La comida no es lo único que influye en el microbioma intestinal. Hay otros factores que, además, no se pueden cambiar. Me refiero, por ejemplo, a las circunstancias de tu nacimiento, a si te dieron o no el pecho, o a si tomaste muchos antibióticos durante la infancia. El microbioma intestinal se altera y cambia constantemente, adaptándose a ti, que le das cobijo, y también al entorno vital que le proporciona tu intestino. Reacciona al ejercicio, al estrés, a la calidad de tu sueño y a si vives en la ciudad o en el campo. Es muy intuitivo, y sabe si estás bien físicamente, y mentalmente también. En cuanto a ti, tú también estás en sintonía con él, y confías en que se esfuerce para que te sientas bien. Igual que, al casarse, las personas se prometen estar juntas hasta que la muerte las separe, nosotros estamos casados con nuestros microbios intestinales, para bien o para mal. Y cuando la relación no funciona, ambas partes resultan perjudicadas. En cambio, cuando todo va bien, esta unión parece caída del cielo.

LOS TRASPLANTES DE MICROBIOTA FECAL

No hay un buen eufemismo para esto: un trasplante de microbiota fecal (TMF) consiste en tomar heces ajenas, muy ricas en microbios, y triturarlas hasta convertirlas en excrementos pastosos, que luego se introducirán en el recto de otra persona para trasplantar el microbioma de la persona donante al intestino de la receptora. Se pueden conseguir los mismos resultados mediante unas cápsulas que deben ingerirse y que se denominan cápsulas de heces fecales o píldoras de excrementos.

El TMF es un tratamiento muy eficaz para combatir las infecciones causadas por una bacteria muy dañina llamada *Clostridium difficile*, o *C. difficile*, que provoca una diarrea que puede acabar con la vida del paciente. El TMF también contribuye a disminuir los síntomas que padecen las personas con colitis ulcerosa, que es una patología inflamatoria del intestino grueso y el recto.

Es importante que los donantes se sometan a un examen previo al TMF, para no pasar por alto ningún problema de salud, igual que se analiza a quienes donan sangre, órganos o tejidos para hacer un trasplante. Este tratamiento es bastante nuevo, y no es recomendable realizarlo sin la supervisión de un gastroenterólogo.

La sopa dorada del siglo IV

En la actualidad se está estudiando el TMF para ver si es posible usarlo como tratamiento de otras patologías y trastornos, pero el concepto en sí mismo no es tan novedoso como podría parecer. En la China del siglo IV, la sopa dorada, o sopa de dragón dorado, era una sopa acuosa de heces que debían ingerir los pacientes enfermos para el tratamiento de la diarrea y de las intoxicaciones alimentarias. Sabroso, ¿eh?

¿Cuánto tardamos en mejorar nuestro microbioma?

El microbioma intestinal puede cambiar muy deprisa, aunque la mayoría de los cambios se localizan en las bacterias intestinales que ya poseemos y en los metabolitos que generan. Puedes ayudar rápidamente a que tu microbioma intestinal genere más metabolitos sanos a partir de lo que comes dándole muchos alimentos ricos en fibras. Al mismo tiempo, hay que pensar que el microbioma intestinal se resiste a los cambios drásticos. Y eso es muy bueno de por sí. Si vas a contraer una infección por culpa de una bacteria invasiva y dañina, más vale que tengas un microbioma intestinal resistente, porque no es deseable que las bacterias dañinas cambien por completo la constitución de tu microbioma intestinal; el resultado sería fatal. Y esta mecánica funciona en los dos sentidos: regalarnos un lujoso tratamiento de fin de semana para poner a punto nuestros intestinos no tiene una gran incidencia, pero si persistimos y sostenemos los cambios durante meses, e incluso años, estaremos propiciando sistemáticamente que las bacterias intestinales beneficiosas prosperen, y además animaremos a otras a convertir nuestro intestino en su hogar. En vez de pensar en un alimento o en un día concretos, amplía tu perspectiva y piensa a lo grande: piensa en una forma de comer que puedas adoptar durante años.

En realidad, la clave para poseer un microbioma sano no pasa por saberte de memoria los nombres de las bacterias que puedes tener o no en el intestino, sino por ver cómo promover el crecimiento de bacterias beneficiosas para que prosperen y generen una cantidad generosa de metabolitos saludables proporcionándoles toda la variedad de alimentos que necesitan. Igual que el mejor de los pintores necesita disponer de las herramientas adecuadas, piensa que en función de la pintura que les des a tus bacterias intestinales, estas harán un cuadro multicolor, de tonalidades intensas, o una obra monótona y sombría.

Vamos a digerir todo esto

- Tu microbioma se compone de cien trillones de microbios, incluidos bacterias, virus, hongos y arqueas.
- Un microbioma intestinal sano es el que consta de distintos y numerosos tipos de bacterias intestinales.
- Lo que comemos quizá sea lo que más influye en nuestro microbioma intestinal.
- El microbioma intestinal es vital para la salud, e influye en el funcionamiento del cuerpo y el cerebro.
- Un microbioma alterado suele ir de la mano de muchas patologías y trastornos.

La conversación intestino-cerebro

Si te pregunto «¿Cómo charlan tu intestino y tu cerebro?», quizá respondas que se comentan si están hambrientos y cansados, o están satisfechos y pletóricos de energía. Antes de leer este libro, estaría del todo justificado asumir que eso es lo único que hacen los intestinos: dotar de combustible al cerebro y al resto de los órganos. Pero como verás en este capítulo, y en lo que queda de libro, esto no es así, ¡ni de lejos! Teniendo en cuenta la enorme influencia que ejercen en nosotros los intestinos y el microbioma, hemos de decir que merecen que les prestemos más atención. Y aunque es verdad que el cerebro sí se considera una superestrella, aún nos cuesta aceptar que los pensamientos y el estado de ánimo puedan influir en la biología del resto del cuerpo, del intestino y del microbioma intestinal.

UN CEREBRO DE GRAN ALCANCE

El cerebro (ese bulto en forma de coliflor que tenemos alojado en la cabeza) es un órgano muy complejo, pero eso no debería sorprendernos. Es la sede donde se alojan nuestros pensamientos, sentimientos y decisiones, pero también donde se gestionan muchos otros procesos corporales que funcionan al unísono casi sin darse cuenta (siempre y cuando estemos vivitos y coleando, claro). Pero vayamos más allá de la cabeza y entremos en la conexión que el cerebro establece con los intestinos. Cuando sentimos inquietud, notamos como un cosquilleo en el estómago. Cuando tenemos la seguridad de que vamos a ganar algo, notamos una sensación rara en el estómago, como una premonición; y cuando sentimos miedo o angustia, podemos terminar con unas ganas tremendas de ir corriendo al baño. Un ensayo que se hizo para probar una vacuna durante la pandemia de COVID-19 ofrece un buen ejemplo de esta conexión. Si aquella época fue estresante, espantosa y terrible para todo el mundo…, ¡imagínate lo que debieron de pasar las primeras personas que participaron en los ensayos de las nuevas vacunas! En las pruebas que se hicieron, se puso a uno de los grupos la vacuna real contra la COVID-19 y, al otro, una falsa e inocua, que solo era agua, en forma de inyección en el brazo. Todos ignoraban a qué grupo pertenecían y qué se les estaba inyectando. Entre los que recibieron la inyección de agua sin saberlo, un 30 por ciento refirió sentir fatiga y dolor de cabeza; un 10 por ciento, diarrea, y también hubo quien refirió haber tenido vómitos y dolor muscular. El miedo, la preocupación y el estrés les habían provocado un cuadro intestinal. Tu estado mental (el estrés que sientas, tu estado de ánimo y tus emociones) puede cambiar tus sensaciones físicas e influir en tus intestinos.

Te presento a tu segundo cerebro

Tus intestinos y tu cerebro hablan entre sí. Para empezar, están físicamente conectados. El cerebro y la médula espinal son lo que se denomina el sistema nervioso. Controlan las decisiones conscientes, como cuando quieres ir caminando a un sitio en concreto, y también los procesos involuntarios que se dan de una forma automática, como el latido del corazón, la respiración y los reflejos. Pero también tienes un segundo sistema nervioso que se encarga del resto del cuerpo, y ahí es donde entran en juego los intestinos. Como sucede con el cerebro y la médula espinal, este segundo sistema nervioso está constituido por una red de células, llamadas neuronas, que actúan como autopistas de comunicación que parten de los intestinos, de determinados órganos y extremidades y también del cerebro. Estas neuronas se comunican entre sí mediante señales eléctricas y químicas (los neurotransmisores). Este sistema se divide en varias partes, pero, por el momento, vamos a centrarnos en los sistemas simpático, parasimpático y entérico.

El sistema nervioso simpático, que dispara la respuesta de lucha o huida, es responsable de la reacción corporal que experimentamos frente al peligro y el estrés. Te prepara para huir o pelear, enviando más sangre a tus músculos y acelerando tu ritmo cardiaco.

El sistema nervioso parasimpático, que lanza el mensaje de «descansa y digiere», actúa como freno ante los acelerones del sistema nervioso simpático, y contribuye a devolver al cuerpo a un estado de descanso y relajación. También reduce el ritmo cardiaco y favorece la digestión mediante el nervio vago.

El sistema nervioso entérico, que es este «segundo cerebro» intestinal, es una red de neuronas alojada en las paredes intestinales que van desde el esófago (el tubo que tenemos en la garganta) hasta el recto. Esta red se encarga de gestionar la digestión sin que medie ninguna orden directa del cerebro, y además es crucial para la salud intestinal.

EL INTESTINO ES TU SEGUNDO CEREBRO. SÍ, SÍ, COMO LO OYES

Así como los intestinos y el cerebro difieren en sus funciones (ni el cerebro se pondrá a digerir lo que hayas comido ni los intestinos se van a poner a escribir poesía ni a resolver ecuaciones), hay que decir que se observan similitudes sorprendentes entre ambos. El cerebro contiene cien mil millones de neuronas, y los intestinos unos quinientos millones aproximadamente, mucho más que todas las neuronas que podamos tener en el cuerpo, y muchas más de las que contiene el cerebro de un gato. Los intestinos son capaces de funcionar con una independencia sorprendente (tienen a un director ejecutivo trabajando en su propio departamento), a pesar de seguir estando bajo el dominio central del cerebro. Por eso reciben el nombre de «segundo cerebro».

Profundicemos un poco más y digamos que tu sistema nervioso intestinal...

- Controla la contracción de los músculos que hay en las paredes intestinales, que sirven para empujar la comida y los líquidos intestino abajo.
- Señala el momento de liberar los jugos gástricos, que sirven para romper la comida almacenada en el estómago y en el intestino delgado.
- Asegura un buen flujo sanguíneo en el sistema digestivo para que puedan circular el oxígeno y los nutrientes.
- No solo percibe la presencia de alimentos cuando las paredes intestinales se elongan físicamente, sino también los nutrientes de todo lo ingerido.
- Interactúa con el sistema inmunitario, teniendo en cuenta que el 70 por ciento de las células inmunitarias se alojan en los intestinos.

Como hay muchas funciones que el sistema nervioso entérico debe coordinar, este sistema contiene muchos tipos de nervios, y cada uno de ellos tiene una función diferente. Esta situación permite al segundo cerebro, al sistema nervioso entérico, tener un control finísimo sobre todos los aspectos relacionados con el funcionamiento de los intestinos, hasta el más mínimo detalle.

Los intestinos, el cerebro y el nervio vago

El sistema nervioso entérico, que es el segundo cerebro, tiene línea directa con el cerebro a través de un nervio muy largo llamado el nervio vago, que es la principal conexión entre el cerebro y el intestino, porque los une físicamente. Este sistema bidireccional sirve al cerebro para saber qué les pasa a los intestinos, sobre todo durante la digestión, y también para controlar el funcionamiento intestinal. Si quieres contactar con alguien cuanto antes, ¿verdad que no le escribes una carta? Lo que haces es agarrar el teléfono y llamarlo. Para el intestino y el cerebro, la forma más rápida de conversar es a través de este nervio vago, que los mantiene unidos.

EL NERVIO VAGO: LA CONEXIÓN ENTRE CEREBRO E INTESTINO

El nervio vago es uno de los nervios más largos del cuerpo. Va desde el cerebro hasta los intestinos pasando por otros órganos situados en la parte superior del cuerpo, y es la vía de comunicación principal del cerebro. Es el Robin del Batman de tu cerebro, el LeFou de Gastón, o el Chewbacca de Han Solo.

No es un único nervio, sino que está dividido en dos. El nervio vago izquierdo baja por el lado izquierdo del cuello y recorre la parte superior del cuerpo, y el nervio vago derecho baja por el lado derecho.

No está de más recalcar que este nervio se llama «vago» porque en latín *vagus* significa «errante».

El nervio vago baja desde el cerebro y se ramifica varias veces en otros nervios que son como ramificaciones, para llegar hasta otros órganos como lo haría una carretera que conectara la capital con ciudades más pequeñas. El nervio avanza sinuoso hasta llegar al corazón, los pulmones y el intestino. Si el cerebro quiere comprobar el estado de estos órganos, la respuesta, por lo general, le vendrá dada a través del nervio vago. A mí me gusta imaginar que el cerebro y los intestinos son como dos ciudades gemelas que nunca duermen y por las que circulan coches, camiones y motocicletas a todas horas transportando provisiones de un lado a otro, intercambiando información de todo tipo y comerciando por la transitadísima autopista del nervio vago que las conecta. Ambas ciudades deben confiar la una en la otra para sobrevivir. Y, como cualquier carretera que se precie, y por la que transitan muchos vehículos, hay dos carriles que permiten el transporte de mercancías de una forma segura en ambas direcciones. Aunque quizá no te resulte sorprendente saber que el cerebro, como director ejecutivo que es de tu cuerpo, se comunique con tus intestinos, quizá sí te resulte curioso que el 90 por ciento de la cháchara cerebro-intestino es el intestino mandando información al cerebro. ¡El nervio vago es todo un espectáculo!

EN LA AUTOVÍA DEL NERVIO VAGO

Del cerebro a los intestinos…

Los mensajeros del cerebro transportan información, tanto para decir a los músculos intestinales que se contraigan con el objetivo de mantener la comida en movimiento a lo largo del aparato digestivo, como para liberar distintos indicadores químicos.

… y de vuelta al cerebro.

Estos mensajeros disciernen si los músculos de los intestinos están tensos o elongados y recogen la información que les proporcionan unas células que actúan de catadoras, que toman muestras de las moléculas presentes en los intestinos en un momento dado para informar al cerebro.

El microbioma intestinal y el cerebro en crecimiento

Para entender de verdad la conexión entre el microbioma intestinal y el cerebro, hay que empezar por el principio: el cerebro en desarrollo. Los primeros años de vida son críticos para el desarrollo progresivo del microbioma intestinal y del cerebro.

El bioma «mamá»

La relación que mantiene el cerebro con los microbios empieza justo antes del nacimiento. El desarrollo del cerebro comienza unas dos semanas después de la concepción, ese *big bang* mediante el que tus padres te trajeron al mundo. En esos momentos no eres más que un renacuajo, un conjunto de células que crecen en el útero materno encerradas en su placenta.

La placenta es un órgano temporal que se desarrolla durante el embarazo y propicia el crecimiento y desarrollo del bebé hasta su nacimiento, manteniéndose bien pegada a la pared del útero. El cordón umbilical conecta al bebé con la placenta, y a través de este cordón es como recibe un caldo muy rico en nutrientes, oxígeno y metabolitos derivados del intestino, que fluye a través del riego sanguíneo de la madre. El microbioma intestinal de la mujer cambia durante el embarazo, y cada trimestre varía, alterando ese coctel de ingredientes microbianos y energéticos que recibe el feto en función de sus necesidades[1] para que su organismo crezca y se desarrolle correctamente.

Muchas zonas del cerebro empiezan a desarrollarse antes del nacimiento, como el tubo neural, la mayoría de las neuronas y las áreas cruciales del cerebro. En parte, lo que sabemos de la relación que existe entre el microbioma y el cerebro proviene de estudios hechos con ratones. Los ratones que nacieron de madres criadas sin microbioma intestinal presentan complicaciones en su sistema inmunitario; la barrera hematoencefálica no les funciona bien y, además, tienen muchas dificultades para regular el apetito y controlar el estrés.[2]

¡NO PUEDES PASAR! LA BARRERA HEMATOENCEFÁLICA

Igual que tenemos una barrera en el revestimiento intestinal que protege nuestro cuerpo del contenido pastoso de los intestinos, el cerebro también cuenta con una barrera hematoencefálica. La barrera hematoencefálica actúa de barrera física y protege al cerebro de los invasores indeseables. Es una membrana microscópica que contiene unas encrucijadas, o puertas de entrada, que están muy juntas.

Imagínate esa escena de *El Señor de los Anillos* en la que Gandalf está en una pasarela muy estrecha bloqueando el paso a un monstruo gigantesco llamado Balrog, mientras los hobbits y el resto del grupo corre para ponerse a salvo. ¡Pues la cosa se parece bastante! ¿Qué es lo que puede atravesar esa barrera? El destilado más exquisito de metabolitos que el cerebro pueda desear, eso, por supuesto que sí. Pero las sustancias más problemáticas… de eso ni hablar. La barrera es muy selectiva, y muy buena en su trabajo. Como las puertas de entrada de la barrera hematoencefálica son diminutas, solo las moléculas más pequeñas son capaces de abrirse paso. Las moléculas más grandes, como las de glucosa, que es la fuente primordial de energía para el cerebro, también pueden pasar, pero solo si las invitan. Estas moléculas franquean unas puertas especiales que solo se abren para ellas.

Justo después de nacer es cuando empezamos a crecer y a conformar el microbioma intestinal propio. Sin embargo, el microbioma de la madre durante el embarazo influirá de forma permanente en el desarrollo del cerebro de la criatura aun después de su nacimiento. La transferencia del microbioma vaginal de la madre (que es el semillero del microbioma intestinal de los bebés que nacen vía canal del parto) a los intestinos de los bebés nacidos por cesárea ha conseguido mejorar el desarrollo cerebral de bebés de entre tres y seis meses de edad.[3] Los científicos son capaces de determinar con gran claridad si el cerebro de un bebé se ha desarrollado bien basándose en el microbioma de la madre más que en el microbioma intestinal propio de la criatura.[4] Antes de cumplir los dos años, el cerebro de los bebés habrá alcanzado entre un 80 y un 90 por ciento del volumen que tendrá en la edad adulta. Sin embargo, la influencia del microbioma intestinal de la madre durante el embarazo seguirá presente. Los científicos ya son capaces de predecir si un niño de dos años será proclive a manifestar síntomas tempranos de ansiedad en función de si la madre presentaba un microbioma intestinal poco diverso durante el tercer trimestre.[5]

El microbioma y el cerebro durante los primeros años de vida
El microbioma intestinal de la persona también es importante, incluso a tan tierna edad. Y eso es más fácil de entender a partir de los estudios de los que disponemos y que se han hecho con ratones. En las crías de ratones manipulados para no tener microbioma intestinal, hemos visto que su cerebro no se desarrolla bien, sobre todo la zona llamada hipocampo, que es la que nos ayuda con el aprendizaje, la memoria y las emociones.[6]

EL HIPOCAMPO: EL BIBLIOTECARIO DEL APRENDIZAJE Y LA MEMORIA

El hipocampo te ayuda a procesar y almacenar información. Como a cualquier bibliotecario, al hipocampo le encanta leer y empaparse de nuevos conocimientos, que luego archiva para poder consultarlos cuando lo necesite. Pero eso también tiene un lado malo, que no te va a gustar tanto. Y es que el hipocampo tiene un papel muy crucial en las reacciones emocionales: si no lo tratas bien, esto afectará a tu estado de ánimo.

El hipocampo te ayuda a:

- Formar y archivar recuerdos.
- Aprender nuevas habilidades y conocimientos.
- Manejar las emociones y el estrés.

A los dos años, la constitución del microbioma se relaciona con la capacidad para interpretar bien la información visual, como reconocer nuestra pelota u osito favoritos; la expresión oral y la riqueza de vocabulario, y la capacidad para elaborar frases.[7]

Antes de cumplir los tres años, el microbioma ya se relaciona con la capacidad para comunicarnos y disponer de buenas habilidades motoras (que son las que nos ayudan a dibujar o a juntar las piezas de un rompecabezas sencillo).[8] En el microbioma de los niños de entre dos meses y diez años, las diferencias observadas en sus bacterias intestinales se relacionan con el procesamiento de pensamientos y también con el tamaño de las distintas áreas del cerebro, incluido el centro de recompensas y toma de riesgos, que es el núcleo accumbens.[9]

Y eso no es todo. El cerebro sigue creciendo a velocidades vertiginosas, y este proceso no finaliza hasta que la persona cumple veinticinco años. En realidad, ya disponemos de prácticamente todas las neuronas en el momento de nacer, pero sus conexiones aún se están desarrollando. Y a continuación viene el proceso de podar las que no resultan tan útiles para nosotros y reforzar las que sí lo son, que se alarga hasta la adolescencia.

El microbioma intestinal y la capacidad cerebral en la edad adulta
Los científicos siguen relacionando el microbioma con la capacidad de razonamiento en la edad adulta. En un estudio realizado a partir de una población muy reducida de individuos de veintiséis años, los que presentaban unos niveles más elevados de determinadas bacte-

rias intestinales beneficiosas rendían mucho mejor en las tareas mentales.[10] Es decir, les resultaba más fácil aprender nuevos datos y solucionar problemas. Las bacterias intestinales ayudan a que el cerebro permanezca activo a lo largo de la vida, y son un factor clave para envejecer con salud. A medida que las personas se hacen mayores, la diversidad de sus bacterias intestinales mengua. Se ha visto que, suministrando a ratones viejos bacterias intestinales procedentes de otros más jóvenes y enérgicos, los signos de envejecimiento que presentaban revertían, tanto en el cuerpo como en el cerebro, y que su memoria mejoraba,[11] lo cual daría un nuevo uso a los trasplantes fecales.

LO QUE ALTERA LOS INTESTINOS ALTERA LA MENTE

Hay un estudio bastante ambicioso, que recoge datos de más de ciento diez mil hombres y mujeres de edades comprendidas entre los veinticinco y los setenta y cinco años,[12] que revela que quienes van poco al baño (porque están estreñidos, por ejemplo) presentan un menor rendimiento cerebral, el equivalente a ser tres años más mayores que su edad real. La diarrea frecuente también está relacionada con un bajo rendimiento cerebral. En un subgrupo que estudiaron, los investigadores descubrieron que la relación entre la regularidad intestinal y la capacidad de aprender y memorizar tenía mucho que ver con la composición del microbioma intestinal, dato que pone de manifiesto la conexión entre intestino y cerebro.

Tus bacterias intestinales hablan con tu cerebro:
la vía intestino-cerebro

Tus bacterias intestinales y tu cerebro charlan de formas muy distintas. Algunas son más directas, como quien llama a tu puerta para saludarte, pero hay otras, en cambio, que lo son menos, y el mensaje que transmiten puede llegar a pasar por tantísimas manos que, a veces, llega a cambiar de naturaleza; es la diferencia entre las cartas que se envían por correo ordinario, que recoge un conductor, se clasifican y finalmente se entregan, y el boca-oreja, que hace que el mensaje varíe al pasar de una persona a otra.

¡LOS RATONES NO SON SERES HUMANOS!

Para entender la precisión con que las bacterias intestinales se dirigen al cerebro, los científicos hacen experimentos con ratones o ratas. Hay que ser muy prudente en lo que se refiere a la interpretación de los hallazgos científicos en los que han participado roedores, y su aplicación a los seres humanos, porque (y no creo que deba aclarar esta obviedad) nosotros no somos peluditos ni tenemos cola.

De todos modos, se ha podido observar que existen similitudes genéticas y biológicas básicas y muy estrechas entre ratones y humanos, y por eso una gran parte de estos hallazgos son relevantes para nuestra salud. Por eso la ciencia empieza estudiando a los ratones antes de pasar a los humanos. También es extremadamente útil poder comprender, mediante ratones, algo que sería difícil, o poco ético, de entender si investigáramos directamente con personas. De todos modos, cualquier hallazgo debe confirmarse cuanto antes en humanos. Vale la pena recordar que nos movemos en un campo de investigación muy novedoso y que todavía está en vías de desarrollo; es decir, que aún hay muchas cosas que desconocemos.

Autopista hacia el cielo: el nervio vago

El nervio vago no solo baja del cerebro y llega a los intestinos, sino que entronca directamente con el revestimiento intestinal, que es donde se aloja el microbioma intestinal. Por eso el cerebro es capaz, en parte, de influir en la estructura del microbioma intestinal y puede controlar directamente la secreción de jugos gástricos, la absorción de alimentos y otros factores que influyen a la hora de determinar qué bacterias van a prosperar o a morir. Las bacterias intestinales también se comunican con el cerebro. Pueden influir en la sensación de estrés, los niveles de energía, el estado de ánimo y muchas otras cosas más.

Los neurotransmisores

Los neurotransmisores son los mensajeros del cerebro y el sistema nervioso; son señales químicas que permiten a las neuronas comunicarse entre sí y con el resto de las células. Son cruciales para el estado de ánimo, aunque también tienen otras funciones en otras partes del cuerpo. Seguro que habrás oído hablar de la más famosa, que es la serotonina u hormona de la felicidad. Sin embargo, quizá te sorprenda saber que son muchos los neurotransmisores que se generan tanto en el intestino como en el cerebro. De hecho, el 90 por ciento de la serotonina y el 50 por ciento de la dopamina se generan en los intestinos, con la ayuda del microbioma intestinal.

«El 90 por ciento de la serotonina u hormona de la felicidad se genera en los intestinos». Esta frase se ha hecho muy popular en las redes sociales, pero la cosa no es tan simple como parece. La serotonina generada en los intestinos con ayuda de las bacterias intestinales no puede cruzar la barrera hematoencefálica para llegar al cerebro e influir directamente en nuestro estado de ánimo.[13] Los neurotransmisores son demasiado grandes y no pueden penetrar por las estrechas uniones que presenta la barrera hematoencefálica. Son algo así como esos sofás extragrandes de fábrica que, por muchas vueltas que les demos, nunca van a entrar por la puerta principal para meterlos en la sala de estar. ¡Es que no pasan! Es más, los neurotransmisores de fábrica tienen una función distinta en el intestino que en el cerebro.

- **La serotonina cerebral:** conocida también como la hormona del bienestar o de la felicidad, la serotonina no solo influye en el estado de ánimo y las emociones, sino que además contribuye a regular el sueño y el apetito. Sirve para controlar los antojos y disparar la sensación de saciedad. Muchos antidepresivos actúan sobre este neurotransmisor.

- **La serotonina intestinal:** se fabrica en su mayoría por las células que recubren el intestino (con ayuda de las bacterias intestinales). Favorece la digestión coordinando el movimiento de los alimentos que pasan por los intestinos mediante contracciones musculares.

- **La dopamina cerebral:** es la hormona que nos dice «eso me gustó, ¡otra vez!». A menudo, la dopamina se relaciona con el placer, la motivación y la recompensa, y se libera justo antes de hacer algo que nos gusta, o como reacción ante lo que nos complace, por ejemplo, comer algo rico, escuchar nuestra música favorita o contemplar una mascota adorable. Nos anima a repetir lo que estamos haciendo.

- **La dopamina intestinal:** las neuronas del segundo cerebro, que se localiza en los intestinos, también fabrican dopamina. Allí, la dopamina facilita que los alimentos avancen en su recorrido y colabora en ciertos procesos digestivos, como la secreción de jugos gástricos y la circulación sanguínea.

- **El GABA cerebral:** el GABA es un neurotransmisor zen. Nos ayuda a calmarnos, a rebajar nuestros niveles de ansiedad y a conciliar el sueño, al impedir que las neuronas se sobreexciten.

- **El GABA intestinal:** en el interior de los intestinos, el GABA hace equilibrios. Calma los procesos digestivos para que no se disparen más de la cuenta (me refiero al movimiento de los músculos intestinales y las secreciones gástricas).

- **La norepinefrina cerebral:** la norepinefrina (o noradrenalina) que activa nuestra reacción de lucha o huida se libera cuando sentimos estrés o una amenaza. Nos hace estar más alerta, acelera el ritmo cardiaco y prepara el cuerpo para que reaccione rápidamente ante el peligro. Como predispone al cerebro a entrar en acción, también puede ayudarnos a centrarnos y a sentir más energía.

- **La norepinefrina intestinal:** como pasa con la serotonina y la dopamina, la norepinefrina también influye en la contracción y relajación de los músculos intestinales para que los alimentos recorran el sistema digestivo.

A pesar de que los neurotransmisores generados en los intestinos no son capaces de cruzar la barrera hematoencefálica, los científicos creen que podrían influir indirectamente en el cerebro; es decir, los neurotransmisores generados en los intestinos son capaces de enviar señales al cerebro a través del sistema inmunitario y del nervio vago,[14] y eso podría influir en nuestro estado de ánimo. Es difícil imaginar que no influyan para nada en el cerebro ni en el estado de ánimo, pero lo cierto es que todavía hay que investigar más sobre este tema. Los científicos ya están atando cabos en lo que respecta a la relación intestino y cerebro; así que, ¡tiempo al tiempo!

Es precisamente en este punto donde las cosas se están poniendo interesantes.

Hay estudios científicos que demuestran que el microbioma intestinal influye en la forma en que el cuerpo usa los bloques de construcción de los neurotransmisores del estado de ánimo. Imagina que los neurotransmisores formados son piezas de mobiliario, por ejemplo, un sofá, y que los bloques de construcción son los reposabrazos, el asiento, el respaldo y el reposapiés del sofá que, cuando se encajan entre sí, forman un todo. A diferencia de los neurotransmisores acabados de fábrica, los componentes de los neurotransmisores son lo bastante pequeños para cruzar la barrera hematoencefálica y penetrar en el cerebro, donde se convertirán en neurotransmisores. Algunos de los bloques de construcción de los neurotransmisores son aminoácidos, como el triptófano y la tiroxina, y se encuentran en los alimentos ricos en proteínas, como, por ejemplo, la carne roja, el pescado, los huevos, las legumbres y las plantas leguminosas.

El cerebro no es capaz de fabricar hormona de la felicidad, o serotonina, sin triptófano. Y necesitamos el aminoácido tiroxina para fabricar dopamina, que es la que hace que, cuando nos gusta algo, nos den ganas de repetir. La mayoría de estos aminoácidos se absorben en el intestino delgado, pero otros se abren paso a través del intestino grueso; es decir, hacia las bacterias intestinales. Los microbiomas intestinales tienen un papel concreto al proporcionar al cerebro el suplemento de triptófano que necesita, y lo hacen de formas muy distintas. Hay bacterias intestinales que son capaces de generar una pequeña cantidad de triptófano por sí mismas. Otras, en cambio, rompen estos aminoácidos y generan metabolitos capaces de enviar señales al cerebro, directa o indirectamente.[15] Los aminoácidos como el triptófano también sirven al cuerpo para distintos propósitos, y sus vías de acceso están controladísimas por las bacterias intestinales.[16]

Imagina que el triptófano es como la harina que guardas en la cocina. Esta harina sirve para hacer muchas cosas distintas, como pan, galletas o pasteles. El triptófano se puede usar de tres formas distintas en el organismo. Imagina que, en el cuerpo, tenemos tres panaderías que elaboran distintos productos derivados de la harina, que es el triptófano. Una panadería la usa para hacer galletas (serotonina, u hormona de la felicidad); otra elabora pasteles (los metabolitos que envían señales al cerebro); y la última es la más grande de todas y precisa una gran cantidad de harina para elaborar dos tipos de pan diferentes (uno que beneficia la función cerebral y otro que podría causar daños en el cerebro y es neurotóxico).

Las bacterias intestinales supervisan que haya un equilibrio en la cantidad de harina distribuida entre las tres panaderías (y el tipo de pan que fabrica la panadería de mayor tamaño). Y eso es importante para el estado de ánimo y la cognición; es decir, para los procesos de pensamiento, los recuerdos y la toma de decisiones. Las alteraciones que puedan perturbar este equilibrio dejan su impronta en forma de depresiones, síndromes de colon irritable y trastornos neurológicos.[17]

LAS HORMONAS INTESTINALES

Los intestinos también fabrican sus propias hormonas, que regulan la digestión y el apetito. Las bacterias intestinales cambian la manera en que se genera la mayoría de las hormonas y también conforman su funcionamiento. Así es como influyen en los antojos y, posiblemente, en nuestra percepción del sabor.[18] Las células intestinales que generan este tipo de hormonas están enchufadas al sistema nervioso entérico, y funcionan como una especie de cabinas telefónicas para que las hormonas intestinales (impulsadas por las bacterias intestinales) se puedan comunicar con el cerebro vía nervio vago.

EL SISTEMA INMUNITARIO

Las bacterias intestinales y sus metabolitos mandan señales a las células inmunitarias del cerebro mediante muchas rutas interconectadas. Una gran parte de tus bacterias intestinales anidan en las mucosidades que revisten las paredes de los intestinos, y las ponen en contacto directo, o prácticamente físico, con las células nerviosas e inmunes que impregnan el revestimiento y el exterior de la barrera intestinal. Estas células nerviosas e inmunes son como espías que etiquetan todo lo que sucede e informan de inmediato al cerebro si existe algún peligro o actividad sospechosa. Las bacterias intestinales pueden actuar en calidad de informadoras de esta red de espionaje. Influyen en el modo en que el sistema inmunitario reacciona al peligro en todo tu cuerpo, y en el modo en que las células inmunitarias envían señales a tu cerebro. El 70 por ciento de las células del sistema inmunitario vive en los intestinos, mientras que el 15 por ciento de ellas reside en tu cerebro y se denomina microglía. La microglía es ese conjunto de células que, a modo de transmisor cerebral, se ocupa de procurarte los primeros auxilios. Las bacterias intestinales ejercen una influencia muy significativa en la microglía desde nuestro nacimiento, y también durante la edad adulta, y pueden influir en la eficacia de la reacción en momentos de necesidad.

LOS METABOLITOS INTESTINALES

Las bacterias intestinales generan más de cincuenta mil clases de metabolitos. Algunos pueden influir en el cerebro, tanto directamente, es decir, traspasando la barrera hematoencefálica, como indirectamente: mandando señales al sistema inmunitario y vía sistema nervioso entérico, que es el encargado de los intestinos.[19] Las bacterias intestinales afectan a nuestro estado de ánimo, conducta y manera de pensar. Influyen en la amplitud de las puertas de entrada de la barrera hematoencefálica para proteger tu cerebro, ese órgano tan valioso, e incluso pueden alterar los niveles de los neurotransmisores.[20] Los ácidos grasos de cadena corta son metabolitos de especial importancia; son moléculas antiinflamatorias muy potentes que pueden servir para combatir una inflamación cerebral excesiva. Los ácidos grasos de cadena corta en niveles muy bajos están presentes en enfermedades cerebrales como el párkinson,[21] y en los estudios que se han hecho con ratones sobre la enfermedad de Alzheimer y el estrés crónico.[22]

Los ácidos grasos de cadena corta también pueden influir en lo que comemos. Las tomografías computarizadas del cerebro han demostrado que el propionato, un ácido graso de cadena corta, puede aliviar los antojos y lograr que ciertos alimentos, como las donas, los pasteles y las galletas, no nos resulten tan apetecibles.[23] También pueden proporcionar una mayor sensación de saciedad gracias al efecto que provocan en las hormonas reguladoras del hambre y la saciedad, además de ayudar a equilibrar los niveles de azúcar en sangre y prestar todo su apoyo al metabolismo.[24]

Vamos a digerir todo esto

- El intestino y el cerebro cuentan con un sistema muy potente de comunicación bidireccional que influye en su rendimiento.
- Los intestinos son el segundo cerebro, y contienen una compleja red de neuronas, células que también se localizan en el cerebro en mayor cantidad.
- Los recientes hallazgos científicos ponen de manifiesto que las bacterias intestinales desempeñan un papel central en la charla intestino-cerebro.
- El microbioma intestinal se comunica con el cerebro de muchas maneras, e influye en nuestro estado de ánimo y en la calidad de nuestros pensamientos.

CAPÍTULO
4

La conexión intestino-cerebro
en las mujeres

En la actualidad estamos aprendiendo más cosas que nunca del cerebro y los intestinos. A pesar de que las mujeres son la mitad de la población mundial, solo un 0.5 por ciento de las investigaciones neurocientíficas se centran en ellas. Y solo el 2 por ciento de la totalidad de los fondos que se invierten en investigaciones médicas se destinan al embarazo, el parto y la salud sexual femenina (las mujeres negras, asiáticas, de minorías étnicas y otros grupos minoritarios están muy infrarrepresentadas en estos estudios). El desconocimiento sobre el cuerpo femenino ha provocado, a lo largo de los siglos, errores en el diagnóstico de las pacientes y un gran número de muertes innecesarias.

Durante mucho tiempo, cualquier enfermedad de una mujer se etiquetaba como «histeria femenina». Y eso hay que agradecérselo, en parte, a Hipócrates, que creía que los trastornos femeninos debían atribuirse a un fenómeno muy particular: el del útero errante. De la palabra «útero», que en griego es *hystera*, posteriormente derivaría la palabra «histeria». ¿Y cuál era el remedio? Tener relaciones sexuales con el marido. ¡Pues claro…! ¿Con quién si no? Esta teoría sobre la sexualidad se mantuvo vigente hasta el siglo XIII, cuando fue sustituida por la idea de posesión demoniaca, que implicaba aplicar exorcismos o prácticas de tortura.[1] ¿Con cuál te quedas? A mí, francamente, las dos opciones me parecen de lo más idílicas... Con el paso del tiempo, la idea de histeria femenina fue mutando y se usó para describir algunos trastornos mentales, aunque tanto la causa como el remedio seguían considerándose de naturaleza sexual. En los casos más extremos, hubo mujeres que incluso fueron obligadas a someterse a una histerectomía para extraerles el útero. Solo en la década de 1980, y de eso hace algo más de cuarenta años, fue cuando estos términos se excluyeron oficialmente de la terminología médica.

LAS HORMONAS SEXUALES FEMENINAS

Las hormonas sexuales femeninas, como los estrógenos y la progesterona, fluyen como una marea constante durante todo el ciclo vital de la mujer. Salen a escena durante la pubertad, aumentan y disminuyen durante el ciclo menstrual y disminuyen de forma fluctuante durante la menopausia. Las tareas principales de estas hormonas son engrosar el revestimiento del útero y programar la liberación del óvulo.

Los **estrógenos** son un grupo de hormonas que desempeñan un papel crucial en el desarrollo y la evolución del aparato reproductor femenino. Los niveles de estrógenos tienden a ser más elevados durante la primera mitad del ciclo menstrual, unas ocho veces más.

La **progesterona** es otra hormona sexual femenina que, junto con los estrógenos, contribuye a regular el ciclo menstrual. Durante la segunda mitad de este, los niveles de progesterona aumentan hasta que, en un momento dado, empiezan a disminuir.[2]

EL MICROBIOMA INTESTINAL RECICLA LOS ESTRÓGENOS

El microbioma intestinal es un importante regulador de los niveles de estrógenos. Cuando el cuerpo ya los ha utilizado, pasan a los intestinos en forma de desechos para luego desembarcar, junto con algún que otro revoltijo de residuos varios, en las heces. Sin embargo, las bacterias intestinales tienen sus propios planes: son capaces de procesar una parte de estos estrógenos y recuperarlos en forma de componentes útiles, como quien desguaza un coche viejo para conservar algunas piezas. A pesar de que no todos los componentes son susceptibles de ser reutilizados, algunos metabolitos pueden ser reabsorbidos por el cuerpo y volverse a usar. Las hormonas sexuales también pueden influir en nuestro microbioma: cuando los niveles de estrógenos son elevados, nuestro microbioma tiende a ser mucho más diverso.[3]

¿ES DISTINTO EL MICROBIOMA FEMENINO DEL MASCULINO?

A pesar de que nuestro microbioma intestinal es único, y que es como una huella dactilar, hay distintos factores que pueden influir en su constitución, como, por ejemplo, el sexo de la persona. Los microbiomas de las mujeres tienden a presentar unos tipos de bacterias distintos a los de los hombres. Estas diferencias pueden deberse a los distintos nutrientes y a las necesidades energéticas necesarias para la maduración y la reproducción. Además, también se ha observado que hay cierta relación entre determinados tipos de bacterias y el modo en que las grasas se distribuyen por todo el cuerpo; se ha observado que hombres y mujeres tienden a acumular la grasa en zonas diferentes.[4]

Estas diferencias no solo se notan cuando gozamos de buena salud, sino que también están presentes cuando aparecen patologías y trastornos.

LA PUBERTAD

La edad en la que se alcanza la pubertad depende de la genética y de otros factores, como la dieta, el ejercicio, la cantidad de tejido adiposo o el estrés. Recientemente, se ha añadido a esta lista el microbioma intestinal. El consumo de antibióticos, capaces de alterar el microbioma, puede adelantar la pubertad en las niñas, aunque esto no pasa en el caso de los niños.[5] Durante la pubertad, las hormonas sexuales de las niñas empiezan a revolucionarse, y sus microbiomas también cambian. Antes de llegar a la pubertad, los microbiomas de niñas y niños no difieren demasiado, pero al llegar a esa fase, los de las niñas empiezan a cambiar poco a poco, sin prisa pero sin pausa, hasta transformarse en un microbioma de mujer adulta, que es distinto al de los hombres.

El ciclo menstrual

Las hormonas sexuales femeninas influyen de forma muy sutil en la neuroplasticidad, y revelan diferencias prácticamente insignificantes en la estructura y el tamaño del cerebro en función del momento de nuestro ciclo menstrual. El hipocampo, que es vital para la memoria, la regulación emocional y el aprendizaje, es especialmente sensible a las hormonas sexuales femeninas, y contiene más receptores de estrógenos y progesterona que muchas otras áreas del cerebro. Los estrógenos trabajan mucho para el cerebro, lo ayudan a captar la glucosa y a transformarla en energía. Cuando los niveles de estrógenos son elevados, como en los momentos previos a la ovulación, el hipocampo expande su volumen y el cerebro usa la glucosa como combustible.[6] En ese momento disponemos de más energía, somos más felices, nuestra creatividad se acentúa… y nos volvemos más lúcidas que nunca.

Es muy probable que no paremos de picotear, o que busquemos consuelo en la comida durante la segunda mitad de nuestro ciclo menstrual, que es justo después de la ovulación y antes de tener el periodo. En los días previos a la menstruación, y mientras dura, comemos más, sentimos más hambre y tenemos más antojos.[7]

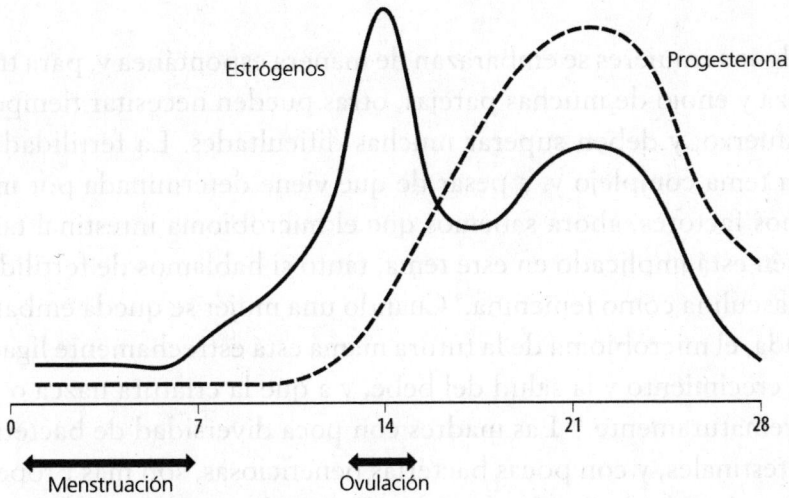

Estrógenos   Progesterona

0   7   14   21   28

Menstruación   Ovulación

Ilustración 4. Incremento y reducción de las hormonas sexuales
durante el ciclo menstrual.

Los sueños pueden cambiar con el ciclo menstrual

Antes de ovular, los sueños tienden a ser más surrealistas, alegres y eróticos. Pero durante la fase premenstrual, los sueños suelen ser más largos e inquietantes, e incluso pueden llegar a convertirse en pesadillas.[8] En esta parte del ciclo se reduce un 25 por ciento la fase no REM del sueño profundo. Es posible que esto se deba a que los niveles de progesterona primero aumentan y luego disminuyen paulatinamente, entre el momento de la ovulación y el inicio del periodo menstrual. La progesterona puede aumentar nuestra temperatura corporal entre 0.3 y 0.5 °C, e influir en la calidad del sueño cuando la temperatura interna baja naturalmente. Lo mejor es que procures mantenerte fresca durante esa fase del sueño. Así dormirás bien.

La fertilidad y el embarazo

Algunas mujeres se embarazan de manera espontánea y, para tristeza y enojo de muchas parejas, otras pueden necesitar tiempo y esfuerzo, y deben superar muchas dificultades. La fertilidad es un tema complejo y, a pesar de que viene determinada por muchos factores, ahora sabemos que el microbioma intestinal también está implicado en este tema, tanto si hablamos de fertilidad masculina como femenina.[9] Cuando una mujer se queda embarazada, el microbioma de la futura mamá está estrechamente ligado al crecimiento y la salud del bebé, y a que la criatura nazca o no prematuramente.[10] Las madres con poca diversidad de bacterias intestinales, y con pocas bacterias beneficiosas, son más propensas a dar a luz antes de término.[11] Teniendo en cuenta que el embarazo comporta a menudo cambios en el apetito y náuseas, si estás embarazada, no te machaques obligándote a comer todos los alimentos considerados saludables para el intestino: haz lo que puedas.

La menopausia

La menopausia supone el final biológico y natural de la menstruación y la fertilidad y, por lo general, se manifiesta entre los cuarenta y cinco y los cincuenta y cinco años. Su llegada oficial se declara cuando la mujer deja de menstruar durante un periodo de, al menos, doce meses seguidos, aunque esta definición, francamente, dista mucho de ser útil. La fábrica de óvulos rara vez echa el cierre de la noche a la mañana; al contrario, a menudo, las mujeres asisten a varios años de declive, imprevisible y accidentado, de sus hormonas sexuales. El 75 por ciento de las mujeres experimenta síntomas muy variados durante la menopausia, la mayoría de los cuales afectan al cerebro y causan confusión mental, fatiga, insomnio y sofocos, síntomas que se desencadenan, según se cree, en la zona del hipotálamo (el área del cerebro que sirve para regular la temperatura corporal). Tras la menopausia, las neuronas cerebrales se van acostumbrando a no depender de la ayuda de los estrógenos para ingerir la glucosa necesaria para cubrir su consumo energético, pero, en los periodos previos a la menopausia, y durante la menopausia misma, estas hormonas sufren muchos altibajos y dejan a las neuronas temporalmente sin suministro, por lo que estas no serán tan capaces de absorber glucosa ni dispondrán del tiempo suficiente y necesario para adaptarse a esa circunstancia. A pesar de que esta podría ser una de las causas de algunos de los síntomas cerebrales que da la menopausia, existen otros factores que aún no acabamos de entender, y ese es seguramente el motivo de la controversia con respecto a las terapias de sustitución hormonal, porque no sabemos si ayudan (o no) a mejorar la cognición.[12] De todos modos, sí podría servir para paliar los cambios de humor, los sofocos y los sudores nocturnos que sobrevienen durante la menopausia.

Como sucede en la pubertad, durante la menopausia, el microbioma también cambia. Así como en la pubertad el microbioma de las chicas se transforma hasta parecerse al de las mujeres adultas, en la menopausia, el microbioma empieza a parecerse al de los hombres.[13] Las mujeres asiáticas tienden a experimentar una menor sintomatología durante la menopausia que las occidentales, y eso podría deberse al microbioma intestinal. En Japón, entre el 50 y el 60 por ciento de las mujeres cuentan con unas bacterias intestinales capaces de romper y utilizar unos compuestos muy parecidos a los estrógenos, que se encuentran en algunos alimentos de origen vegetal, como el tofu y las habas de soya, mientras que en Estados Unidos eso solo les pasa al 30 por ciento de las mujeres.[14]

UNA HISTORIA INTESTINAL

Un periódico publicó la noticia de un hombre que había recibido un trasplante de microbiota fecal de su madre para paliar los síntomas que le provocaba un trastorno de colon irritable. Su sintomatología mejoró exponencialmente, aunque también empezó a experimentar los mismos síntomas de la menopausia que tenía su madre; es decir, a padecer sofocos y confusión mental.[15] Los científicos deberían revisar esta historia y verificar si es cierta o no, aunque, de todos modos, resulta interesante.

VAMOS A DIGERIR TODO ESTO

- El microbioma intestinal es capaz de reciclar una parte de los estrógenos para volver a usarlos.
- Los hombres y las mujeres tienden a presentar diferencias en sus microbiomas intestinales.
- Los estrógenos le sirven al cerebro para absorber glucosa, que es su principal combustible.
- Los niveles de hormonas sexuales pueden influir en nuestro estado de ánimo, en los procesos de razonamiento, en los antojos alimentarios y en otros factores determinantes.
- Los microbiomas intestinales pueden influir en la sintomatología de la menopausia.

CAPÍTULO
5

La conexión intestino-cerebro en los hombres

Los hombres tienen un microbioma intestinal distinto al de las mujeres. Estas diferencias basadas en el sexo son las que podrían determinar que algunos síntomas o patologías sean más comunes en hombres que en mujeres, y viceversa. Y esto no solo se aplicaría a las enfermedades intestinales, sino también a algunas patologías y enfermedades autoinmunes y cerebrales. Por ejemplo, ¿qué tipos de bacterias intestinales son protectoras o perjudiciales en función del sexo en presencia de enfermedades como la depresión y el síndrome de fatiga crónica? [1, 2]

LA TESTOSTERONA Y LA FERTILIDAD MASCULINA

Tanto el microbioma intestinal como las hormonas sexuales masculinas, por ejemplo, la testosterona, se influyen entre sí. En un estudio, alimentaron a ratones machos de edad avanzada con yogures probióticos y vieron que les crecían los testículos, les salía más pelaje y sus niveles de testosterona se elevaban hasta alcanzar unos similares a los de sus congéneres más jóvenes.[3] Cuando, más tarde, caparon a esos ratones macho (por usar un término coloquial), su microbioma intestinal cambió, y se hizo más parecido al de las hembras.[4] En los últimos tiempos, los científicos han desarrollado la hipótesis de que el microbioma intestinal podría traspasar los testículos y quizá regular la cantidad de esperma que producen.[5] También se ha hallado que al trasplantar el microbioma intestinal de ratones sanos alimentados con fibra a ratones enfermos, el recuento de espermatozoides se duplicaba y se estimulaba veinte veces su motilidad, lo que es señal de un esperma sano capaz de avanzar hasta el óvulo.[6] Tenemos que mencionar asimismo la existencia de un microbioma testicular que contiene una gran variedad de bacterias[7] muy útiles para potenciar la salud del aparato reproductor.

EL SEXO

Durante las relaciones sexuales hombre-mujer, estos se intercambian una gran cantidad de fluidos, y se da una transferencia de microbiomas testiculares y vaginales entre los miembros de la pareja que provoca cambios a corto plazo en el microbioma residente. Hay una mayor transferencia de microbioma vaginal que de microbioma testicular (y uretral).[8] El microbioma vaginal es bastante resistente a los cambios, pero el microbioma uretral del hombre puede reestructurarse y albergar ciertas clases de bacterias procedentes de algún resto de microbioma vaginal.[9] Como es de esperar, no usar protección durante las relaciones sexuales conlleva una transmisión elevadísima de microbios.

¿Las preferencias sexuales son relevantes para el microbioma intestinal? Parece ser que sí, aunque todavía no sabemos por qué. Los hombres que tienen relaciones sexuales con otros hombres son más proclives a tener un microbioma intestinal más diverso que los que tienen relaciones con mujeres.[10] Sin embargo, eso podría deberse a múltiples factores, como la dieta y los hábitos derivados del estilo de vida, entre otras cosas.

Vamos a digerir todo esto

- El microbioma intestinal del hombre puede influir en sus niveles de testosterona, y viceversa.
- Se cree que el microbioma intestinal es capaz de influir en la cantidad de esperma que se genera y en su calidad.
- Durante las relaciones sexuales entre un hombre y una mujer existe un intercambio de microbios entre el microbioma vaginal y el microbioma de la uretra y los testículos.
- Los hombres que tienen relaciones sexuales con otros hombres tienden a tener un microbioma intestinal más diverso, aunque aún se desconoce el motivo. Hay que pensar que las causas también podrían estar relacionadas con el estilo de vida y los hábitos alimentarios.

La conexión intestino-cerebro diversa: TDAH, autismo y neurodiversidad

Tal como sucede con los microbios, los cerebros no son de talla única. Todos experimentamos e interactuamos con el mundo de formas muy diversas; pensamos y aprendemos de maneras distintas, y así nos comportamos. ¿Podría ser que esta neurodiversidad se debiera en parte a los microbios que habitan nuestro cuerpo?

Los científicos que siguieron a un grupo de bebés desde su nacimiento hasta que cumplieron veinte años hallaron diferencias sorprendentes en los microbiomas intestinales de los bebés a los que posteriormente se diagnosticaría, por ejemplo, un trastorno por déficit de atención e hiperactividad (TDAH), autismo o discapacidad intelectual. Los microbiomas tempranos de los pequeños también diferían en función de sus diagnósticos, aunque todos tenían en común el hecho de que poseían una menor cantidad de bacterias intestinales beneficiosas.[1]

TDAH

No existe una prueba diagnóstica única para el TDAH. Los síntomas pueden clasificarse, en general, en dos tipos de comportamientos: por un lado, dificultad para concentrarse y centrarse en una tarea, con una ventana de atención muy reducida, y, por otro, impulsividad e hiperactividad importantes, por ejemplo, incapacidad para permanecer sentados y quietos, o actuar sin pensar en las consecuencias. El 5 por ciento de los adultos y más del 7 por ciento de los niños tienen TDAH, que puede ir acompañado de otras diversidades, como el autismo. Estos últimos años se ha despertado el interés por conocer la conexión intestino-cerebro de las personas que padecen TDAH, sobre todo porque los problemas intestinales, como el estreñimiento, son comunes a todas ellas. Hay estudios con ratones que sugieren que el microbioma podría estar relacionado con las diferencias de comportamiento que manifiestan los individuos que padecen TDAH y autismo.[2] El trasplante de microbioma de personas con TDAH a ratones provocó en estos cambios de comportamiento, así como en su estructura y funcionamiento cerebrales. Las personas con TDAH, por otro lado, tienen estructuradas sus bacterias intestinales de forma distinta a quienes no padecen el trastorno.[3] Ignoramos si el TDAH puede estar provocado en parte por el microbioma intestinal, pero lo que sí es obvio es que el microbioma podría ser decisivo en los casos de TDAH.

Autismo

El autismo es una enfermedad crónica que puede influir en la interacción con las demás personas y varía profundamente entre individuos, en función de cuáles sean sus puntos fuertes, sus necesidades y sus problemas. El mayor reto al que se enfrentan las personas con autismo es la comunicación e interactuación con los demás, y eso implica desde no poder hablar a no entender determinadas expresiones faciales. También se observan en ellas movimientos repetitivos, una elevada sensibilidad a la luz y a los ruidos, y problemas de ansiedad.

¿Podría ser que el microbioma tuviera alguna relación con el autismo? Como sucede en quienes padecen TDAH, las personas con autismo son propensas a los problemas intestinales, como estreñimiento o diarrea. Los niños con autismo, además, tienen microbiomas distintos.[4] Aunque eso también podría deberse a que son muy selectivos con la comida, fenómeno muy habitual en el autismo. A pesar de que sabemos que el microbioma está relacionado con el cerebro y la conducta, la posibilidad de que sea un factor determinante para explicar el porqué del autismo todavía sigue siendo objeto de debate. Hay indicios que lo sugieren. ¡Quién sabe! Con el tiempo, quizá los intestinos serán capaces de ofrecernos algunas respuestas.

VAMOS A DIGERIR TODO ESTO

- Tanto el TDAH como el autismo tienden a generar microbiomas distintos y a causar problemas intestinales.
- El trasplante de microbioma de personas con TDAH a ratones cambió el comportamiento de los roedores.
- En las personas con autismo, las diferencias en su microbioma intestinal podrían estar relacionadas con el hecho de ser selectivas con la comida y con la influencia que su dieta puede tener en su microbioma intestinal.
- ¿Tiene un papel determinante el microbioma en la neurodiversidad? Hay que investigar más antes de poder dar una respuesta.

SEGUNDA PARTE

La resaca de la conexión intestino-cerebro

Cuando las bacterias intestinales se mueren de hambre

LA EXTINCIÓN MICROBIANA

Estamos viviendo una crisis sin precedentes: estamos perdiendo diversidad en nuestros microbios intestinales a pasos agigantados. Las bacterias intestinales están desapareciendo. Las culturas tribales actuales, que llevan un estilo de vida parecido al de nuestros antepasados, tienen una mayor diversidad de bacterias intestinales que nosotros. La vida moderna y lo que comemos no beneficia en nada a nuestro microbioma intestinal. Los hadzas, que habitan en el norte de Tanzania, son una de las últimas tribus cazadoras-recolectoras que quedan en África. No tienen granjas de ganado vacuno, ni tampoco ovejas; al contrario, cazan para procurarse los alimentos, y recolectan una amplia variedad de plantas comestibles. Comen fibra en cantidades considerables, pasan mucho tiempo en la naturaleza y llevan una vida muy activa. Para los antropólogos, y ahora también para los microbiólogos, son el eslabón moderno que nos conecta con un estilo de vida ya perdido. Comparado con el microbioma de la tribu de los hadza, el nuestro ha perdido más de ciento veinticuatro tipos de bacterias: como si hubieran sido borradas de la faz de la Tierra.[1]

Un microbioma mermado y que se va alterando paulatinamente es un objetivo muy fácil para las bacterias dañinas. Los científicos consideran que nuestros microbiomas, mermados y alterados, podrían, en gran parte, explicar el aumento de casos de asma, alergias, intolerancias, enfermedades autoinmunes y dolencias cerebrales inflamatorias experimentado durante el pasado siglo.

Lo que comemos es una de las herramientas más poderosas que tenemos para cambiar nuestro microbioma intestinal. Tanto para bien como para mal. Lo que las bacterias intestinales necesitan, por encima de todo, es fibra. En casa, probablemente tengas el refrigerador y la despensa llenos de comida, por si te da hambre y necesitas picotear o prepararte algo de comer. Sin embargo, las bacterias intestinales no pueden salir a comprar para abastecerse cuando se están quedando sin provisiones. Confían en que serás tú quien les proporcione la comida que precisan para sobrevivir y seguir creciendo.

Si no consumen los alimentos ricos en fibra que necesitan, morirán o, en un intento por sobrevivir, se pondrán a mordisquear los muebles, es decir, a ti. Los seres humanos tenemos dos capas de mucosidades resbaladizas que lubrican nuestros intestinos y recubren el revestimiento de la barrera intestinal. La capa externa es la que alberga la mayoría de las bacterias intestinales. La interna no contiene bacterias, porque está en la primera línea de fuego y defiende nuestro cuerpo de la materia pastosa que circula por los intestinos. Es una barrera protectora que se renueva constantemente por obra y gracia de las células del epitelio intestinal. Las bacterias hambrientas de fibra son capaces de morder este revestimiento interior lleno de mucosidades hasta alcanzar las células epiteliales, y es entonces cuando se le dispara la alerta roja a tu sistema inmunitario. «¡Peligro!», te dirá el cuerpo, porque el revestimiento de esa barrera intestinal puede inflamarse, dañarse y ser vulnerable a las bacterias malignas que escaparían de tus intestinos y pasarían a la sangre.

HAMBRIENTAS DE FIBRA

Vivimos una crisis de fibra. Necesitamos, como mínimo, 30 gramos al día para estar saludables, si no más…, aunque la mayoría apenas y llegamos a esa cantidad, si lo hacemos. Como mucho, solemos ingerir algo más de la mitad de lo que necesitamos: unos 15 g en promedio en Estados Unidos y unos 18 g en el Reino Unido (y eso es menos de la cantidad recomendada para un niño de cinco años).

La brecha que nos separa de la cantidad de fibra que necesitamos tiene unas consecuencias devastadoras para la comunidad de bacterias intestinales y para muchas cosas más. La mayoría de los beneficios que aporta la fibra a la salud se atribuyen a la buena alimentación de nuestras bacterias intestinales y los metabolitos que estas producen. Lo cierto es que no podemos romper la fibra sin su presencia. La conexión que hay entre la fibra y la salud es muy poderosa: se ha relacionado con una reducción del 30 por ciento de la tasa de mortalidad,[2] y se sabe que reduce las probabilidades de contraer determinadas enfermedades, como, por ejemplo, dolencias cardiacas, derrame cerebral, cáncer intestinal y diabetes tipo II. La fibra es lo más parecido que existe a lo que podríamos llamar superalimento. Si no se ingiere una cantidad suficiente de fibra, las bacterias intestinales no pueden generar los ácidos grasos de cadena corta que combaten la inflamación excesiva, proporcionan energía a una gran cantidad de células y ejercen su influencia en el cuerpo gestionando los niveles de azúcar en sangre y el estado de ánimo. Sin la aportación de fibra que necesitamos, lo más probable es que terminemos estreñidos y sintamos debilidad y cansancio.

LOS ALIMENTOS ULTRAPROCESADOS

Nuestras vidas son tan ajetreadas y siempre tenemos tanto que hacer que nuestro tiempo no corre, sino que vuela. No sé tú, pero yo siempre he deseado tener un huerto donde cultivar mis propias verduras. Entiendo que para la mayoría sea mucho más práctico hacer una escapada al supermercado una vez a la semana y llenar el carrito de provisiones que duren varios días. En las grandes superficies hay un par de filas de expositores de productos frescos y luego un mar de expositores de productos empaquetados. Y no estoy diciendo que eso tenga nada de malo. Los alimentos empaquetados, como los frascos de legumbres, la pasta seca y las conservas de jitomate, nos permiten disfrutar de una gran variedad de productos durante todo el año, evitan que la comida se estropee y, a menudo, son tan nutritivos o más que los productos frescos. ¡Y todo el tiempo que nos ahorran! Tenemos botes de alcachofas, aceitunas y cebollas encurtidas, y paquetes de arroz, quinoa y trigo sarraceno listos para preparar. Cada pasillo contiene centenares de alimentos, ¡y hay tantos para probar!: un tesoro oculto de experiencias gustativas por saborear. Sin embargo, de repente, nos encontramos frente a un muro formado por un solo tipo de alimentos. La publicidad inunda las cajas de unos cereales que, con ligeras diferencias, se parecen mucho entre sí porque contienen muchos azúcares, todas decoradas con tigres o monos de vivos colores y a punto de saltar. Luego viene un pasillo de aperitivos crujientes de todos los sabores imaginables, una gran variedad de galletas y, por último, el muro de los refrescos carbonatados. ¿Te has fijado alguna vez en que los supermercados ponen a propósito los huevos al fondo para que tengas que recorrer todos esos pasillos, con la esperanza de que caigas en la tentación y compres más cosas de las que habías previsto? ¿Cuáles crees que son los productos que tienen un mayor margen de beneficio? Los ultraprocesados. Son baratos de elaborar, tienen un tiempo de vida muy largo (ahora te cuento qué tiene eso de malo), pero suelen ser muy bajos en fibra y en otros nutrientes. Deliciosos sí son; eso no lo niego.

Estos alimentos no tienen nada de malo si se consumen en pequeñas cantidades, pero el problema es que los tomamos en cantidades excesivas, y eso significa que cada vez ingerimos una menor cantidad de fibra y nutrientes, dato que para nada le conviene a nuestra salud ni a nuestras bacterias intestinales. Los alimentos ultraprocesados suponen casi el 60 por ciento de los alimentos que comemos en mi país, el Reino Unido.[3] Personalmente, no me gusta mucho la etiqueta «ultraprocesado», porque he detectado que, en ocasiones, induce a error. Yo prefiero fijarme más bien en la densidad de nutrientes de cada alimento, pero, como ultraprocesado es el término más conocido, es el que vamos a usar aquí.

¿QUÉ ES UN ALIMENTO ULTRAPROCESADO?

Las categorías de alimentos ultraprocesados forman parte de un sistema de clasificación más amplio llamado NOVA.[4] (NOVA reconoce cuatro grados de procesamiento: alimentos ultraprocesados, alimentos procesados, ingredientes culinarios procesados y alimentos sin procesar o mínimamente procesados. He excluido los ingredientes culinarios procesados porque es una categoría muy pequeña y, además, son alimentos que suelen consumirse en cantidades muy reducidas, como, por ejemplo, la mantequilla, el aceite de oliva extra virgen y la miel). Este sistema fue diseñado por investigadores para estudiar de forma general las dietas de grandes grupos poblacionales, pero no sirve para ayudarte a saber lo que debes meter en la cesta de las compras. No todos los alimentos ultraprocesados son igual de malos (hay estudios que demuestran que algunos alimentos considerados «ultraprocesados» tienen efectos muy positivos o bastante positivos en nuestra salud; por ejemplo, los panes ultraprocesados y los productos que contienen cereales.[5, 6] La mayoría de los efectos negativos para la salud de los ultraprocesados proceden, al parecer, de los estudios realizados con bebidas azucaradas y productos cárnicos ultraprocesados). Sin embargo, y en general, el término «ultraprocesado» agrupa alimentos que, en su mayoría, tienen una densidad nutricional muy baja, son ricos en sal, azúcares y grasas y, consumidos regularmente, son poco convenientes para la salud.

Los alimentos ultraprocesados se publicitan muchísimo. Tienen una vida útil muy larga, contienen una lista de ingredientes muy extensa y vienen empaquetados de origen. Si contienen aditivos, no es solo para su conservación, sino para que el producto sepa mejor.

Algunos ejemplos de alimentos ultraprocesados son: refrescos carbonatados, aperitivos dulces o salados que se venden en bolsitas, galletas, pastelitos, pasteles, cereales para el desayuno con azúcares añadidos, salchichas, hamburguesas y pan (industrial).

LOS ALIMENTOS PROCESADOS

A veces es difícil saber si un alimento es ultraprocesado o solo procesado. Los alimentos procesados suelen venderse enlatados, ahumados, curados, conservados en vinagre y cocinados para que tengan un tiempo de vida más largo. Tienden a conservar su aspecto original (por ejemplo, los jitomates enlatados siguen teniendo aspecto de jitomates). Procesar los alimentos nos permite disponer de una gran diversidad alimentaria. Y estos suelen ser más densos en nutrientes que los ultraprocesados. El procesamiento alimentario también puede reconvertir algunos alimentos para que sean más saludables, como sucede con el antioxidante licopeno, que abunda más en los jitomates enlatados que en los frescos.

Ejemplos de alimentos procesados: conservas de jitomate en lata, atún en lata, conservas de alcachofas en frasco de cristal, pan recién hecho (es decir, elaborado en casa o en una panadería) y queso.

LOS ALIMENTOS MÍNIMAMENTE PROCESADOS O SIN PROCESAR

Son los más fáciles de distinguir. Los alimentos mínimamente procesados son la parte comestible de la fruta, la verdura, los cereales y las carnes que no han sido manipulados, o muy poco, industrialmente. A veces se muelen para convertirlos en harina, se cuecen al vapor o se fermentan. Consumir una gran cantidad de estos alimentos mínimamente procesados es fantástico para la salud.

Ejemplos de alimentos mínimamente procesados: frutas, verduras y cereales, legumbres frescas, congeladas, cocidas o secas, camotes y papas, leche pasteurizada, jugo de fruta natural, hierbas y especias, yogur, té y café.

EL SABOR COMO DISFRAZ

Muchos alimentos ultraprocesados contienen aditivos, como emulsionantes y edulcorantes. Los emulsionantes sirven para mezclar ingredientes que normalmente no se integrarían, como, por ejemplo, aceite y agua. También se usan para que, en boca, los alimentos sean más sabrosos, tengan una textura más delicada o una consistencia más blanda, como sucede con el pan. Los emulsionantes pueden ser naturales o artificiales. Algunos proceden de las habas de soya y de algas, y otros se fabrican en un laboratorio. Todos los aditivos que encontramos en el mercado en el Reino Unido, Estados Unidos y la Unión Europea se han analizado para comprobar su seguridad, aunque se ingieran en dosis altas. Sin embargo, la mayoría de estos estudios se han hecho con ratones y se han centrado en la posibilidad de que los emulsionantes puedan dañar los genes y provocar cánceres, pero no en determinar su posible influencia en las bacterias intestinales. La mayor parte de los aditivos no se absorben y, por lo tanto, pasan por el intestino grueso, situado en la parte inferior, e interactúan con el microbioma intestinal. De los veinte emulsionantes que los científicos investigaron en unos intestinos humanos artificiales, solo dos emulsionantes sintéticos, la carboximetilcelulosa (E466) y el polisorbato 80, influyeron en las bacterias intestinales hasta el punto de causar inflamaciones, aunque se halló que muchos de los otros también eran perjudiciales, pero a una escala muy inferior.[7] Por suerte, estos dos emulsionantes no se emplean demasiado: en un estudio que se hizo en el Reino Unido en 2023, solo se halló E466 en un 1.4 por ciento y polisorbato 80 en un 0.06 por ciento de 6 642 alimentos analizados que contenían emulsionantes.[8] En lo que respecta a otros emulsionantes más comunes, lo cierto es que no sabemos mucho sobre ellos, salvo que, al parecer, no son perjudiciales, como es el caso del más común: la lecitina. En resumen, lo más probable es que si solo tomas emulsionantes de vez en cuando, tu microbioma intestinal no resulte perjudicado, sobre todo si acostumbras a comer alimentos que tengan una gran densidad de nutrientes y sean ricos en fibra, como fruta, verdura y cereales integrales. En última instancia, parece ser que lo más importante es el tipo, la dosis y la frecuencia (un estudio que hizo un seguimiento a 588 personas durante un año entero halló que ingerir muchos emulsionantes se relaciona con la aparición de todo tipo de inflamaciones).[9]

EL EXCESO DE AZÚCARES

Nuestro cerebro está programado para el placer. A los humanos primitivos, que la grasa fuera sabrosa y el azúcar dulce les indicaba que los alimentos que las contenían eran nutritivos y aportaban mucha energía. ¿Cómo incitarnos a consumir una mayor cantidad de ambas cosas para asegurar nuestra supervivencia? Disfrutando de la experiencia y sintiendo que había valido la pena. Sin embargo, en la actualidad, esto ha cambiado. Los alimentos muy ricos en azúcares y grasas tienden a tener una menor densidad nutritiva; por eso, aunque nos proporcione mucho placer comerlos, en realidad no nos alimentan como es debido. El truco del azúcar está en la dosis.

Se recomienda no consumir más de 30 g de azúcares libres al día (ve al capítulo 17 para profundizar más sobre este tema), aunque en el Reino Unido tomamos el doble de esta cantidad, y en Estados Unidos, el triple, ingeridos sobre todo en forma de alimentos y bebidas azucarados. Cuando tomamos azúcar, el intestino delgado lo absorbe mucho antes de que llegue al microbioma intestinal, que se aloja en el intestino grueso. Pero si consumimos demasiado, el azúcar se desborda y entonces sí que llega al intestino grueso, donde estimula el crecimiento de las bacterias perjudiciales. Y eso no es un problema si solo sucede de vez en cuando, porque las bacterias intestinales son muy resistentes. Sin embargo, si tu dieta diaria consiste en una mayoría de alimentos azucarados y comes poca fruta, verdura y cereales integrales, que son ricos en fibra, tu microbioma intestinal podría acabar perjudicado.

¿El azúcar alimenta la infelicidad y la angustia? La ingesta excesiva de azúcares se relaciona con una peor salud mental. Las personas que comen más de 67 g de azúcares añadidos al día tienen un 23 por ciento más de probabilidades de desarrollar un trastorno mental al cabo de cinco años que quienes toman menos de 40 g al día.[10]

¿Demasiado dulce para ser cierto?

Los edulcorantes artificiales hacen que los alimentos y las bebidas tengan un sabor más dulce sin aportar calorías y, además, no nos causan los picos de glucosa en sangre que sí provoca la ingesta de azúcar. Ahora bien, ¿son buenos para la salud? Hay muchos miedos infundados con respecto a los edulcorantes artificiales. Y no, no es verdad que provoquen cáncer, aunque tampoco parece que sean del todo inocuos para el microbioma intestinal, como se había pensado en un principio. Como pasa con los emulsionantes, lo que importa es el tipo de edulcorante y la cantidad; no se trata de hacer afirmaciones categóricas. Ni la sucralosa[11] ni la sacarina,[12] por ejemplo, influyen en el microbioma intestinal. Algunos edulcorantes se relacionan con cambios en el microbioma que influyen en los niveles de azúcar en sangre, a pesar de que su efecto es muy individual y varía mucho entre personas.[13] ¿Deberíamos volver al azúcar y dejar los edulcorantes artificiales? Aún no (sobre todo si los alimentos dulces son una pieza fundamental de tu dieta, o si tienes unos niveles de azúcar en sangre inadecuados, como les pasa a quienes padecen diabetes tipo II).

¿Quién es el verdadero culpable?

Decir que ciertos alimentos son ultraprocesados equivale a decir que tienen una menor densidad nutricional; aunque al ser una sola palabra, se ha popularizado. No consumir alimentos de alta densidad nutricional causa más muertes en todo el mundo que cualquier otro factor,[14] y es un fenómeno que se relaciona con muchas enfermedades.

El cerebro y los intestinos necesitan una gran variedad de nutrientes, y no solo fibra. Un estudio realizado con 230 prisioneros nos ofreció el marco perfecto para demostrar que el cerebro necesita nutrirse bien para funcionar. La comida de la cárcel tiene fama de ser muy mediocre, muy poco refinada y, en general, y también por desgracia, muy poco nutritiva. En este estudio se dividió al azar a los individuos participantes en dos grupos: uno tomaba a diario complejos multivitamínicos y un complemento nutricional de omega-3 que no sabía a nada, y el otro grupo estuvo tomando un placebo durante un mínimo de dos semanas. Los que ingirieron el placebo no advirtieron ningún cambio; pero los que habían estado tomando complementos nutricionales mostraron clarísimamente menos comportamientos antisociales y, en consecuencia, cometieron un 25 por ciento menos de infracciones.[15] Aun así, los complementos nutricionales solo contienen una determinada proporción de nutrientes

(una fracción diminuta, comparada con las 26 000 sustancias bio-
químicas que contienen los alimentos).[16]

VAMOS A DIGERIR TODO ESTO

- Las bacterias intestinales dependen en gran medida de la fibra,
  y, sin embargo, tomamos muy poca.
- Consumir una cantidad insuficiente de fibra tiene consecuencias fatídicas para el microbioma intestinal y la salud.
- Consumimos muchos alimentos que tienen poca densidad nutricional, lo que priva a nuestras bacterias intestinales de la fibra que tanto les gusta y al cuerpo de la gran cantidad de nutrientes que necesita para su desarrollo.
- Hay algunos emulsionantes y edulcorantes que pueden influir
  negativamente en las bacterias intestinales, pero solo se encuentran en determinados alimentos.
- En principio, consumir emulsionantes y edulcorantes no es un
  problema si, aparte, consumes también una gran cantidad de
  alimentos que tengan una buena densidad nutritiva.

Un intestino desinfectado no es un intestino feliz

LIMPIOS EN EL MAL SENTIDO Y DESCONECTADOS DE LA NATURALEZA

Vivimos en un mundo lleno de microbios y, al mismo tiempo, obsesionados por la limpieza. La desinfección y la higiene son cruciales, sin duda, para la salud y el bienestar. La limpieza nos ha permitido disponer de agua potable, ha librado de roedores nuestros hogares, y de las enfermedades que estos transmitían, y ha evitado la propagación de bacterias peligrosas solo porque ahora nos lavamos las manos y cuidamos nuestra higiene personal. Eso por no mencionar que este mundo resulta mucho más agradable. Lejos queda la Edad Media, cuando la gente se bañaba una vez al año y se regodeaba en su propia hediondez. Al principio, la higiene se relacionaba sobre todo con el atractivo. Especialmente gracias a la invasión de Gran Bretaña por parte de los vikingos, que no tardaron en robarles el corazón a las británicas con sus baños semanales, sus barbas bien recortadas y sus melenas bien peinadas. ¡Aquellos hombres debían de oler a rosas comparados con los nativos! Pero no fue hasta 1867 que nos percatamos de lo revolucionario que podía ser un entorno estéril para la salud y las enfermedades; fue el año en que el cirujano Joseph Lister publicó un artículo científico sobre la importancia de lavarse las manos y eliminar los gérmenes durante las operaciones quirúrgicas. Antes, las probabilidades de morir tras una operación sencilla eran muy altas. Los consejos de Lister revolucionaron la práctica clínica, porque los pacientes sobrevivían y se recuperaban con rapidez; por eso la esterilización se convirtió en una práctica común.

¿Hemos ido demasiado lejos con nuestra obsesión por los gérmenes? Lo que hemos hecho ha sido tratar igual a todas las bacterias, dando por hecho que todas son malas y perjudiciales. En paralelo con un descenso de las enfermedades infecciosas causadas por bacterias, también se ha observado un rápido crecimiento de las enfermedades autoinmunes, que son aquellas en las que el sistema inmunitario funciona mal y, confundido, ataca a células, tejidos y órganos sanos (el microbioma intestinal tiene un papel fundamental en el desarrollo y la regulación de un sistema inmunitario sano).

Hay una teoría que dice que el asco que nos da la suciedad, y la extremada limpieza de nuestras casas actuales, junto con el estilo de vida que llevamos, que cada vez es más urbanita y sedentario, hace que no entremos en contacto con los distintos tipos de bacterias beneficiosas que necesitaría nuestro microbioma intestinal. Vivimos al margen de la naturaleza, de la tierra, que es rica en microbios, del aire no contaminado y de la enorme cantidad de animales que coexiste en el planeta con nosotros. Necesitamos exponernos a los microbios, porque nos ayudan a poblar el microbioma intestinal. Los microbios se quedan con nosotros, o bien se alojan unos días en nuestro cuerpo y luego se transmiten a otros organismos. Contribuyen a entrenar al sistema inmunitario para que distinga a los tipos buenos de los malos. El sistema inmunitario confía en su propia Interpol, la organización internacional de policía criminal que vigila a delincuentes conocidos, que ayuda al sistema inmunitario a identificar y catalogar los patógenos dañinos para diferenciarlos de los individuos comunes, reconocerlos y, en el caso y en el momento en que reaparezcan, lanzar el contrataque más adecuado.

ANTIBIÓTICOS CONTRA BACTERIAS

Los antibióticos son uno de los descubrimientos médicos más relevantes de la historia. En poco más de cien años han cambiado la medicina moderna y han añadido unos veinte años a nuestro ciclo vital.[1] Han salvado millones de vidas en todo el mundo. Los antibióticos se usan para tratar o prevenir algunos tipos de infecciones bacterianas, y funcionan eliminando o evitando que crezcan las bacterias dañinas. Se recetan cuando la infección es demasiado fuerte para que el sistema inmunitario se recupere. Durante mucho tiempo, los científicos se centraron exclusivamente en las bacterias dañinas, sin prestar mucha atención al resto. Al tragar un antibiótico, este penetra en los intestinos, y se digiere y se absorbe igual que los nutrientes de los alimentos. A partir de ahí, el antibiótico circula por todo el cuerpo hasta alcanzar la zona infectada. Sin embargo, penetra a través de los intestinos, y uno de los efectos secundarios que tiene es que afecta muchísimo a las bacterias intestinales. Y cuando tratamos con antibióticos de amplio espectro, es como si provocáramos una extinción en masa. Las bacterias intestinales pueden tardar meses en recuperarse, y a menudo lo logran mucho después de que la tanda de antibióticos haya concluido.

Si tienes una infección bacteriana y un profesional de la salud te receta antibióticos, tómatelos. Si no lo haces, la infección podría ser muy dañina, tanto para ti como para tu microbioma intestinal. De todos modos, hay que tener cuidado con los efectos perniciosos que puede tener en el microbioma intestinal un uso excesivo de antibióticos, especialmente los innecesarios (los antibióticos no sirven para las infecciones víricas, como, por ejemplo, la tos común). Los cinco primeros años de vida son muy críticos, porque los antibióticos podrían debilitar el microbioma en vías de desarrollo, y los bebés o los niños que se ven expuestos a una cantidad excesiva de antibióticos en esta etapa de la vida podrían tener más problemas a largo plazo, y un mayor riesgo de padecer asma, alergias y enfermedades autoinmunes, e incluso ansiedad o depresión más adelante en la vida.[2, 3] En los adultos, el consumo prolongado de antibióticos a partir de los 40-45 años repercute negativamente en la memoria y la debilita. Además, reduce la velocidad de pensamiento y la concentración como si la persona tuviera unos siete años más.[4]

¿TIENES QUE TOMAR ANTIBIÓTICOS? EN CASO AFIRMATIVO, ESTO ES LO QUE DEBES HACER

El microbioma intestinal puede tardar unos seis meses en recuperarse, aunque podría necesitar más tiempo para hacerlo del todo,[5] pero, llegados a ese punto, ya debería haber empezado a funcionar mejor. ¿Qué puedes hacer para proteger tu microbioma?

Quizá los probióticos no sean la respuesta: los probióticos son un tipo de bacterias que se ha demostrado que tienen un efecto muy concreto sobre la salud, y normalmente se consumen en forma de complementos nutricionales o de bebidas. Hay diversos estudios que han demostrado que tomar probióticos cuando se están tomando antibióticos puede ser muy beneficioso; por ejemplo, para evitar las diarreas inducidas por la ingesta del medicamento. Sin embargo, a veces, los suplementos probióticos pueden ser dañinos. Un estudio reveló que tomar probióticos tras una tanda de antibióticos frenaba la velocidad de recuperación del microbioma intestinal, y de ahí se dedujo que esa circunstancia pesaba más que el resto de los posibles beneficios que pudiera tener.[6] Sin embargo, esto podría depender del probiótico en cuestión, por lo que sería preciso hacer más estudios fiables.

Fibra, fibra y fibra: lo que comemos influye en la estructura del microbioma. En lugar de tomar probióticos durante los meses siguientes a la ingesta de una tanda de antibióticos, lo mejor es centrarte en tus intestinos y fijarte en lo que comes y en lo que haces. La fibra, en concreto, se ha demostrado que protege el microbioma antes, durante y después de la ingesta de antibióticos.[7]

En el futuro: la forma más rápida de recuperarte después de tomar antibióticos quizá sea mediante un trasplante de microbiota fecal (TMF) de las propias heces. Los participantes de un estudio que se hizo sobre este tema descubrieron que las diferencias observadas en sus microbiomas desaparecían al cabo de solo un día.[8] Es importante recalcar que este procedimiento sigue estando en fase experimental y que, por lo tanto, no es definitivo. Por eso no se recomienda llevarlo a cabo sin la supervisión de un gastroenterólogo.

Los microbios y el entorno

El cambio climático está alterando muy significativamente el medioambiente de los microbios, tanto en la tierra como en el agua o en el aire que respiramos. Interactuamos constantemente con un entorno plagado de microbios; cada vez que tocamos algo, hay una transmisión de microbios en ambas direcciones. El creciente número de inundaciones, y de fenómenos de lluvias intensas, podría provocar más infecciones intestinales bacterianas, porque contaminan el suministro de agua. También hay otros factores estresantes para el microbioma intestinal, como la contaminación del aire, que se ha demostrado que cambia la constitución de nuestro microbioma intestinal y genera metabolitos peligrosos para la salud, porque alteran el revestimiento protector de la barrera intestinal y generan una inflamación excesiva. La contaminación ambiental también puede influir gravemente en el funcionamiento del cerebro, y está relacionada con los cambios de comportamiento, los trastornos de salud mental y las enfermedades neurodegenerativas.[9]

Vamos a digerir todo esto

- La diversidad de nuestras bacterias intestinales está menguando, lo que puede llegar a tener consecuencias graves para nuestra salud.
- Cada vez pasamos menos tiempo al aire libre en entornos ricos en microbios como, por ejemplo, los bosques.
- El consumo excesivo o innecesario de antibióticos aniquila a muchísimas bacterias, y podemos llegar a tardar seis meses, e incluso más, en recuperarnos.
- El cambio climático y la contaminación influyen negativamente en el microbioma intestinal.

CAPÍTULO
9

La soledad de los cuerpos y los intestinos

¿Nos estamos volviendo más solitarios? El número de amigos que tenemos, y nuestra vida social, ha caído en picada durante las dos últimas décadas.[1] Y eso es un problema para el microbioma intestinal, porque también recibimos bacterias de las personas con quienes interactuamos y convivimos (compartimos bacterias al abrazarnos, darnos la mano y besarnos). En 1990, solo el 3 por ciento de la población participante en un estudio estadounidense decía sentirse sola, en general. Si avanzamos hasta 2023, vemos que un 17 por ciento de los adultos de Estados Unidos confiesan sentirse muy solos, aunque, por suerte, no tanto como durante la pandemia de COVID-19.[2] El giro hacia el *home office* tampoco ha ayudado... (aunque hayamos logrado no tener que esperar al fin de semana para lavar la ropa). Las personas solitarias tienden a tener una menor diversidad de bacterias intestinales, y eso suele traducirse en un peor estado de salud.[3] El aislamiento social tampoco es bueno para el cerebro; incrementa el riesgo de padecer demencia en un 50 por ciento,[4] así como las tendencias depresivas o ansiosas. La soledad tiene consecuencias muy graves para la salud.

Algunos científicos creen que determinadas bacterias intestinales podrían haber desarrollado estrategias para estimular a sus anfitriones humanos a ser más sociables y expandir su imperio bacteriano a otros individuos.[5] Cuando socializamos, se libera un poderoso neuropéptido llamado oxitocina, también conocido como hormona del amor o del cariño, que hace que nos sintamos más relajados, nos mostremos extrovertidos y nos relacionemos bien con los demás. Partiendo de estudios con animales, se cree que algunas bacterias intestinales están involucradas en esa liberación de oxitocina, y que, por tanto, podrían influir en el hecho de que te guste, o no, estar con otras personas. Hay estudios con seres humanos que muestran que existe cierta relación entre las bacterias intestinales y determinados rasgos de la personalidad, como la meticulosidad o la empatía.

Cuando interactuamos con los demás, no solo lo hacemos con esas personas, sino también con sus trillones de microbios. Si piensas en la cantidad de veces que te tocas la cara o la boca, o que comes con los dedos, verás que siempre estás introduciendo bacterias nuevas del exterior en tu cuerpo y, potencialmente, en tus intestinos. Las bacterias pueblan prácticamente todo tu organismo, por dentro y por fuera. Las compartes con quienes estás en contacto, hasta el punto de que el microbioma intestinal termina pareciéndose más al de quienes conviven contigo que al de personas con quienes tienes parentesco.[6] Al parecer, la intimidad va más allá de vivir bajo el mismo techo o compartir el contenido del refrigerador. Cuanto más tiempo vives con alguien, más se parecen sus microbiomas intestinales. Cuantas más veces besas a una persona, más se parecen las bacterias de sus bocas; es decir, el microbioma oral. Besarse durante diez segundos o más implica una transferencia de ochenta millones de bacterias de todo tipo,[7] buenas y malas. Algunas de ellas pasan por nuestro cuerpo como visitantes, como las que van al intestino, pero otras pueden instalarse cómodamente en la superficie de nuestra lengua y, a largo plazo, colonizarla. Siguiendo esa costumbre tan académica de extrañar las relaciones íntimas y todo cuanto las rodea, los investigadores han sugerido «que el primer beso tiene una función muy útil, que es la de calibrar a nuestra pareja», porque nos permite saborear (o no) las sustancias químicas compatibles de la saliva del otro, algunas de ellas producidas por la comunidad bacteriana de la lengua.[8] Quizá en el futuro, en lugar de deslizar el dedo por una aplicación de citas para encontrar pareja, se lo preguntemos a nuestras bacterias.

Vamos a digerir todo esto

- La soledad se relaciona con una menor diversidad del microbioma del intestino grueso.
- La interacción con otras personas nos sirve para introducir nuevas bacterias en nuestro microbioma intestinal.
- Compartimos microbios con los demás constantemente, por ejemplo, mediante el contacto de la piel, besos u otras interactuaciones.
- Tu microbioma intestinal se parece más al de las personas con quienes convives que al de los miembros de tu familia; cuanto más tiempo vives con alguien, más se parecen sus microbiomas.

CAPÍTULO
10

El desgaste del eje intestino-cerebro

¡Ay, el estrés…! Esa sensación tan familiar que parece impregnar nuestra vida cotidiana, aunque ojalá no fuera así. En un estudio sobre el estrés, el más extenso y ambicioso que se ha hecho en el Reino Unido, encargado por la Fundación para la Salud Mental en 2018,[1] se halló que tres cuartas partes de los británicos adultos confesaban haber sentido tanto estrés en algún momento del año anterior al estudio que este los había superado y no habían podido gestionarlo. El estrés se refleja en todo el cuerpo (el ritmo cardiaco se acelera, los músculos se tensan, se percibe presión en el pecho, los dientes rechinan y se nota el estómago revuelto). Esto se debe al sistema de supervivencia de tu cerebro, que te alerta para que te salves del peligro. El sistema simpático, que te impele a luchar o a huir, toma el mando, y desvía tu flujo sanguíneo de los intestinos y la digestión para llevarlo a los músculos y prepararte por si tienes que salir corriendo o enfrentarte a algún peligro. Es muy útil, la verdad, sobre todo si no quieres convertirte en la merienda de un cocodrilo, pero lo cierto es que cuando estás trabajando y gestionando tu bandeja de entrada, o simplemente vas caminando por la calle, la cosa ya no resulta tan práctica.

Un poquito de estrés de vez en cuando no va nada mal… si te sirve para superar una entrevista de trabajo o hacer una presentación. Tu cuerpo se recupera enseguida y vuelve a su estado normal. El estrés sostenido en el tiempo es el que puede llegar a tener efectos graves en el microbioma intestinal y en la salud. Si tu cuerpo reacciona constantemente al estrés, como un tren que hace una y otra vez el mismo trayecto a toda velocidad, el jefe de estación (el revisor de todos los procesos corporales) tiene que esforzarse mucho para sincronizarlo con los demás trenes, y el horario previsto se altera. Tu sistema simpático, que atiende al reflejo de lucha o huida, está extremadamente activo, y el parasimpático, que te dice que descanses y digieras bien, el freno, por así decirlo, se pone en guardia y se esfuerza para que tu cuerpo recupere el equilibrio. En lo que respecta a tus intestinos, esta situación implica que te va a costar más digerir la comida. Y eso repercutirá en tus bacterias intestinales y debilitará el revestimiento de tu barrera intestinal, por lo que cambiarán los metabolitos que genera y el consumo del triptófano por parte de tu cuerpo.[2] Y si tu reacción corporal ante el estrés se desencadena demasiado a menudo, y durante un tiempo demasiado prolongado, esto podría variar la reacción de tu sistema inmunitario (el tren puede descarrilar) y generarse una inflamación excesiva, señal que indica que nos encontramos en las primeras fases de algún trastorno o enfermedad. El estrés crónico se relaciona con el cáncer, con la diabetes tipo II y con los trastornos coronarios,[3] y puede contribuir al desarrollo de enfermedades mentales, como la depresión y los trastornos de ansiedad.

EVALUEMOS EL DESGASTE

El estrés sostenido en el tiempo puede generar desgaste. Llamamos desgaste a la sensación constante de agotamiento emocional, desapego, vacío existencial y, en última instancia, insatisfacción. Cuantas más respuestas afirmativas des a las preguntas siguientes, mayor probabilidad hay de que estés experimentando desgaste emocional y, tal vez, necesites ayuda.

- ¿Sientes cansancio o vacío la mayor parte del tiempo? Sí/No
- ¿Sientes desapego y soledad? Sí/No
- ¿Sientes que estás a punto de desbordarte, como si solo faltara una gota para colmar el vaso? Sí/No
- ¿Sientes que demoras la toma de decisiones y que tardas más en acabar tus tareas? Sí/No
- ¿Sientes que estás al límite y a punto de sufrir una crisis nerviosa? Sí/No

EL ESTRÉS Y LA CONEXIÓN INTESTINO-CEREBRO

El microbioma intestinal puede servirte para gestionar el estrés. Las bacterias intestinales y sus metabolitos pueden neutralizar las moléculas dañinas relacionadas con el estrés y actuar de forma parecida a como lo haría un amigo racional y sereno que estuviera mediando en una discusión. Pero si tu microbioma se altera, será menos capaz de hacer esto, o sencillamente no podrá. Citaré algunos estudios con ratones que podrían darnos una primera perspectiva sobre la rapidez con que el estrés influye en el microbioma intestinal. ¿Quieres saber cuál es la mejor manera de estresar a un ratón? Dale a oler caca de gato, y ya verás… Los ratones que aguantan mejor el estrés tienen microbiomas intestinales distintos que el resto.[4] Si tu estrés es constante y se alarga en el tiempo, las bacterias beneficiosas se ven obligadas a esforzarse mucho para prosperar, y las perjudiciales podrían tomar las riendas. Lo que sucede entonces es que, cuando vuelves a sentir estrés, tu microbioma ya no puede ayudarte a gestionarlo tan bien como antes. Y el ciclo se repite. Un microbioma sano puede recuperarse tras pasar por una situación estresante, pero una vez se altera, va perdiendo poco a poco la capacidad de recuperar el tono, como pasa con una goma cuando pierde su elasticidad.[5] Da igual lo bien que comas: si vives con estrés, tu microbioma intestinal será infeliz.

En general, el cerebro está protegido de las moléculas dañinas gracias a la barrera hematoencefálica, pero cuando esta se ve sometida a un estrés continuado, puede volverse permeable y dejar que se le cuelen nocivas moléculas inflamatorias.[6] El hipocampo, el centro de aprendizaje y de la memoria del cerebro, es especialmente vulnerable. Unos niveles prolongadamente altos de la hormona del estrés, llamada cortisol, se relacionan con cambios en el estado de ánimo y con la presencia de un hipocampo de tamaño más reducido.[7] El estrés continuado puede llegar a manipular los neurotransmisores, incluida la hormona de la felicidad, la serotonina, y cambiar el estado de ánimo e incluso el razonamiento. Cuando sientes estrés, se activan zonas de tu cerebro que se apoderan de la capacidad habitual que tienes para tomar decisiones racionales. Se entiende, por consiguiente, que el estrés crónico se relacione con el desgaste emocional y el deterioro cognitivo,[8] y también con un mayor riesgo de contraer enfermedades neurodegenerativas, como el alzhéimer.

EL ESTRÉS Y EL HAMBRE EMOCIONAL

El estrés también puede cambiar nuestra forma de comer. No sé a ti, pero a mí me da unas ganas irrefrenables de rebuscar en la despensa y el refrigerador, a ver qué encuentro. Sea como sea, no todos tendemos a abalanzarnos sobre las galletas porque, aunque es cierto que un 40 por ciento de la población come más cuando está estresada, también hay un 40 por ciento de esa misma población que come menos.[9] Quienes sienten la necesidad apremiante de comer cuando están estresados recurren a la comida para paliar las emociones desagradables. Cuando las personas se estresan, los niveles elevados de cortisol parecen afectar a determinadas neuronas, y estas se vuelven más sensibles a los alimentos sabrosos, lo que estimula las ganas de comer, aunque no haya hambre física.

El estrés puede ser el culpable de que nos cueste tanto comer bien en lo que a un microbioma intestinal saludable se refiere. Cuando el gobierno del Reino Unido hizo un estudio en 2018 basado en una población de 4600 personas, prácticamente la mitad de ellas dijo que comía demasiado, o alimentos poco saludables, a causa del estrés.[10] Lo que no se suele decir es que el estrés y las emociones pueden guiar nuestras decisiones alimentarias. Quienes suelen sentirse solos tienden a presentar mayor actividad cerebral en determinadas áreas, relacionadas con los antojos, y una actividad cerebral más mitigada en las áreas relacionadas con el autocontrol.[11]

MENTE INFELIZ, INTESTINO INFELIZ

Depresión: aunque las causas de la depresión son complejas, y pueden variar mucho de una persona a otra, los estudios hechos mayoritariamente en animales son muy esclarecedores, porque nos dicen que el microbioma puede influir en determinados rasgos presentes en algunos tipos de depresión, como la inflamación y el estrés.[12] Como sucede con muchos trastornos y enfermedades relacionados con el cerebro, las personas que padecen depresión suelen tener un microbioma distinto, menos diverso y con una mayor presencia de bacterias proinflamatorias, que son perjudiciales. También suelen tener una cantidad inferior de bacterias muy concretas, relacionadas con la producción de dopamina, el neurotransmisor que nos dice «eso me gustó, ¡otra vez!».[13] Los científicos incluso han llegado a transferir síntomas depresivos de seres humanos a ratas de laboratorio mediante un trasplante del microbioma de donantes humanos que padecían depresión, y han comprobado que el comportamiento de los roedores cambiaba.[14] Algunas bacterias intestinales incluso pueden llegar a modificar la acción de los antidepresivos: las hay que pueden contribuir a que funcionen mejor; pero también las hay que pueden hacer justo lo contrario.[15]

Ansiedad: la ansiedad y la sintomatología intestinal están muy relacionadas; en algunas personas, el estrés y la ansiedad pueden hacer que tengan que salir corriendo al baño de vez en cuando. También se observan diferencias entre el microbioma de las personas que sufren ansiedad y el de las que no. Los rasgos presentes en la ansiedad se han podido transmitir entre ratones mediante intercambios de sus microbiomas. Y, como resultado, los ratones más angustiados y tímidos se volvieron más atrevidos y extrovertidos, aunque también sucedió lo contrario.[16] Los estudios cuyos participantes se habían alimentado con fibras prebióticas demostraron que la población había notado cambios en su sintomatología ansiosa, sobre todo entre los individuos que tenían un tipo de personalidad más ansiosa.[17]

Síndrome de colon irritable (SCI): es un trastorno del eje de interacción intestino-cerebro, relacionado con la comunicación entre intestinos, microbioma y cerebro. Consiste en una variedad de síntomas intestinales, que incluyen dolor abdominal, diarrea o estreñimiento (o ambos). Hay una relación muy clara entre los intestinos y el cerebro en el caso del SCI. El estrés a menudo es el desencadenante de estos síntomas; el 38 por ciento de las personas con SCI padecen ansiedad, y más del 27 por ciento tienen depresión (el doble de la proporción de personas que no tienen SCI).[18] La estructura del microbioma intestinal está alterada, y algunos probióticos pueden servir para aliviar determinados síntomas. Las estrategias orientadas al cerebro no basadas en la dieta, como, por ejemplo, la hipnoterapia centrada en el intestino y también el yoga, han demostrado ser eficaces para gestionar los síntomas del SCI como el tratamiento dietético basado en la dieta FODMAP, que es baja en azúcares.[19] Los cambios dietéticos en las personas que padecen SCI también pueden mejorar la calidad de la salud mental; por ejemplo, adoptar la dieta mediterránea no solo mejora los síntomas de las patologías intestinales, sino también los de los trastornos psicológicos.[20]

Psicobióticos: gran parte del interés científico por la conexión entre el microbioma intestinal y el cerebro surgió a raíz de investigaciones sobre suplementos de probióticos, llamados psicobióticos. Actualmente se hacen cada vez más estudios con seres humanos. Aunque no todos los psicobióticos funcionan en todos los casos, muchos estudios han demostrado que pueden tener propiedades ansiolíticas y antidepresivas, lo que subraya la conexión entre los intestinos y el cerebro. Otros estudios con psicobióticos han destacado el papel que desempeña el microbioma intestinal en el rendimiento y la función cerebral; por ejemplo, al tratar a ratones con antibióticos, se eliminan muchas de sus bacterias intestinales, lo que disminuye su capacidad cerebral para generar nuevas neuronas, que recuperan si se les suministran probióticos. Para más información sobre los probióticos, consulta el apartado de preguntas frecuentes.

Vamos a digerir todo esto

- El cuerpo es capaz de adaptarse a los picos repentinos de estrés que, cuando aparece de vez en cuando, no es dañino y puede ayudar a rendir mejor.
- El microbioma intestinal es especialmente sensible al estrés a largo plazo, porque cambia su estructura. Por el contrario, un microbioma intestinal sano puede ayudarnos a gestionar el estrés.
- El estrés puede cambiar los hábitos alimentarios y hacer que algunas personas coman en exceso y elijan alimentos poco saluda-

bles, lo que no contribuye a la buena alimentación del microbioma intestinal.

- Las personas con ansiedad o depresión tienen un microbioma intestinal distinto al de quienes no padecen estos trastornos.

El poder de la relación intestino-cerebro

El pensamiento intestinal

¿Podría ser el microbioma intestinal la vía que nos permitiera pensar mejor y más deprisa? Es una idea potente y muy estimulante. Hay numerosos estudios que relacionan el rendimiento cognitivo con el microbioma intestinal,[1] sobre todo en lo que respecta al aprendizaje y la memoria. Los primeros indicios de que las bacterias intestinales influyen en la capacidad mental surgieron a raíz de unos estudios con ratones criados sin microbioma intestinal: los roedores terminaron teniendo problemas de memoria y niveles muy bajos de neuronas en el hipocampo, que es el área del cerebro que cuida la memoria y el aprendizaje. Otros ratones, infectados con bacterias nocivas, presentaron problemas de memoria en situaciones de estrés, aunque la cosa cambió cuando se les dio probióticos.[2] Los resultados de los estudios para determinar la influencia de los probióticos en la capacidad cerebral de humanos no son concluyentes: algunos son útiles; otros no tienen efecto y, lo que resulta francamente preocupante, los hay que incluso perjudican el rendimiento cerebral[3] (cabe decir que todavía hay un gran desconocimiento sobre cuál es el modo más adecuado de administrar estas bacterias en forma de complemento nutricional, y que es muy importante valorar el tipo de bacteria que se va a utilizar).

No solo los probióticos influyen en la capacidad cerebral: se ha demostrado que los prebióticos también podrían hacerlo. Por ejemplo, tomar un suplemento prebiótico mejora mucho la memoria de los ancianos al cabo de unos meses, que obtienen mejores resultados en las pruebas que suelen hacerse para detectar los primeros estadios de la enfermedad de Alzheimer.[4]

Se cree que algunos de estos beneficios cognitivos se deben a la influencia que tiene el microbioma intestinal en el sistema inmunitario, porque ayuda a paliar los excesos de inflamación, que podrían ralentizar el rendimiento cerebral, o incluso dañarlo, a largo plazo. Volviendo a los estudios con ratones, se halló que una dieta baja en fibras y rica en grasas había provocado un desequilibrio en su microbioma intestinal, y que el revestimiento de la barrera intestinal se debilitaba, lo que permitía que las bacterias perjudiciales se dirigieran adonde no debían y ascendieran por el nervio vago para alcanzar directamente el cerebro. Esos ratones presentaban niveles muy altos de neuroinflamación, que, como es bien sabido, constituye el inicio de muchas enfermedades neurológicas, y los problemas cognitivos suelen ser la primera señal de alerta. Ahora bien, cuando los investigadores volvieron a dar un buen desayuno a los ratones, se reestructuró el revestimiento de su barrera intestinal, cesó la translocación de bacterias y revirtió la inflamación cerebral.[5]

La relación intestino-cerebro al envejecer

A medida que envejecemos, el intestino y el cerebro empiezan a funcionar más despacio, algo natural cuando nos acercamos al crepúsculo de la existencia, señal de una vida larga y plena. El revestimiento de la barrera intestinal y hematoencefálica puede debilitarse y no ser tan capaz de captar lo bueno y rechazar lo malo. Por otro lado, y poco a poco, también se va perdiendo la diversidad de bacterias intestinales durante el proceso de envejecimiento; y dado que las células inmunitarias han estado de guardia más tiempo del debido, podrían llegar a funcionar mal y terminar atacando a las neuronas intestinales y cerebrales, situación que podría ser causa de inflamación.

Al trasplantar el microbioma de ratones jóvenes a ratones de más edad se logró revertir el declive cognitivo relacionado con el paso del tiempo.[6] Estos estudios sugieren que probablemente el microbioma intestinal influya muy directamente en el cerebro humano, algo que sucede durante toda la vida, aunque son necesarias más investigaciones con humanos.

¿LA ENFERMEDAD DE ALZHEIMER EMPIEZA EN LOS INTESTINOS?

Cada vez hay más interés en el estudio del microbioma intestinal para intentar prevenir, o incluso tratar, la enfermedad de Alzheimer. Hay un patrón intestino-cerebro conocido según el cual la aparición de determinados trastornos intestinales es más probable en simultaneidad con la enfermedad de Alzheimer. Una persona con trastorno inflamatorio intestinal es seis veces más propensa a desarrollar alzhéimer, y tiene el doble de probabilidades de contraer la enfermedad si padece gastritis, trastorno que causa que el revestimiento del estómago se inflame.[7] Los enfermos de alzhéimer suelen tener un microbioma intestinal alterado, y una menor diversidad de bacterias, el entorno perfecto para que se multipliquen bacterias oportunistas y dañinas. Estos cambios se relacionan con la presencia de metabolitos tóxicos y moléculas proinflamatorias, y con unas cantidades mínimas de esos tan deseados, y muy útiles, por cierto, ácidos grasos de cadena corta.[8] Los investigadores trasplantaron microbioma de personas con alzhéimer a ratas sanas y vieron que sus cerebros empezaban a inflamarse, que rendían peor en las pruebas de memoria y tenían una menor cantidad de neuronas en el hipocampo.[9]

¿Y LA ENFERMEDAD DE PARKINSON?

En las tres últimas décadas, la enfermedad de Parkinson se ha convertido en una dolencia cerebral con una gran incidencia en todo el mundo.[10] Es un trastorno relacionado con la edad que provoca el deterioro de ciertas áreas del cerebro, sobre todo la *substantia nigra*, que controla el movimiento. Tenemos bastantes pruebas que, aunque recientes, son convincentes, de que la enfermedad de Parkinson empieza en los intestinos y no en el cerebro. Los problemas intestinales, como el estreñimiento, los calambres y la inflamación, pueden existir durante años, incluso décadas, antes de que aparezcan los típicos síntomas de la enfermedad de Parkinson. Asimismo, los microbiomas de los enfermos de párkinson difieren de los de la población sana. Además, estos enfermos generan una menor cantidad de ácidos grasos de cadena corta, que son muy beneficiosos, y un mayor número de metabolitos inflamatorios; y el revestimiento de su barrera intestinal tiende a ser más permeable.[11] Los científicos han detectado la presencia de proteína alfa-sinucleína mal plegada en las neuronas intestinales durante los primeros estadios de esta enfermedad.[12] Se ha observado que cuando se inyecta proteína alfa-sinucleína en los intestinos de ratones, esta avanza por el nervio vago hasta llegar al cerebro, donde, de forma selectiva, procede a eliminar las neuronas productoras de dopamina (la dopamina está íntimamente ligada al movimiento corporal).

Aunque aún estamos en una fase teórica muy temprana, y que la mayoría de las pruebas que nos aportan datos están basadas en ratones, parece ser que el microbioma intestinal está mucho más íntimamente ligado a la salud mental y a la función cognitiva de lo que habíamos sospechado. El párkinson y el alzhéimer pueden empezar a desarrollarse incluso varias décadas antes de manifestarse, y la clave podría consistir en empezar a hacer algunos cambios saludables para reducir el riesgo de padecerlas. Lo que comemos puede ser muy importante para el funcionamiento del cerebro, y, a la larga, para proteger nuestra salud cerebral. Al fin y al cabo, preservar la función cognitiva no solo consiste en retrasar o reducir el riesgo de padecer enfermedades neurodegenerativas, sino que también tiene mucho que ver con los logros académicos, el éxito profesional, el estado de ánimo y la capacidad cerebral; es decir, con que el pensamiento y la memoria funcionen bien en el momento presente. En esencia, es como sentir que lo estás dando todo. ¿A quién no le va a gustar eso?

VAMOS A DIGERIR TODO ESTO

- Un microbioma intestinal desequilibrado puede desencadenar una cascada de acontecimientos que podría dañar los procesos de pensamiento.
- El microbioma podría estar relacionado tanto con la enfermedad de Alzheimer como con la de Parkinson.
- Comer bien está muy relacionado con la función cognitiva, y reduce el riesgo de padecer enfermedades cerebrales neurodegenerativas como la enfermedad de Alzheimer y la de Parkinson.

¿Y AHORA, QUÉ?

¡Llegó la hora de la verdad! En la tercera parte de este libro te voy a dar unas pautas para que te sientas más feliz, razones mejor y tus bacterias intestinales se enorgullezcan de ti. En la cuarta parte hablaremos del marco necesario para reprogramar el cerebro según los parámetros de esta relación cerebro-intestino antes de (redoble de tambores, por favor) llegar a la quinta parte del libro, que es el método del intestino genial: un método que te dará diez trucos para que te sientas como nunca. Al final del libro encontrarás todas las herramientas necesarias para ponerlos en práctica, como tablas de las cantidades de fibra que contienen los alimentos, listas de seguimiento de tu salud intestinal y muchas cosas más (entre las que incluyo un apartado de preguntas frecuentes). Pero antes de empezar, hay algo que quiero destacar, y lo voy a hacer justo al inicio de la tercera parte.

TERCERA PARTE

La solución del eje intestino-cerebro

CAPÍTULO
12

El brócoli no es el nuevo Prozac

El brócoli no es el nuevo Prozac. La comida no es un medicamento. ¡Como lo oyes!

Quizá te quedaste con la boca abierta tras lo que acabo de decir, porque es justo lo contrario de lo que proclaman muchos *influencers* en las redes sociales. Entiendo que se diga que «la comida cura» cuando se quiere destacar el potente efecto que tiene la alimentación en la salud. Es una expresión sencilla y concisa que llama a consumir determinados alimentos que son saludables y ricos en nutrientes.

Sin embargo, la comida no sustituye a ningún medicamento o tratamiento. Sé que esa nunca ha sido la intención, pero la frase «la comida cura» insinúa que nuestras dolencias son culpa de nuestra dieta, lo que no tiene en cuenta la gran variedad de factores que causan una enfermedad o patología. Alguien con cáncer o depresión, podría pensar que enfermó por culpa de lo que come, y que, si cambia de dieta, se curará.

Es cierto que, en algunos casos, lo que comemos podría transformar nuestra salud y hacer que nos sintiéramos mejor. Pero en la mayoría de las enfermedades o trastornos, la dieta solo constituye una ínfima parte del problema, si llega. La idea de que alguien pueda curarse solo mediante la alimentación puede ser agobiante para las personas enfermas, y hacer que sientan vergüenza, culpabilidad y estrés. Podría incluso hacer que demoraran la visita a una consulta médica o el inicio de un tratamiento por pensar que, si dan con la dieta perfecta, se curarán. Las enfermedades son rompecabezas bastante complejos, y la alimentación puede ser solo una pieza más (cuyo tamaño e importancia puede variar mucho) o no formar parte de ese rompecabezas en concreto.

LOS MEDICAMENTOS:

- **Están diseñados como tratamiento:** los medicamentos tratan enfermedades, trastornos o síntomas concretos.
- **Se recetan en dosis concretas con efectos concretos:** su ingesta es puntual y sus dosis y fórmulas, precisas.
- **Se consideran muy eficaces para el tratamiento de una enfermedad, trastorno o síntoma:** se han evaluado rigurosamente mediante ensayos clínicos para que cumplan determinados requisitos y sean eficaces.

... MIENTRAS QUE LOS ALIMENTOS:

- **Garantizan el bienestar y el buen funcionamiento del cuerpo en su totalidad:** la energía y los nutrientes contribuyen al funcionamiento óptimo del cuerpo, desde los intestinos hasta el cerebro. No se toman en dosis concretas ni tienen efectos concretos.
- **Contribuyen a prevenir las enfermedades y a la recuperación:** todo depende de la enfermedad o tipo de trastorno que se padezca, y de cómo se manifieste en cada persona. Normalmente, forman parte de un enfoque holístico en el que la nutrición es una pieza más.

La comida y los medicamentos desempeñan papeles propios en el cuidado de la salud. Que los alimentos no sean un medicamento no significa que no puedan tener un efecto potente en nuestra salud. Piensa que en este libro vamos a sumergirnos en esta pieza en concreto del rompecabezas, y que su importancia dependerá de ti y de tus circunstancias.

La conexión entre los intestinos, el microbioma intestinal y el cerebro es un ámbito científico muy nuevo y que evoluciona con extrema rapidez. Hace veinte años no existían estudios sobre el microbioma intestinal, y ahora, en cambio, hay casi sesenta mil; y eso que hace muy poco que se ha descubierto esta conexión con el cerebro. Como sucede con casi todos los nuevos campos de investigación, la gran cantidad de evidencias recientes que se han encontrado proceden de estudios causa-efecto con ratones, que luego habría que replicar en humanos, o bien de estudios de observación con humanos que demuestran la existencia de determinados patrones, pero que no están diseñados para establecer relaciones causa-efecto. Para empezar, no solo es más barato estudiar ratones, sino que los investigadores pueden observar sus vísceras y controlar otros factores que son más complicados de delimitar si los sujetos de estudio son seres humanos, como el lugar donde viven, lo que comen, el ejercicio que hacen, etcétera. Por eso, investigar con ratones es muy útil para identificar qué bacterias pueden llegar a ser eficaces y entender cómo actúan. De todos modos, y por mucho que valoremos estos estudios, los ratones no son seres humanos, y a pesar de que los estudios con humanos en este campo están creciendo rápidamente, muchas de las conclusiones que se pueden extraer de las investigaciones con roedores aún deben confirmarse mediante estudios estrictamente controlados con seres humanos. Eso tampoco significa que debamos ocultar todo lo que sabemos hasta la fecha solo porque hace relativamente poco que estudiamos el tema. Lo que significa en realidad es que tendremos que plantearnos muchas preguntas… y habrá que darles respuesta.

CAPÍTULO
13

¿Cómo hacer más feliz a tu eje intestino-cerebro?

¿Lo que comes puede hacerte más feliz? ¡Pues sí! Piensa en cuando sacas una bandeja de *brownie* del horno y el aroma del chocolate calientito invade la cocina. La impaciencia es tal que, antes de que se enfríe como es debido, ya te serviste un buen pedazo de ese pastel denso y oscuro. ¡Y es que sabe a gloria…! Si te ha pasado algo así alguna vez, seguramente eres de esas personas que responde afirmativamente cuando les preguntan si la comida las hace felices. Los alimentos pueden convertirse en el Moulin Rouge del paladar y proporcionar fugaces momentos de felicidad. Aunque fugaces, lo que se dice fugaces… Bueno, eso es lo que tú crees. Te sorprendería saber que, a la larga, comer más fruta y verdura, y no pasteles, te hace más feliz. La cantidad promedio de fruta y verdura que ingieres puede predecir tu grado de satisfacción vital, y tu nivel de felicidad.[1] Cuantas más piezas comas, más felicidad. Incluso añadir una ración más al día de fruta o verdura se considera que tiene un efecto positivo muy similar, en lo que a la salud mental se refiere, a pasear diez minutos al día durante toda una semana.[2] Hasta los cambios más insignificantes y sencillos podrían mejorar a la larga tu estado de ánimo.

¿No me crees?, ¿te parece raro…? Quizá sea porque siempre hemos pensado en la comida y en la nutrición solo en términos de prevención de enfermedades futuras y mayor longevidad. En lo que no habíamos pensado era en si eso nos hacía algún bien en el momento actual, en si mejoraba nuestro estado de ánimo, nuestros niveles de energía y la fluidez de nuestro pensamiento, es decir: si hará que ahora mismo nos sintamos bien.

Está claro que no siempre vamos a estar felices y contentos, porque nada es permanente, y las emociones son fugaces y cambian por naturaleza. Lo que sí hemos entendido es que lo que comemos y nuestro microbioma intestinal están más íntimamente relacionados con el bienestar mental de lo que jamás habríamos creído posible. En lugar de eliminar por completo la sensación que notas cuando estás de malhumor, por los suelos, triste o con ganas de llorar, parece que lo que comes eleva tu nivel de felicidad y actúa como una mano amiga que te ayuda a recomponerte cuando tus emociones se desequilibran. Los alimentos que comes influyen en ti de dos maneras: en primer lugar, te aportan nutrientes y energía, que se absorben en tu intestino delgado e influyen directamente en tu cuerpo; y, en segundo, mediante las bacterias intestinales, porque los alimentos que no se digieren y pasan al intestino grueso las alimentan. Por eso la ciencia ya está anunciando con bombo y platillo la teoría de que las bacterias intestinales están relacionadas con el estado de ánimo, porque existe un determinado tipo de bacterias relacionado con las emociones positivas, como, por ejemplo, la felicidad, la alegría, la gratitud y la satisfacción.[3]

Vamos a hacer un resumen, y a recapitular las actividades que llevan a cabo entre bambalinas las bacterias intestinales. (Recuerda que lo que sabemos sobre estas interacciones procede de estudios con ratones, y que, para no alargarme demasiado y no complicar este apartado, no he mencionado este tema en esta sección, pero sí lo he hecho en otros momentos del libro. Como cualquier campo científico en vías de desarrollo, las investigaciones con ratones deben replicarse en humanos).

LA FELICIDAD DE TU INTESTINO

Las bacterias intestinales sirven para gestionar los niveles de serotonina. La mayor parte de esta hormona se genera en los intestinos, aunque esta serotonina no puede cruzar la barrera hematoencefálica, llegar al cerebro e influir en tu estado de ánimo, de modo que la serotonina como «hormona de la felicidad» debe generarse en el cerebro. El triptófano es un aminoácido que se encuentra en alimentos ricos en proteínas, y que es necesario para la producción de la serotonina. El triptófano es lo bastante diminuto para cruzar la barrera hematoencefálica y llegar al cerebro, y las bacterias intestinales lo ayudan a captar la cantidad que necesita para poder generar serotonina *in situ*. El triptófano también colabora en los distintos procesos del organismo, y no solo en la fabricación de serotonina. Las bacterias intestinales pueden influir en la cantidad de triptófano que se utiliza en cada proceso; y los desequilibrios en la cantidad de triptófano consumido se manifiestan en forma de depresiones, síndrome de colon irritable (SCI) y enfermedades neurológicas.[4]

JUGAR CON LA COMIDA

La estructura de las bacterias intestinales puede influir en tu motivación para elegir un determinado alimento, y eso sucederá en función de tus niveles de un neurotransmisor llamado dopamina: el que te dice «eso me gustó, ¡otra vez!».[5, 6] Cuando liberamos menos dopamina, podemos perder la motivación para comer determinados alimentos, y viceversa: un subidón de dopamina incrementa las probabilidades de que te mueras de ganas de comer determinadas cosas. Aunque un 50 por ciento de la dopamina se genera en los intestinos, sucede como con la serotonina fabricada en el intestino, que no puede cruzar la barrera hematoencefálica y llegar al cerebro. Para generar dopamina en el cerebro, necesitamos el aminoácido tiroxina. Las bacterias intestinales ayudan al cerebro a conseguir la cantidad de tiroxina necesaria para fabricar dopamina *in situ*; es decir, en el cerebro.[7]

REAGRUPAR LAS EMOCIONES PARA SUBIRLAS DE NIVEL

Las bacterias intestinales parecen actuar como diminutas tomas de tierra que neutralizan los sentimientos demasiado intensos… y te ayudan a recuperar tu estado de ánimo natural. Un estudio de 2023 de la Universidad de Harvard relacionaba la acción de determinadas bacterias con experimentar sentimientos más positivos y ser capaces de gestionar bien las propias emociones. El artículo científico concluía diciendo que quienes reprimían sus sentimientos tenían una menor diversidad de bacterias intestinales.[8] La amígdala, que es el centro emocional del cerebro, es especialmente sensible a los cambios en el microbioma intestinal.[9] Comer un determinado tipo de fibra (el favorito de tus bacterias intestinales) también puede ayudarte a dejar de centrarte tanto en lo negativo y hacerlo más en lo positivo.[10]

ALIVIAR EL ESTRÉS (O HACER QUE AUMENTE…)

El estrés también afecta a las bacterias intestinales, debilita el revestimiento de la barrera protectora intestinal y cambia el tipo de metabolitos que genera, y a cómo emplea el triptófano el organismo.[11] La estructura de las bacterias intestinales puede aliviar o empeorar el estrés. Un microbioma intestinal sano y diverso, con muchas bacterias beneficiosas, ayudará a tu cuerpo a gestionar el estrés actuando como miniamortiguadores de la tensión nerviosa. Sin embargo, un microbioma intestinal desequilibrado también puede inclinar la balanza hacia el otro lado y hacer que empeore el estrés; es decir, puede impedir que las bacterias intestinales te ayuden a gestionar el estrés resultante. ¿Cuándo podemos decir que tenemos demasiado estrés? A los ratones les bastó con pasar un par de semanas estresados para que su microbioma intestinal cambiara significativamente y sintieran más angustia.[12] De todos modos, en este panorama no todo es tristeza y desolación: hay algunos complementos probióticos que han demostrado ser muy útiles para aliviar el estrés.

COMBATIR LA INFLAMACIÓN EXCESIVA

La inflamación excesiva se relaciona con muchas enfermedades, trastornos y patologías, y puede comprender desde algunos tipos de depresión hasta la enfermedad de Alzheimer, por citar solo algunas. Un microbioma intestinal desequilibrado puede debilitar el revestimiento de la barrera intestinal y permitir que los compuestos y las bacterias se filtren por todo el cuerpo, situación nada recomendable, porque podría desencadenar una reacción inflamatoria. Por otro lado, un microbioma intestinal diverso y sano te ayudará a preservar el revestimiento de la barrera intestinal y generará metabolitos muy útiles que trabajan mano a mano con tu sistema inmunitario para dejarte en un estado equilibrado y saludable, algo fundamental para la salud en general.

PENSAR CON FLUIDEZ

Se ha observado que existe cierta relación entre una dieta saludable y un hipocampo de mayor tamaño. El hipocampo es la parte del cerebro destinada al aprendizaje y la memoria, e influye en los procesos de pensamiento.[13] Así como se advierte que hay relación entre determinadas bacterias y nuestra capacidad cerebral, la otra

cara de la moneda nos dice que las bacterias intestinales proinflamatorias, que son nocivas, por lo general se encuentran más presentes entre quienes piensan con menos fluidez.[14] Los estudios sobre
qué probióticos y prebióticos inciden en nuestro microbioma intestinal han servido para que las personas mejoren su rendimiento en
las pruebas de memoria, y mejoren también su capacidad de atención y concentración.

ANGUSTIA O TRANQUILIDAD

Hay una relación muy directa entre la ansiedad y el estómago (si
tienes problemas intestinales, eres más susceptible de sentir desánimo
y angustia, y al revés). Hay varios estudios que demuestran que,
cambiando el microbioma intestinal mediante la dieta, se podría
aliviar la ansiedad.[15] Igual que la ansiedad puede deberse a múltiples factores, la oxitocina, que es la hormona de la ternura y el cariño, puede influir en tu forma de experimentar las cosas. La oxitocina
sirve para que la amígdala, que es el centro emocional del cerebro,
reaccione con menor intensidad ante las cosas que te generan angustia y miedo.[16] Las bacterias intestinales pueden comunicarse con
el cerebro a través del nervio vago e influir en la cantidad de oxitocina generada para liberarse.[17] Las diferencias en la estructura de las
bacterias intestinales también están relacionadas con algunos rasgos de la personalidad, como, por ejemplo, la sociabilidad.

SACIEDAD Y SATISFACCIÓN

Las bacterias intestinales dependen de que tú comas bien para poder alimentarse. Son capaces de activar las hormonas que provocan
las sensaciones de hambre y saciedad, y de indicar a tu cerebro que
ya puedes empezar a comer… o a dejar de comer. A medida que las

bacterias intestinales se alimentan de fibra, generan ácidos grasos de cadena corta, que pueden estimular la liberación de las hormonas encargadas de indicar la saciedad intestinal. Además, también pueden provocarnos antojos y, posiblemente, influir en el sabor que percibimos de los alimentos.[18]

¿SOMOS LOS ZOMBIS DE LOS MICROBIOS?

Más que zombis a quienes los microbios manejan mediante control mental, es más realista pensar que hemos aprendido a usar las bacterias intestinales y los metabolitos que generan del mismo modo que ellas nos usan a nosotros. Hemos llegado a confiar en nuestras bacterias intestinales,[19] y descubierto distintas formas de usarlas, así como sus productos de desecho (lo que para una bacteria es basura puede ser un tesoro para un humano).

ALIMENTOS PARA EL INTESTINO

Una de las cosas que más influyen en las bacterias intestinales es lo que comemos. Los alimentos aportan dos cosas a la salud cerebral: el efecto directo de los nutrientes absorbidos por el riego sanguíneo desde el intestino delgado y el efecto que tiene lo que comemos en las bacterias intestinales cuando los alimentos llegan al intestino grueso y las ayudan a generar los metabolitos, que tan beneficiosos son para nuestra salud. Si hablamos de comida y de estado de ánimo, no podemos pasar por alto un estudio trascendental que señaló la existencia del eje intestino-cerebro, aunque en su momento no se invirtiera lo suficiente para que los investigadores pudieran tomar muestras de microbiomas distintos. Este estudio se llama SMILES y fue el primer ensayo aleatorio controlado que usó la alimentación como estrategia de tratamiento para el alivio de la depresión. (Ten en cuenta que es una enfermedad mental muy compleja cuyas causas pueden variar muchísimo entre personas, y que requiere un abordaje individualizado para su tratamiento).

El estudio SMILES se hizo en Melbourne, Australia, en 2017. Lo dirigió la catedrática Felice Jacka, líder en el campo de la psiquiatría nutricional. Su equipo de investigación juntó a sesenta y siete personas con depresión para formar parte del estudio SMILES, de doce semanas de duración. La mitad de los participantes siguieron las indicaciones de un nutricionista que les pautó una dieta mediterránea (la cual ha demostrado con creces que provoca cambios en el microbioma intestinal), mientras que la otra mitad, el grupo de control, solo contó con el apoyo de terapeutas (que hablaban con ellos de la vida y de sus aficiones).

¿QUÉ ES LA DIETA MEDITERRÁNEA?

La dieta mediterránea es uno de los modelos dietéticos más estudiados del mundo. Este estilo de alimentación se centra en el consumo de fruta y verdura, cereales integrales, legumbres y plantas leguminosas, frutos secos y semillas, aceite de oliva extra virgen, pescado azul y carnes blancas como el pollo y el pavo. Contiene mucha fibra y otros compuestos muy beneficiosos para las bacterias intestinales. A pesar de llamarse «mediterránea», en realidad se puede practicar en cualquier país, siempre que se disponga de una amplia variedad de productos vegetales, pescado y carne blanca.

Al finalizar el experimento y ver los resultados, ¡poco faltó para que los investigadores se fueran de espaldas! ¡Qué sorpresa! Una tercera parte de los individuos que padecían depresión y habían cambiado su alimentación dejaron de ser considerados clínicamente deprimidos. Y cuanto más se ceñían a la dieta mediterránea, más y más mejoraba su sintomatología.[20] Este estudio señaló la importancia que tiene la alimentación en el estado de ánimo. Desde entonces se han escrito muchos artículos al respecto, y ahora ya contamos con pruebas fehacientes que nos dicen que una dieta saludable y bien equilibrada puede ayudar significativamente a mejorar el estado de ánimo y la ansiedad.[21] Y también la capacidad cerebral: la dieta mediterránea está muy relacionada con la capacidad para pensar con más fluidez[22] y con un menor riesgo de sufrir deterioro cognitivo y demencia.[23] Los diez trucos para alimentar tu segundo cerebro están especialmente concebidos para adoptar sin problemas este estilo de alimentación.

¡ÉCHAME FIBRA!

Lo que comes puede cambiar tu estado de ánimo, energía y bienestar. Si solo pudieras cambiar una cosa de tu alimentación para mejorar tu salud intestinal y la de tu microbiota, mi recomendación sería que consumieras más fibra: la presente en los alimentos vegetales (que es lo que más distingue a la dieta mediterránea). Por cada 5 g de fibra que comas tendrás un 5 por ciento menos de probabilidades de padecer depresión.[24] Las personas que comen más fibra tienden a sacar mejores resultados en las pruebas cognitivas que evalúan la memoria y la capacidad de resolución de problemas.[25] ¿Cuál es el valor añadido? Que los alimentos ricos en fibra suelen tener una gran cantidad de nutrientes; es decir, muchos compuestos bioactivos beneficiosos para la salud intestinal y cerebral, y, sobre todo, para nuestro bienestar. La fibra es esencial para tener un intestino saludable y gozar de un microbioma intestinal pletórico; y, además, se ha demostrado que hay algunos tipos de fibra que mejoran el estado de ánimo y te hacen sentir bien. Analizaremos estas distintas clases de fibra más adelante, pero antes de entrar de lleno en la materia, lo más importante es no olvidar que debemos intentar incrementar el consumo de fibra hasta alcanzar la dosis recomendada de 30 g al día.

¿A qué equivale incrementar la ingesta de fibra en 5 g al día?

Alimento	Cantidad	Fibra (por g)
Frutos secos variados	2 puñados	5.1
Pera	1 grande	4.9
Frambuesas	½ tazón	5
Frijoles enlatados con salsa de jitomate	¼ de lata (de 500 g)	5.1
Frijoles	5 cucharadas soperas	5.1
Chícharos	4 cucharadas soperas	5.6
Edamame	½ tazón	4.2
Coles de Bruselas	8 coles	5.3
Brócoli	4 tallos	5
Lentejas	5 cucharadas soperas	5.5
Pasta integral de trigo	Una porción mediana	5
Salvado en hojuelas	Una porción pequeña	5.4
Avena	1 taza	6.2
Trigo bulgur	½ taza	4.7
Pan tostado de centeno	3 unidades	6
Linaza	2 cucharadas soperas	5
Semillas de chía	½ cucharada sopera	5.9
Chocolate amargo con 70-85 % de cacao	3 onzas (50 g)	5.5

Cómo ingerir 30 g de fibra al día

Consumir unos 30 g de fibra al día puede parecernos muy complicado. Pero no creas que vas a tener que pasarte el día a base de ensalada. De hecho, creo que te vas a llevar una sorpresa agradable cuando entiendas lo fácil y divertido que es; es decir, cuando acabes de leer el libro. Por otro lado, aunque ya comas mucha ensalada, podrías no estar alcanzando esa cantidad de 30 g de fibra al día.

Te daré un ejemplo de un menú diario muy equilibrado que te aportará esa cantidad de fibra, como mínimo; y al que puedes hacer variaciones y pequeños cambios. Ten en cuenta que no todo el mundo necesita comer raciones del mismo tamaño, y que, si bien he decidido incluir cantidades en la tabla para que veas el aporte de fibra de cada alimento, debes tomar este menú como una guía orientativa, aunque en tu caso concreto la cantidad de fibra que necesitas podría ser superior o inferior.

Nombre del alimento	Cantidad	Fibra (por g)
Desayuno: avena remojada		
Avena	35 g	2.7
Kéfir	200 ml	0
Frutos secos variados	Medio puñado (15 g)	1.3
Chía	1 cucharadita	2.6
Zanahoria	½ zanahoria rallada	1.3
Manzana	½ manzana rallada	1.0
Arándanos	100 g	1.5
Canela	½ cucharadita	0.6
Miel	1 cucharadita	0
	Total del desayuno	**10.4**
Comida: frijoles a la toscana, kale y pasta con salsa de jitomate		
Pasta integral	60 g	5.3
Frijoles	60 g	5.3
Jitomate triturado en conserva	60 g	3.9
Kale	1 taza	0.7
Ajo	1 grano	0
Mozzarella	½ bola	0
	Total de la comida	**11.5**
Merienda		
Manzana	1	2.1
Chocolate amargo con 85 % de cacao	2 onzas (30 g)	3.3
	Total de la merienda	**5.4**

Cena: salmón con salsa de yogur y hierbas de olor, ejotes, chícharos y papas cambray		
Salmón	1 filete	0
Yogur griego	2 cucharadas soperas	0.0
Jugo de limón	1 cucharadita	0.0
Hierbas de olor (eneldo, menta y albahaca, por ejemplo)	1 cucharada	0.0
Ejotes	60 g	2.5
Chícharos	60 g	3.3
Papas cambray	3 papas	2.3
	Total de la cena	**8.1**
	Total del día	**35.4**

Intenta proponerte consumir entre 8 y 10 g de fibra, como mínimo, en cada comida. Y no te preocupes, porque vas a contar con mi ayuda todo el tiempo, ya verás que entre tú y yo conseguimos que el proceso sea de lo más fácil. Uno de los objetivos claves de casi todos los trucos para alimentar tu segundo cerebro es ayudarte a alcanzar esos 30 g de fibra diarios sin que te des cuenta. Los diez trucos son estrategias sencillas y prácticas que no serán una carga mental y, en cambio, beneficiarán a tu microbioma intestinal y a tu eje intestino-cerebro.

¿HABLAMOS DE LOS PSICOBIÓTICOS?

Hay varios estudios muy prometedores sobre probióticos que demuestran que hay ciertos tipos de bacterias que pueden aliviar la ansiedad y el estrés, mejorar la memoria y el estado de ánimo y contribuir a que los antidepresivos sean más eficaces. Estos estudios han subrayado el poder que tiene la conexión intestino-cerebro, y han disparado el interés sobre este campo de investigación. Creo que es importante decir que los suplementos probióticos no siguen una regulación tan estricta como los medicamentos. Y eso significa que muchos probióticos que se encuentran en el mercado plantean serias dudas con respecto a su calidad y supuestos beneficios.

Como la misma palabra indica, los suplementos son añadidos a la dieta; es decir, cosas que consumimos «además de», y no «en lugar de», aparte del medicamento que tengas pautado (que no hay que sustituir nunca por nada). Los probióticos en general son seguros; es decir, si quieres probarlos, adelante. Sin embargo, si sigues algún tipo de tratamiento médico, tienes un sistema inmunitario frágil, estás embarazada o eres menor de edad, te recomiendo que primero consultes con tu médico. Mi consejo es que los tomes durante unas ocho semanas, y si notas alguna mejoría, ¡perfecto! En caso contrario, no te gastes el dinero. Piensa que lo que comes es muy importante para la salud de tu microbioma intestinal. Si quieres más información sobre los psico-bióticos, consulta la página 335 y ve al apartado de preguntas frecuentes.

CAPÍTULO
14

Los mejores amigos del eje intestino-cerebro

Lo que comes es lo que más influye en tu microbioma intestinal, pero también hay que tener en cuenta otros factores. Veamos algunos de los ingredientes necesarios para tener un intestino y un cerebro saludables y felices:

- Una dieta sana y equilibrada.
- No consumir alcohol en exceso.
- Gestionar el estrés.
- Hacer ejercicio.
- Evitar pasar muchas horas al día en posición sentada.
- Dormir bien.
- Relacionarse socialmente con otras personas con regularidad.
- Estar en contacto con la naturaleza y exponerse a la luz natural.

En realidad, este es un libro sobre alimentación, pero estaría muy mal por mi parte dejar de lado o restar importancia a estos otros factores. No me voy a detener en todos, pero sí quiero hacer hincapié en algunos y destacar su relevancia para nuestra salud y nuestro microbioma intestinal, además de para la mente. Digamos que forman parte de la caja de herramientas que necesitas para sentirte genial.

Mueve el cuerpo

Piensa que solo con mover el cuerpo para que aumente el ritmo cardiaco, ya estás haciendo ejercicio (y eso, a tus intestinos, sistema inmunitario y cerebro, les encanta). Quienes hacen ejercicio tienen un microbioma intestinal más diverso, que permite el crecimiento de bacterias intestinales beneficiosas, que, a su vez, generan esos ácidos grasos de cadena corta tan especiales de los que ya hemos hablado. Y da igual que nunca antes te hayas movido o que hayas hecho deporte toda la vida. Además, el ejercicio influye muchísimo en tu bienestar mental y puede mejorar el estado de ánimo tanto como algunos antidepresivos[1] (ambos actúan de una forma similar en el cerebro).[2]

El ejercicio incrementa el flujo sanguíneo en los intestinos y el cerebro, lo que les proporciona más oxígeno limpio y nutrientes. En cuanto al microbioma intestinal, es como un decorador de interiores que renueva su casa, que son tus intestinos, dándoles una buena capa de pintura a las paredes, reorganizando los muebles y acomodando los cojines. El ejercicio contribuye al buen funcionamiento de los intestinos, porque facilita el tránsito de los alimentos, conserva en buen estado el revestimiento de la barrera intestinal y permite la correcta proliferación de bacterias intestinales. Este riego sanguíneo extra en el cerebro hace que, inmediatamente, nos sintamos más alerta y pensemos con más claridad, un efecto que puede prolongarse hasta más de dos horas.[3] Cada vez que mueves el cuerpo, aumenta la frecuencia cardiaca, y se libera en el cerebro el equivalente a una piscina de bolas de neurotransmisores: dopamina, serotonina, norepinefrina y acetilcolina.

Quizá ya hayas notado que las bacterias intestinales pueden ser muy entrometidas. Las investigaciones con ratones demuestran que influyen en tu motivación para hacer ejercicio. Los ratones criados sin microbioma intestinal no se molestaban siquiera en corretear por su jaula, y, en concreto, tampoco se activaba en ellos el sistema

de recompensa de la dopamina; no experimentaban la sensación de
«eso me gustó, ¡otra vez!». Sin embargo, los ratones con microbioma intestinal se alegraban muchísimo de poder hacer ejercicio. Sus
bacterias intestinales generaban unos metabolitos llamados «amidas de ácidos grasos» que liberaban en el cerebro esa dopamina tan
gratificante que nos dice «¡otra vez!», y era entonces cuando les
entraban ganas de correr.[4]

Sabemos que cualquier tipo de movimiento que incremente el
ritmo cardiaco contribuye a activar los intestinos y el cerebro, pero
son las actividades de coordinación las que parecen mejorar especialmente la capacidad de razonamiento a largo plazo.[5] Las actividades de coordinación, como su propio nombre indica, son aquellas en las que la coordinación tiene un papel importante, como, por
ejemplo, la danza, el yoga y la gimnasia artística, y también deportes
competitivos o de equipo, como el tenis, el basquetbol, el futbol y el
hockey. Son actividades más complejas que sentarse en una máquina del gimnasio y repetir los mismos movimientos una y otra vez.
Por eso tu cerebro trabaja más con ese tipo de ejercicios. Los deportes en grupo e interactivos benefician el eje intestino-cerebro porque favorecen la interacción social. Todo ejercicio que implique
mente y movimientos corporales es fantástico para pensar con fluidez, y muy útil para conservar la función cerebral en personas con
alzhéimer.[6] Y puede ser tan sencillo como ir a dar un paseo y charlar
con otra persona. Imagina tu cerebro como un músculo: si hace
ejercicio, se fortalece, y entonces rinde mejor.

El mejor ejercicio es uno que te haga disfrutar y que quieras repetir. Esa es la clave. Descubre tu forma favorita de mover el cuerpo,
y así repetirás seguro. Empieza poco a poco si lo necesitas, y aumenta
progresivamente la práctica. ¿No tienes carnet de ningún gimnasio?
No importa. Prueba con clases de yoga, tenis o danza. Hacer ejercicio no tiene por qué ser un castigo: disfrútalo y diviértete. Descubre
qué quieres hacer y hazlo durante un par o tres de meses. Se ha comprobado que tras este periodo se alcanza un punto de inflexión, y la

mayoría suele abandonar la práctica. Quienes consiguen superar ese punto es mucho más probable que sigan con su ejercicio al menos seis meses más.[7] Por suerte, no tienes que hacer sesiones muy largas si no quieres: treinta minutos de ejercicio tienen el mismo efecto en nuestro estado de ánimo y niveles de ansiedad que una hora o más.[8] En cualquier caso, siempre es mejor moverse un poco que no moverse nada. Basta un bailecito de cinco minutos para mejorar tu estado de ánimo y aumentar tus niveles de energía.[9]

Por el bien de tu cerebro, duerme

Dormir tiene una importancia crucial para la salud, pero la mayoría no dormimos lo suficiente: o bien no descansamos las horas que deberíamos, o bien no disfrutamos de un sueño profundo y de calidad. Y cuando se presenta la oportunidad de dormir más, nos asalta la sensación de que estamos flojeando, porque hemos llegado a glorificar hasta tal punto la idea de no dormir, que cualquiera diría que te dan una medalla. Lo que es una gran contradicción. Mientras dormimos, el cerebro se recarga, recupera y reestructura: el sueño es esencial no solo para que el cerebro rinda bien, sino para poder tomar buenas decisiones. Dormir mal drena el rendimiento del córtex prefrontal, lo que genera sensación de cansancio, más probabilidad de picotear algo dulce y reconfortante[10] y más sensación de hambre, en general.[11]

¿CÓMO TE SIENTES CUANDO PASAS MALA NOCHE?

¿Cómo te encuentras por las mañanas cuando no has dormido bien?
¿Te cambia el estado de ánimo?

_____

_____

¿Cuánta energía tienes?

_____

_____

¿Crees que eso cambia tu forma de comer? ¿Tienes más hambre?

_____

_____

¿Te cuesta más comer alimentos saludables o hacer cambios positivos si no has dormido bien?

_____

_____

¿Mejorar el microbioma intestinal es un motivo más para dormir mejor? La renovación de tus bacterias intestinales está íntimamente relacionada con la calidad de tu sueño: cuanto mejor duermas, mayor probabilidad de tener un microbioma intestinal diverso, y mayor número de bacterias intestinales beneficiosas.[12] Los ratones con un microbioma intestinal mermado por la toma de antibióticos de amplio espectro mostraron menos duración y calidad del sueño. A las bacterias intestinales les encanta la rutina, igual que a tu reloj interno: acostarse y despertarse cada día a la misma hora ayuda a dormir mejor y protege a las bacterias intestinales. Los cambios de más de 90 minutos en la hora de acostarse o levantarse se relacionan con una mayor presencia de bacterias perjudiciales y un peor estado de salud, cosa que no les pasa a quienes tienen un horario fijo para ello.[13] A las bacterias intestinales no les gusta la juerga: al parecer, quienes se acuestan temprano cuentan con un microbioma intestinal más diverso.[14]

¿HAY ALIMENTOS QUE AYUDAN A DORMIR MEJOR?

Aunque suene raro, se ha constatado que el jugo de cerezas ácidas ayuda a dormir mejor.[15] En uno de los estudios científicos que se hicieron, se dio a los participantes 30 ml de jugo de cereza ácida dos veces al día durante una semana, cantidad que ni siquiera equivale a una cuarta parte de un vaso diario. Quienes tomaron el jugo, en lugar del placebo que se dio al resto de los participantes, durmieron veinticinco minutos más, y afirmaron haber dormido un 5 o un 6 por ciento mejor.[16]

LAS BACTERIAS DE LA SOCIABILIDAD

Las bacterias intestinales valoran mucho que interactuemos con los demás; muchas de las nuevas bacterias que entran en tus intestinos no proceden solo de los alimentos, sino también del aire que respiras, de las superficies que tocas y de los individuos de tu entorno. Aunque el microbioma de tu madre se relaciona íntimamente con el tuyo desde tu más tierna infancia, a medida que cumples años ese solapamiento se reduce, aunque nunca llega a desaparecer del todo. Incluso con ochenta años cumplidos, es más que probable que sigas teniendo algunos tipos de bacterias en común con tu madre.[17] Durante la infancia, también compartimos bacterias con nuestro padre (y a los cuatro años de edad el número de bacterias compartidas con ambos progenitores es ya parecido).[18] Solemos compartir bacterias intestinales con las personas con quienes convivimos y, en la edad adulta, cuanto más tiempo convivamos con una persona[19] (aunque no sea nuestra pareja), más bacterias intestinales compartiremos con ella.

La conexión con los demás también es muy importante para la felicidad. El estudio sobre este tema al que se han dedicado más años de investigación lleva en funcionamiento desde hace varias décadas, y empezó en 1938.[20] Cada dos años, los participantes del estudio debían responder una larga serie de preguntas muy detalladas sobre su estilo de vida, hasta que los investigadores dieron con un hallazgo fundamental que relacionaba estrechamente felicidad, salud y la posibilidad de tener una larga vida: establecer buenas relaciones con los demás. Basta con mantener una conversación de calidad con un amigo o una amiga (si es posible en persona, fantástico, pero por teléfono o internet también vale) para que se observe un cambio muy significativo en el estado de ánimo.[21] Los abrazos no solo sientan bien, sino que nos ayudan a cuidar nuestra salud protegiéndonos del estrés y las infecciones, y reduciendo la gravedad de los síntomas cuando enfermamos.[22] Es el poder de la conexión.

Uno de los predictores más fiables del bienestar es la calidad de nuestras amistades.[23] Al hablar con una de ellas, tu tensión arterial y estrés disminuyen, y liberas endorfinas, lo que te proporciona bienestar. De todos modos, es más importante la calidad que la cantidad. Tener solo dos o tres amigos aporta una gran satisfacción vital.[24] Incluso interactuar con conocidos, y hasta con desconocidos, puede ser un buen estímulo para la salud mental.[25] Hace tiempo, viví en una zona de Londres donde había un pequeño puesto de frutas justo al salir de la estación, y pasaba cada día por delante. El vendedor era uno de esos londinenses cálidos y bromistas con quien no cuesta cruzar un par de frases y echarse unas risas. A veces, son esas pequeñas cosas las que ponen sal a la vida, y eso no solo es bueno para ti, sino también para tus bacterias intestinales. Sea cual sea la forma que adopte, la conexión nos beneficia y a nuestros microbios también.

EL BOSQUE DE LA MICROBIOTA

El contacto con la naturaleza, aunque solo sea diez minutos, mejora nuestra salud mental.[26] Estar al aire libre también brinda oportunidades a tus bacterias del intestino. Una cucharadita de tierra contiene más microbios que seres humanos hay en todo el mundo, microbios que, además, son muy importantes para la salud de nuestro suelo. En un breve estudio, un grupo de adultos se restregó las manos con tierra de un cubo durante veinte segundos tres veces al día. Esta sencilla acción hizo que aumentara la diversidad de sus bacterias intestinales en solo dos semanas.[27] Pues sí: resulta que los típicos pasteles de lodo que hacen los niños probablemente son fantásticos para sus bacterias intestinales. Si tienes jardín, o hay un parque en las inmediaciones de tu casa, pasa más tiempo allí, porque es una buena manera de proteger tu microbiota intestinal.

15

¿Cómo satisfacer a un intestino insatisfecho?

El cerebro y los intestinos están tan relacionados entre sí que el mero hecho de pensar en comer puede hacer que tu estómago empiece a generar jugos gástricos para prepararse para la digestión. Si sientes estrés, o irritación, tu estado emocional podría influir en el buen funcionamiento de tus intestinos. Y al revés. Los problemas intestinales y digestivos pueden enviar señales al cerebro para indicarle que algo no está funcionando. Y, si no se soluciona el problema, la situación podría hacer que sintieras desánimo o angustia. El 50 por ciento de las personas con problemas digestivos recurrentes empiezan con problemas de ansiedad y acaban desarrollando problemas digestivos en menos de doce años; y el 50 por ciento restante tiene primero problemas digestivos y luego nota cambios en su estado de ánimo, e incluso puede llegar a padecer trastornos mentales.[1]

¿Padeces estreñimiento, diarrea o inflamación? Haz feliz a tu intestino insatisfecho intentando cambiar las cosas. Yo siempre recomiendo ir a ver a un dietista, o a un nutricionista diplomado, que podrá aconsejarte de forma personalizada si tus síntomas no mejoran. También puedes pedir a tu médico de cabecera que te derive a un especialista o buscar uno en la práctica privada.

ESTRATEGIAS PARA IR MEJOR AL BAÑO

¿Tienes las cañerías lentas y tu cuerpo se toma todo el tiempo del mundo para evacuar? ¿Tus heces son duras y parecen bolas? ¿Te cuesta sacarlo todo? No se puede hacer oídos sordos al estreñimiento, porque puede provocar dolor de estómago, náuseas y fatiga, y, además, influye negativamente en la microbiota intestinal y el cerebro. Las personas que van menos al baño suelen ser las que menos bacterias beneficiosas tienen, y más bacterias perjudiciales, que son las proinflamatorias, además de presentar una peor capacidad cognitiva, equivalente a la de personas tres años más mayores, en comparación con quienes evacúan una vez al día.[2]

Un taburete para evacuar mejor

La evolución no adaptó nuestro cuerpo para sentarnos en un trono de porcelana, sino para estar de cuclillas, con las rodillas apuntando hacia arriba para ofrecer vía libre y directa a las heces para bajar sin problemas. Al sentarte en el inodoro, esa vía ya no queda tan libre como debería. El recto es el tramo final del intestino: un tubo muscular corto que controla la «salida», pero sentarse lo retuerce, lo que bloquea el paso a las heces. Si tienes estreñimiento, podría costarte más evacuar. Para enderezar este retorcimiento y relajar los músculos de la zona, puedes hacer que las rodillas apunten hacia el techo y queden más altas que las caderas apoyando los pies sobre un taburete e inclinándote un poco hacia delante.

Escucha a tu cuerpo

Cuando sientas la necesidad de evacuar, no la ignores. Si te aguantas, luego podría costarte más, porque estás interrumpiendo un proceso corporal natural y coordinado. Si lo haces a menudo, tu cuerpo se resentirá y le costará más llevar a cabo sus funciones.

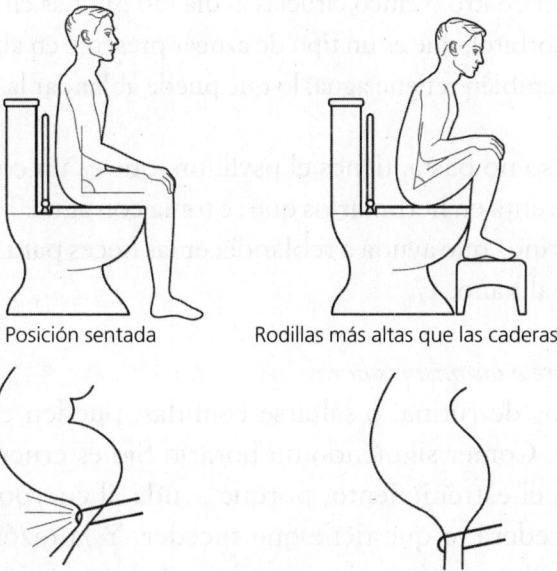

Posición sentada   Rodillas más altas que las caderas

Ilustración 5. Cómo sentarse en el inodoro para evacuar mejor.

¿Qué hay que comer para evacuar bien?

La comida es importante para gestionar bien el estreñimiento. Incluir una buena cantidad de fibra te puede ayudar, porque a la fibra se le da bien retener líquidos, lo que hace que las heces sean más blandas y no cuesten tanto de expulsar. Ahora bien, como la fibra absorbe agua, tendrás que beber más, tanto agua como otros líquidos; de lo contrario, la sensación no mejorará. De todos modos, también es bueno saber que las personas con estreñimiento severo pueden empeorar si toman demasiada fibra. Si tienes estreñimiento, puedes probar una de estas dos cosas:

- Comer dos kiwis al día.[3] Los kiwis contienen una gran cantidad de un tipo de fibra que retiene agua y ablanda las heces, lo que facilita su evacuación.

- Comer cuatro o cinco ciruelas al día (50 g).[4] Las ciruelas contienen sorbitol, que es un tipo de azúcar presente en algunas frutas, que también retiene agua, lo que puede ablandar las heces.

Si con eso no basta, tienes el psyllium, que es un complemento de fibra de venta en herbolarios que se toma con agua. Forma un gel en tus intestinos que ayuda a reblandecer las heces para que te cueste menos ir al baño.

Come siempre a las mismas horas

Los cambios de rutina, o saltarse comidas, pueden complicar la evacuación. Comer siguiendo un horario fijo es crucial para gestionar bien el estreñimiento, porque ayuda al cuerpo a recordar cuándo sucederá lo que tiene que suceder. Y la razón es que, al comer, se activan los intestinos y se ponen en movimiento. Es muy importante desayunar, aunque sea poco, porque algo parecido sucede al pasar de posición horizontal a vertical. Ambos movimientos ayudan a movilizar las heces para que el cuerpo pueda evacuarlas.[5]

Prueba con los probióticos

La ciencia de los probióticos es compleja, y aún está dando sus primeros pasos. En general no necesitamos probióticos para reforzar la microbiota intestinal, pero hay algunos que pueden ayudarte a acelerar el tránsito y conseguir que evacúes medio día antes, además de ablandar las heces para que sea más fácil.[6] Por si fuera poco, ayudan a combatir la inflamación.[7] Unos cuantos ejemplos de bacterias probióticas que funcionan bien son las que pertenecen a la clase de las *Bifidobacterium animalis lactis*,[8] como la *B. lactis* Bi-07[9] o la *B. lactis* DN-173010.[10]

Vence a la inflamación

Es completamente normal inflamarse un poco, sobre todo después de las comidas. Pero si notas incomodidad, prueba lo siguiente:

- **Toma raciones más pequeñas y más a menudo:** las comidas copiosas pueden sobrecargar tu sistema digestivo y causar más inflamación. Intenta comer menos cantidad y más a menudo (por ejemplo, procura que las comidas principales no sean copiosas, e ingerir algo a media mañana y a media tarde) para que tu sistema digiera mejor la comida y no inflamarte tanto.
- **Aceite y té de menta piperita:** las cápsulas de menta piperita contienen una alta concentración de mentol, que también se halla en pequeñas cantidades en el té a la menta. El mentol ayuda a relajar los músculos del estómago y hace que las fibras musculares que perciben el dolor noten menos las sensaciones desagradables.[11]
- **Evita tragar aire:** tragar aire porque comes o bebes deprisa, o ingerir aire porque tomas bebidas carbonatadas, puede contribuir a la inflamación. Intenta beber a sorbitos en lugar de a grandes tragos y, además, deja el cuchillo y el tenedor en el plato después de cada bocado para llevar un ritmo más pausado.
- **Evita llevar ropa ajustada en torno al estómago:** podría presionarlo, inflamarte más y molestarte. Vestir con prendas sueltas permite al estómago expandirse y contraerse con naturalidad al digerir los alimentos, lo que reduce la inflamación.
- **Muévete un poco:** salir a pasear después de comer ayuda a digerir y movilizar los alimentos en su recorrido por los intestinos. Es muy recomendable para prevenir la inflamación.

Si crees que la causa podría ser alguna intolerancia, alergia o enfermedad, consulta con un profesional de la salud. Revisa también el apartado de preguntas frecuentes si deseas saber más sobre intolerancias o sobre cualquier otro tema.

¿La cosa está muy suelta?

Si tienes diarrea, asegúrate de hidratarte bien, porque podrías perder mucha agua. Si hiciera falta, tómate algún sobre de suero para rehidratarte.

- **Toma menos cantidad de alimento, pero come más a menudo:** como sucede con la inflamación, las comidas copiosas pueden sobrecargar el sistema digestivo y empeorar la diarrea. Intenta comer más a menudo, hacer tres comidas principales que sean poco abundantes y comer algo a media mañana y a media tarde.
- **Evita el café y el alcohol:** el café puede darte ganas de evacuar y empeorar tu diarrea. El alcohol en grandes cantidades estimula a los intestinos para que liberen agua y acelera el tránsito.
- **Evita los alimentos especiados y con un aporte excesivo de grasas:** los alimentos grasos pueden empeorar la diarrea, porque el cuerpo tarda más en romper las grasas cuando hay muchas. Los alimentos especiados contienen capsaicina, que puede irritar el revestimiento de los intestinos y tener un efecto laxante.
- **Evita los chicles sin azúcar:** para que sean dulces suele usarse sorbitol (alcohol de azúcar), una sustancia que podría empeorar la diarrea.
- **Intenta tomar probióticos:** si tu diarrea se debe a un problema de estómago, la *Saccharomyces boulardii* CNCM-I-745 ha demostrado que mejora las diarreas causadas por infecciones virales en solo unos días.[12]

CUARTA PARTE

Comer para el eje intestino-cerebro

CAPÍTULO
16

Una nueva forma de comer

En mi caso, saber que la dieta perfecta no existe marcó un antes y un después. Liberarse de la presión de comer siempre de forma impecable y abordar con calma la alimentación (sin culpa ni tensiones) es sinónimo de prestar atención al eje intestino-cerebro.

En este capítulo encontrarás las directrices que permiten gozar de una salud intestinal impecable. Pero no te voy a hablar del bró-coli ni de los alimentos fermentados (de momento). De entrada, puede parecer que lo que viene a continuación no tiene nada que ver con la salud intestinal, y puedes sentir la tentación de saltártelo. Aunque yo espero que no lo hagas, porque las páginas siguientes son claves para aprovechar al máximo los beneficios que comporta una dieta saludable, y además te darán las bases para entender bien los diez trucos del método intestino-cerebro. Hablamos de prestar atención al eje intestino-cerebro, porque no podemos hablar solo del intestino: la relación es bidireccional. También hay que reflexio-nar sobre lo que pasa en la cabeza, sobre cómo las ideas y creencias sobre los alimentos modelan nuestra relación con la comida y las decisiones nutricionales que tomamos.

La mayor parte de estas estrategias proceden de las ciencias de la conducta y de un método llamado alimentación intuitiva, que significa comer lo que nos dicta la intuición sin darle más vueltas, guiándonos por lo agradables que nos resultan los alimentos al paladar y la sensación que nos provocan tras haberlos ingerido. Las cantidades dependerán de las señales de hambre y saciedad que envía el cuerpo. Este método nos enseña a escucharnos y a ser amables con nuestro cerebro. Es un abordaje relacionado sobre todo con el estado mental (menos ansiedad y malhumor, mejor autoestima y autopercepción, y menos estrés).[1, 2]

¿Por qué comer así?

Pues hay unos cuantos motivos:

- Hace que sea más sencillo comer alimentos saludables para el intestino y aumenta la probabilidad de seguir la dieta.[3]
- Contribuye a que nos centremos en lo positivo: añadimos alimentos saludables para el intestino, en lugar de recortar los menos convenientes.
- Provoca menos estrés y ansiedad, que no convienen nada a las bacterias intestinales.
- Libera un poco la carga mental que tanto drena nuestra energía.
- No tiene alimentos prohibidos.
- (¡Y se disfruta mucho más!).

La perfección no existe

«¡No comas eso! ¡Te va a sentar mal! ¡Es fatal para el intestino!». Seguro que has oído cosas así infinidad de veces.

«Los diez alimentos que no deberías probar por el bien de tus intestinos», dicen algunos titulares.

Todo eso son tonterías.

Yo no soy nada partidaria de regir la alimentación mediante normas, porque, a menudo, hacen más mal que bien a nuestros intestinos. Las normas suelen implicar la prohibición de determinados alimentos o, al menos, el consumo esporádico, lo que genera mucha ansiedad a la hora de comer y resulta muy contraproducente para las bacterias intestinales. La vida se vuelve estresante sin necesidad, porque las normas restringen la variedad de la que se alimentan las bacterias intestinales, y eliminar determinados grupos de alimentos puede dificultar nuestra digestión.

Las normas para disfrutar de una buena salud intestinal también pueden insistirte en que comas en función de tu microbiota intestinal, desatendiendo las necesidades nutricionales del resto de tu cuerpo. Si solo te centras en alimentar a las bacterias intestinales, ¿no estarás dejando de tomar la proteína que necesitan tus músculos?, ¿o la vitamina B12 que necesita tu cerebro? Puede que esos nutrientes no influyan tan directamente en las bacterias intestinales como la fibra, pero contribuyen a la salud general de tu cuerpo y, por lo tanto, del lugar de residencia de tus bacterias intestinales.

Dividir los alimentos en buenos y malos para el cuerpo es de lo más simplista. Vivimos en una época que tilda algunos alimentos de venenosos, de ser menos nutritivos que el cartón, de ser tóxicos y peores para tu cuerpo que fumarte un cigarro. Es un alarmismo diseñado para calar en el gran público… y captar tu atención. Como científica, no siempre es fácil comunicar bien los matices cuando te cortan las frases para que suenen bien y no puedes leer el artículo ni ver el titular antes de su publicación, cuando ya lo puede leer todo el mundo. Otras veces, estas frases son solo una forma de hablar. Que mucha gente haga clic en el enlace a una noticia suele significar una de estas dos cosas: 1) es un mito; 2) es una burda exageración de lo que dice la ciencia. Hay alimentos que, sencillamente, tienen una mayor densidad nutricional que otros. Y otros que no son tan nutritivos, pero que pueden proporcionarte una buena dosis de alegría. Ni a tu salud, ni a tu microbiota intestinal les va a pasar absolutamente nada si comes de vez en cuando algo poco saludable (bajo en nutrientes). Puede parecer que los consejos sobre nutrición cambian constantemente, porque es lo que dicen los artículos y los videos cortos que captan nuestra atención. Pero, en realidad, la cosa no ha variado demasiado en los últimos tiempos. Lo que sucede es que cuando le decimos a la gente que no comemos suficiente fruta, verdura, cereales integrales y otros alimentos de origen vegetal, el mensaje que enviamos no es impactante, ni sexy, por eso no acapara tanto espacio en los medios como las bobadas.

Prueba a decir estas cosas:

- «¡Qué rico está esto! Me gusta, y además es bueno para el cuerpo».
- «Como de forma flexible; todo consiste en mantener el equilibrio».
- «Ahora me voy a comer esto, lo voy a disfrutar y ya está: no pasa nada».
- «Una sola comida, o todas las comidas de un solo día, no reflejan nada sobre mi estado de salud».

Yo entiendo por qué gustan las normas: es más fácil decir «haz eso y no hagas aquello». Además, nos encantan la simplicidad y el orden. El problema que presentan las normas cuando hablamos de alimentación es que la pintan como algo maniqueo. O comes de una determinada manera o te mueres. Si sigues las normas, ganas; si te las saltas, algo que sucederá inevitablemente porque afortunadamente eres un ser humano y no un robot, fracasas.

Sé flexible, como tus bacterias intestinales. No vas a estructurar ni a destruir tu salud intestinal con una sola comida, ni siquiera en un par de días o una semana entera. Has evolucionado conjuntamente con tu microbiota intestinal y, como les sucedió a tus antepasados prehistóricos, que solo tenían acceso a alimentos de vez en cuando (un día quizá solo comían carne, y al otro, frutos rojos), tus bacterias intestinales también han aprendido a desarrollar una gran capacidad de adaptación ante lo que comes. Hay que decir, además, que las bacterias intestinales son muy resistentes, piensan a lo grande y no se ahogan en un vaso de agua. Si haces tres comidas al día, a lo largo de un año eso equivale a 1 095 comidas. Si 219 de esas comidas no son especialmente indicadas para tu salud intestinal a lo largo de todo un año, eso no es relevante para tu salud intestinal, porque habrás seguido comiendo de forma equilibrada un 80 por ciento de las veces.

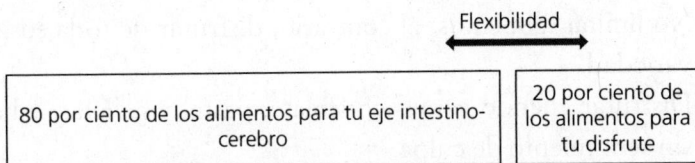

Flexibilidad

80 por ciento de los alimentos para tu eje intestino-cerebro	20 por ciento de los alimentos para tu disfrute

Ilustración 6. Sé flexible y encuentra el equilibrio.

Quiero que consideres los consejos nutricionales, incluidos los que contienen estas páginas, un marco de referencia que se puede aplicar la mayoría de los días, aunque no tiene por qué ser a diario. Si vas a cenar con unos amigos a tu restaurante italiano de siempre, no dejes de pedir tu plato favorito de espaguetis a la boloñesa. También habrá días en los que no tendrás ni un solo minuto para ti, sentirás cansancio y estrés, y pedir una pizza es una forma como otra cualquiera de cuidarse, porque es un alimento y, además, es nutritivo. Si un día no se te antoja comer una ensalada, ya te la comerás otro día. Si adoptas una postura conciliadora con este tema, nunca sentirás haber cometido un desliz.

Necesitamos mantener un equilibrio entre los alimentos y los nutrientes si queremos conservar la salud física, y también reconocer que los alimentos nos aportan alegría. Piensa que los franceses tienen sus baguetes, su vino, su queso y sus *croissants*, y no por eso caen fulminados como moscas.

Cómete esa rebanada de pastel y disfrútalo, que mañana será otro día.

Comer de forma saludable significa...

- Comer alimentos que te gusten, no que te disgusten.
- Satisfacer tus necesidades energéticas y nutritivas.
- Darle a tu microbiota intestinal los alimentos que le encantan (siempre que puedas).
- Comer de una manera que resulte fácil de mantener a largo plazo.
- Tener flexibilidad: aquí no hay normas.
- No limitar alimentos; al contrario, disfrutar de toda su amplia variedad.
- Disfrutar cuando comas chocolate, pastel y galletas, y hacerlo sin sentimiento de culpa.
- No sentir hambre, sino saciedad y energía.

¿QUÉ ES SALUDABLE?

- Comer alimentos que te gusten: me refiero a los alimentos que son menos densos en nutrientes y no son beneficiosos para la salud. Suelen gustarnos mucho y, además, son deliciosos. Considerados en perspectiva, forman parte de toda dieta saludable y equilibrada; y, por eso, comerlos de vez en cuando no afecta negativamente a nuestra salud.

- Comer más alimentos saludables: son alimentos más ricos en nutrientes y beneficiosos para la salud. Son los que más nos conviene consumir, pero debemos hacerlo de manera realista si queremos seguir haciéndolo a largo plazo.

- Comer alimentos aptos para el intestino: son alimentos que contribuyen al crecimiento de la microbiota intestinal, como, por ejemplo, fruta, verdura, cereales integrales, frutos secos y semillas, legumbres y plantas leguminosas.

- Los antojos: un antojo alimentario es un deseo muy fuerte y apremiante de comer un determinado alimento y, a veces, de

comerlo hasta reventar. Es más probable que tengamos antojos alimentarios cuando sentimos cansancio, hambre o estrés,
o bajo ánimo.

EL ESTADO MENTAL EN FUNCIÓN DEL EJE INTESTINO-CEREBRO

Un regusto amargo, la mortificación de la sobremesa:

- «¿Cómo se me ocurrió comer tantas papas fritas? ¿Por qué lo hice?».
- «No tendría que haber comido tanto. ¡Lo hago todo fatal!».
- «¿Por qué no soy capaz de controlarme?».

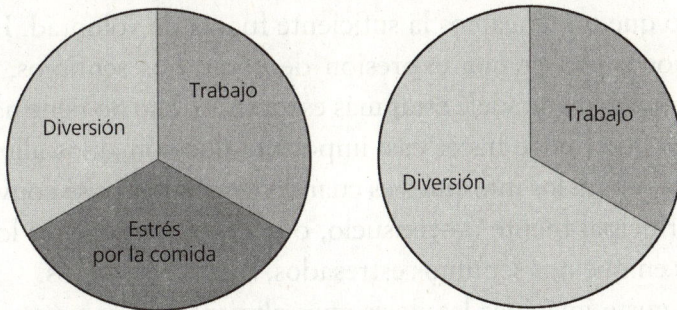

Ilustración 7. Tu estado mental diario.

Y es que a veces no somos muy amables con nosotros... Nos
flagelamos por habernos zampado una bolsa de papas fritas en el
sofá, o por haber comprado un menú en McDonald's de regreso a
casa. Y luego hacemos penitencia pasando más tiempo en el gimnasio o siendo superescrupulosos con lo que comemos al día siguiente. Esos pensamientos pueden llegar a dominar tu estado mental y
hacer que te sientas fatal. Si fragmentaras el tiempo que pasas pensando en todo lo que integra tu vida, dime: ¿cuánto tiempo dirías
que dedicas a estresarte por lo que comes o por tu cuerpo?

¿Y si te comes una dona a gusto? Una vez se hizo un estudio en el que les dieron a todos los participantes una dona. Los investigadores les dijeron a unos cuantos que no se sintieran culpables ni se maltrataran por tener que comérsela. Pues bien, los individuos con los que hablaron no solo se sintieron mejor por tener que comerse la dona, sino que además comieron menos en la siguiente comida, comparados con el grupo de los que se habían mortificado por tener que comerse la dona.[4]

MIRA QUÉ HAY DETRÁS DE TUS DECISIONES ALIMENTARIAS

La mayoría de nosotros sabemos que necesitamos comer más fruta y verdura, pero ¿por qué no lo hacemos? No es que seamos malos o flojos, o que no tengamos la suficiente fuerza de voluntad. Lo que comemos suele ser una expresión de cómo nos sentimos, y está ocultando algo que suele estar más escondido. Eso no tiene nada de raro. Lo que puede hacer casi imposible que comamos alimentos saludables para los intestinos es cuando los alimentos se convierten en la principal fuente de consuelo, o la única, para paliar los momentos en que nos sentimos estresados, tristes o abatidos.

Me gusta imaginar las decisiones alimentarias como un árbol. Las hojas representan la conducta alimentaria, las acciones visibles que emprendemos, como, por ejemplo, consolarnos comiendo algo en el sillón de casa tras volver del trabajo. Lo que vemos son las hojas, pero debajo hay más capas.

La hoja: comer chocolate como consuelo.

La rama: sentir estrés, cansancio y hambre. (¿Por qué? ¿Tienes algún problema en el trabajo? ¿Con tu pareja?).

El tronco: considerar el chocolate un alimento perjudicial que debe ser evitado a toda costa. Sentir culpa y vergüenza por no saber controlarse.

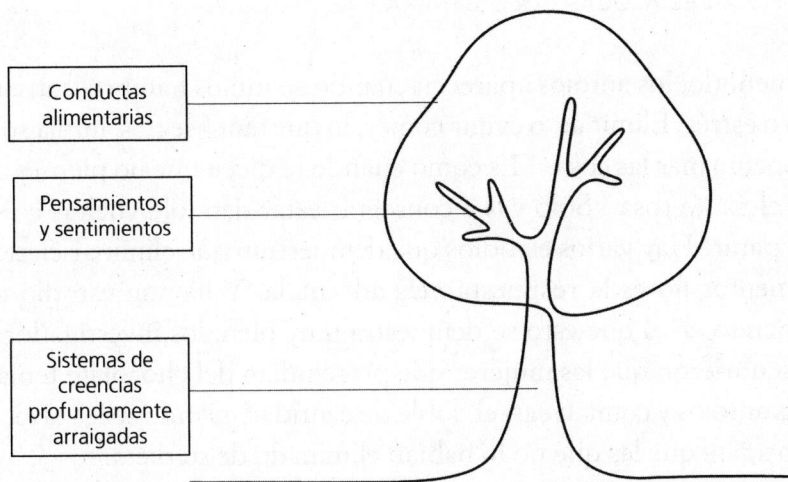

Ilustración 8. Tus decisiones alimentarias.

Las ramas no se ven; y esas ramas son tus pensamientos, tus sentimientos y tu estado de ánimo.

Las ramas se conectan al tronco del árbol, que es la encarnación de un profundo sistema interior de creencias que gira en torno a los alimentos y a tu cuerpo, tus recuerdos y asociaciones. Por eso puede ser extremadamente difícil implementar hasta los cambios más sencillos para conservar un buen estado de salud; porque no es tan fácil como parece, sobre todo cuando tienes que cubrir una necesidad emocional que te está empujando en la dirección contraria. También puede pasar que tengas las hojas más perfectas del mundo y creas que lo estás haciendo todo muy bien, pero te cueste mucho lidiar con tus sentimientos y creencias sobre ti (que serían las ramas y el tronco del árbol), y eso te haga sentir tristeza e infelicidad. Es la salud del árbol en su conjunto lo que de verdad importa; y eso es lo que hace que te sientas francamente bien. Conocer los patrones que puedan ocultarse tras algunas de tus decisiones alimentarias puede ser muy útil, sobre todo si este es el único mecanismo que tienes para gestionar las cosas cuando la vida te da limones.

ELIMINAR EL AZÚCAR SOLO GENERA MÁS ANTOJOS

A menudo, los antojos aparecen cuando sentimos hambre, cansancio o estrés. Eliminar, o evitar comer, lo que tanto se nos antoja solo empeora más las cosas.[5] Es como cuando te dicen que no pienses en un elefante rosa. ¡Solo vas a conseguir estar dándole vueltas a eso sin parar! Hay varios estudios que demuestran que eliminar ciertos alimentos no es la respuesta más adecuada. Y hay un estudio en concreto en el que esto se demuestra muy bien: los investigadores descubrieron que las mujeres que prescindían del chocolate tenían más antojos y comían casi el doble de cantidad cuando se les ofrecía chocolate que las que no lo habían eliminado de su dieta.[6]

Cuando sientas un antojo, prueba lo siguiente:

- **Comprueba cómo te sientes:** ¿sientes cansancio, estrés, hambre...? ¿Te sentirías mejor si hablaras por teléfono con alguna de tus amistades? Si tienes hambre, ¿te iría bien una comida sustanciosa, o puedes comerte ese antojo si le añades un montón de frutos secos, palitos de verdura, humus y fruta recién cortada?

- **Si no tienes hambre, espera unos diez minutos para ver si sucumbes al desaliento:** esa subida anticipatoria de la dopamina que te arranca una exclamación («¡Oh, me encanta!») puede ser muy potente, pero dura poco, y podría normalizarse al cabo de unos diez minutos. Sal de la cocina o del lugar donde tengas por costumbre hacer tus comidas. Dar un paseo cortito y a marcha rápida funciona muy bien para sobreponerse a estos antojos.[7]

- **¿No se te han pasado las ganas? Come lo que sea que se te antoje, saboréalo, disfruta del momento presente..., y luego no lo pienses más:** la salud abarca muchas cosas, aparte de los nutrientes. Desacelera y saborea bien tu capricho, sea cual sea. ¿A qué sabe? ¿Es blandito o crujiente?, ¿es dulce o salado?

Cuesta mucho hacer cambios repentinos. Lo que sí puedes hacer es probar con una estrategia a largo plazo que te funcione la próxima vez.

La estrategia para combatir los antojos a largo plazo

Intenta incorporar con más regularidad los alimentos que tanto se te antojan en tu dieta semanal. Eso les arrebatará el aura de seducción y comida prohibida que tienen para ti. Combínalos con otros alimentos que tengan una mayor densidad nutricional y contribuyan a la saciedad, como, por ejemplo, fruta, frutos secos y semillas, o bien humus y galletas finas y crujientes de centeno. Saldrás ganando. Comerás tu alimento preferido y, además, notarás que te sacia y te sienta de maravilla.

UNAS CUANTAS HERRAMIENTAS PARA SER MÁS AMABLE CON TU EJE INTESTINO-CEREBRO

Ser amable con tu eje intestino-cerebro no precisa de ningún gesto grandilocuente por tu parte. Encontrar una forma sencilla y coherente de mostrar compasión contigo basta para desencadenar todo el proceso. Recuerda que tu cerebro y tu cuerpo están en el mismo bando.

- Enfréntate a tus pensamientos negativos con amabilidad y curiosidad: pero, por favor, no te martirices si tienes pensamientos negativos. A nadie le sienta bien. Sé amable contigo y muestra curiosidad por las razones que pueden inclinarte a pensar así, procurando averiguar de dónde proceden.
- Reformula el pensamiento: ¿es verdad esto que estoy pensando? Reformúlalo haciendo gala de toda tu compasión.
- Imagina que estás hablando con un amigo o amiga: intenta salir de ti y reflexiona sobre la situación de una manera obje-

tiva, como si estuvieras hablando con un amigo o amiga que te está confiando un determinado pensamiento. ¿Qué le dirías? Te lo pregunto porque solemos ser más amables con los demás que con nosotros.

- Encuentra un mantra que te funcione: algo así como: «Estoy en paz conmigo. Todos somos humanos y nadie es perfecto. Por lo tanto, no pasa nada». «La comida es mucho más que un conjunto de nutrientes. No solo he disfrutado mucho comiendo esto, sino que además me ha sentado muy bien». «Lo más sano es incluir toda clase de alimentos en la dieta, porque así es cómo se consigue un equilibrio perfecto».

Con un poco de azúcar

El azúcar no es tóxico. No es venenoso. Puedes tomar azúcar y gozar de buena salud. Una cosa no excluye a la otra.

El problema con el azúcar no es consumirlo, es que la mayoría lo hacemos en exceso. La razón de que nos preocupe tanto la ingesta de azúcar es que la mayor parte de los alimentos dulces que contienen azúcares añadidos o azúcares libres no son densos en nutrientes, y es muy probable que no estemos consumiendo la cantidad suficiente de alimentos aptos para los intestinos si estamos consumiendo un exceso de azúcar. Estos alimentos azucarados son, además, una fuente de energía muy accesible, y cuando se consume con regularidad más energía de la que el cuerpo necesita, tanto si procede del azúcar como si no, podemos tener problemas de salud. Por eso se recomienda tomar un máximo de 30 g al día de azúcares libres, lo que equivaldría a unos siete terrones de azúcar. Sin embargo, los británicos consumen en promedio unos 56 g al día; y las británicas, 44 g. Para los hombres eso significa que están consumiendo casi el doble de la cantidad recomendada. Aunque el panorama puede ser descorazonador, eso no significa que no podamos ingerir jamás alimentos azucarados. Quiero recalcar que la cantidad de siete terrones de azúcar nos da un margen de unos 30 g de azúcar, que podemos consumir de forma ocasional.

¿Por qué un poco de azúcar no es tan malo como parece?

- Porque nos aporta energía.
- Porque estamos diseñados para gestionarlo: el cuerpo libera insulina, que nos ayuda a gestionar el aumento del nivel de azúcar en sangre; es decir, que si alguna vez aumenta de forma brusca, piensa que tu cuerpo está preparado para rebajarlo.
- **¡Aporta un sabor delicioso a los alimentos!**

¿Los azúcares añadidos o los azúcares libres afectan al microbioma intestinal? Si consumes una cantidad moderada, la mayor parte de estos azúcares no irá directamente a las bacterias intestinales, porque más del 95 por ciento de los azúcares simples se absorben en el intestino delgado. De todos modos, si tomas una gran cantidad de azúcares añadidos —o de azúcares simples— de forma habitual, la situación podría desbordarse y estos penetrarían entonces en el intestino grueso, donde residen las bacterias intestinales. Su diversidad se reduciría, y el número de bacterias nocivas aumentaría.[1]

LO QUE IMPORTA ES EL ENVOLTORIO

No todos los azúcares son iguales. Hay una gran cantidad de alimentos que contienen azúcar de forma natural, como, por ejemplo, la fruta, la leche y los cereales. Sin embargo, estos azúcares van envueltos en las células de los alimentos, que actúan como obstáculos para el intestino durante la digestión y hacen que el azúcar se libere en el riego sanguíneo más despacio. Asimismo, estos alimentos contienen una amplia variedad de otros nutrientes muy saludables, y también compuestos bioactivos. Sin embargo, a veces los azúcares se liberan de las células que los contienen, y entonces son absorbidos por el organismo con suma rapidez. Estos azúcares se denominan libres. Si consumimos regularmente una gran cantidad de azúcares libres (por encima de nuestras necesidades energéticas), es más probable que tengamos problemas cardiacos y padezcamos ciertas enfermedades. Por eso hay que tener cuidado y no consumir demasiados azúcares añadidos o libres, aunque sí podemos consumir ese azúcar envuelto que se encuentra de manera natural en ciertos alimentos, como la fruta, la leche y los cereales integrales. Los azúcares libres se encuentran en el azúcar blanca, la miel y los jarabes, que en general se añaden a otros alimentos. El jugo de fruta también contiene azúcares libres, porque al exprimir, eliminamos la fibra integrada en las paredes celulares de la fruta. Por eso es recomendable no beber más de 150 ml de jugo de fruta cien por cien natural al día, cantidad que equivaldría a un vaso pequeño o a un poquito más de la mitad de un vaso de tamaño normal. Lo seguiremos contando como una pieza más de las frutas o verduras que debemos tomar al día, porque contiene muchas vitaminas y minerales: se ha demostrado sobradamente que un poco de jugo de fruta cien por cien natural es bueno para la salud;[2] así que no pienses que tienes que abandonar los jugos, si te gustan.

LAS GRANDES MENTIRAS QUE CIRCULAN SOBRE EL AZÚCAR

- **«El azúcar natural es mejor».**
  El aguamiel, la leche de coco, la miel de maple y la de abeja pasan por ser mejores azúcares que la blanca. Sin embargo, son prácticamente equivalentes, y ya se ha comprobado que hay muy pocas diferencias nutricionales entre el azúcar blanca y el resto. Por consiguiente, a pesar de que estos últimos puedan contener más vitaminas y unos cuantos minerales adicionales, no son cantidades significativas para afectar positivamente a nuestra salud.
- **«La fruta es mala para la salud».**
  La fruta contiene azúcar, pero su azúcar se libera más despacio y va acompañado de otros nutrientes y compuestos que

son muy saludables. En realidad, la idea de que no hay que comer fruta es un mito. La fruta es tan importante como la verdura para conservar la diversidad de bacterias intestinales, y para ayudarlas en la producción de ácidos grasos de cadena corta. Disfruta comiendo piezas de fruta enteras, o bien trituradas en licuados de forma que conserven su fibra.

- **«Los edulcorantes provocan cáncer».**
  Los edulcorantes endulzan sin aportar azúcar; es decir, sirven para gestionar tus niveles de azúcar en sangre si eres diabético. Hay un alarmismo excesivo en torno al tema de los edulcorantes, sobre todo a causa de unos estudios que se hicieron con ratones y que los relacionaban con el cáncer y con cambios en el microbioma intestinal. Sin embargo, en las investigaciones con ratones no se suelen usar unas dosis de edulcorante realistas, y, en cambio, los estudios con seres humanos han demostrado que no existe ninguna relación entre los edulcorantes y el cáncer,[3] y que tampoco se observan cambios perjudiciales en el microbioma intestinal ni en la producción de ácidos de cadena corta.[4]

¿De qué alimentos proviene la mayoría de los azúcares libres?
En el Reino Unido, la mayoría de los azúcares libres que consumimos proceden de una serie de alimentos; hablemos de porcentajes:

- El 25 por ciento procede de galletas, panes, pasteles, cereales para el desayuno y alimentos que contienen cereales.
- El 26 por ciento procede del azúcar blanca, los dulces, las mermeladas y las cremas para untar.
- El 15 por ciento procede de los refrescos azucarados.
- El 10 por ciento procede de las bebidas alcohólicas.
- El 6 por ciento procede de los jugos de fruta.

En la página siguiente daremos una lista de los aperitivos y las bebidas más habituales, y su cantidad equivalente en azúcares libres. Aunque a menudo suelen ser las bebidas azucaradas las que hacen que superes el límite establecido de 30 g al día, espero que comprendas que picar de vez en cuando unas galletas o un *croissant* está perfectamente contemplado en toda dieta saludable y equilibrada. No todos los alimentos que consumas deben tener una gran cantidad de nutrientes. Eliminar la ingesta de alimentos azucarados hará que comamos de más, nos sintamos culpables y avergonzados y tengamos un concepto pésimo de nosotros mismos.

Alimento / Bebida	Cantidad	Azúcares libres (g)
Coca-Cola	330 ml	39
Red Bull	250 ml	28
Gatorade Cool Blue	500 ml	20
Helado Magnum	1 helado	20
Lucozade	380 ml	17
Jugo de fruta	150 ml (vaso pequeño)	16
Coctel margarita	150 ml (vaso pequeño)	14
Sidra	330 ml	14
Gin-tonic	250 ml	13
Tónica	250 ml	12
Sprite	330 ml	11
Tableta de chocolate con leche	2-4 onzas (20 g)	11
Helado de vainilla	1 cucharada	10
Yogur de frutas	1 yogur	10
Chocolate amargo con un 70 % de cacao	2-4 onzas (20 g)	6
1 cucharadita de azúcar	5 g	5
1 cucharadita de miel	7 g	5
Digestives	2 galletas	5
Hojuelas de maíz	1 tazón (60 g)	5

Alimento / Bebida	Cantidad	Azúcares libres (g)
Agua vitaminada	500 ml	4
Croissant	1 *croissant*	4
Oreo	1 galleta	4
Pastas de té	2 galletas	3
Salsa de jitomate	1 cucharada	2
Salsa BBQ	1 cucharada	2

¿Es normal querer comer algo dulce después de las comidas?

Es absolutamente normal querer saborear algo que sea un poco dulce después de las comidas. De pequeños, mis hermanos y yo siempre decíamos que nos quedaba sitio para el postre (y estoy segura de que no éramos los únicos), porque, aunque nos sintiéramos llenos, siempre queríamos comer algo dulce para redondear la comida.

Esto se denomina «saciedad sensorial específica», porque cuando terminas de comer, disminuye el placer que te aporta la comida, pero tus papilas gustativas todavía tienen sensibilidad para paladear otros sabores, como, por ejemplo, los dulces. Se cree que la razón estaría en la evolución. Optar por comer algo dulce al final de una comida suponía una gran ventaja para nuestros antepasados, porque era un modo de exprimir un poco más de aporte nutritivo y energético a las comidas, lo que significaba que contarían con más probabilidades de sobrevivir. Querer comer algo dulce tenía mucho sentido entonces, porque el dulzor era la señal que indicaba la presencia de una fuente rápida de energía. Si esta idea te gusta, lee el apartado «Truco n.º 7: Únete al lado oscuro».

CAPÍTULO
18

En sintonía con tu cuerpo

El cerebro confía plenamente en un azúcar llamado glucosa para su aporte de energía. Es un combustible vital que permite que todas las áreas del cerebro lleven a cabo sus funciones. Cuando los niveles de azúcar en sangre disminuyen, eso indica a tu cerebro que necesitas más energía, que tienes hambre, y eso te estimula a comer. ¿Te has dado cuenta de que cuando tienes hambre es como si una brújula te dirigiera hacia donde hay alimentos? En esos momentos sientes la llamada misteriosa de los tentempiés, y se te antoja más una hamburguesa o un menú rápido y sustancioso para llevar que comerte una ensalada. Cuanto más decaen tus niveles de azúcar en sangre, más hambre sientes, y el cerebro empieza a manipular tus decisiones para alcanzar sus
fines, que son obtener un mayor aporte de energía.

LA GLUCOSA

La glucosa es un tipo de azúcar crucial para abastecer a tu cerebro. Es su principal fuente de energía, y te ayuda en la cognición, la concentración y el rendimiento general de la mente. La glucosa se obtiene directamente, o mediante la transformación de otros tipos de azúcares, a partir de alimentos que son ricos en carbohidratos, como los cereales integrales, el pan, la pasta, el arroz, la fruta y la verdura, y los productos lácteos, el azúcar blanca y los alimentos edulcorados con azúcar.

A pesar de que tu cerebro equivale al 2 por ciento de tu peso corporal, piensa que consume el 20 por ciento de tus necesidades energéticas, y que es especialmente sensible a la falta de combustible, sobre todo el córtex prefrontal. Este córtex prefrontal es el director ejecutivo del cerebro (la mente maestra, el responsable último, el planificador estratégico que se encarga de supervisar muchas de las funciones que tienen que ver con tu forma de pensar y actuar, y también con tus emociones).

Imagina el córtex prefrontal como una batería que se recarga con los alimentos que ingieres, pero también con el sueño, el ejercicio y tu capacidad de paliar el estrés. Cuando se agota tu batería, tienes que esforzarte más para concentrarte o tomar buenas decisiones; tu estado de ánimo cae en picada y sientes cansancio e irritabilidad. Y estar de malhumor porque tienes hambre es muy peliagudo. Cuando tienes hambre, todo te molesta más; y eso es porque el córtex prefrontal, que está exhausto, se esfuerza en regular tus emociones. En un experimento, se dio a personas casadas unas muñecas de vudú que representaban a sus cónyuges, y se les dijo que les clavaran unas cuantas agujas cada noche en función de lo furiosas que se hubieran sentido con ellas ese día. ¡Y resultó que quienes tenían unos niveles más bajos de azúcar en sangre clavaron muchas más agujas que los demás![1]

Sentir hambre también puede afectar a tus decisiones alimentarias. Cuando pasas de esa primera sensación de hambre a notar que te estás muriendo de hambre, la actividad de tu cerebro varía, y ese córtex prefrontal que toma decisiones prácticas cede las riendas a otras áreas de tu cerebro, relacionadas con el sistema de recompensa:[2] sientes muchísimas más ganas de comer, y el cerebro te manipula haciéndote sentir que deseas comer cierto tipo de alimentos. El cerebro quiere energía, y la quiere ya. ¿Y qué alimentos son más ricos en energía? Los que tienden a tener altas concentraciones de azúcares o grasas, y además cuentan con una menor densidad nutricional. Resumiendo, los que están más ricos... Y me parece perfecto, si los eliges solo de vez en cuando, pero si los comes cada vez que sientas un hambre voraz, podrías estar alterando el equilibrio de los alimentos que te conviene comer, y hacer que te cueste mucho comer lo que es más conveniente para tus intestinos.

Tus bacterias intestinales están relacionadas estrechamente con tu hambre y con lo que se te antoja comer. Las hormonas generadas en los intestinos le indican a tu cerebro si tienes hambre o no. Cuando las bacterias intestinales se alimentan de fibra, los metabolitos que generan sirven para estimular las hormonas de la saciedad, y conseguir que te sientas lleno o llena. Los ácidos grasos de cadena corta butirato y propionato son los que más estimulan la liberación de GLP-1, la hormona de la saciedad, que ahora se inyecta concentrada para perder peso.

¿HAY DÍAS QUE TIENES MÁS HAMBRE QUE OTROS?

Tus necesidades energéticas no se regulan en un solo día y al día siguiente te despiertas con el cuerpo reseteado. El cuerpo puede corregir sus necesidades energéticas aumentando o disminuyendo las señales de hambre al cabo de dos o tres días de haber comido en exceso o menos de la cuenta.[3]

¿Qué notas cuando sientes hambre? ¿Qué sensaciones físicas tienes?
_____

¿Cuál es tu estado de ánimo? _____

¿Cuáles son tus niveles de energía? _____

¿Sientes que puedes centrarte y concentrarte bien? _____

Escucha las señales de hambre o saciedad

Tus intestinos son los que intentan que escuches las señales de hambre y saciedad, y reacciones ante ellas.

Quizá creas que sabes captar bien esas señales, pero en un mundo que no para de ofrecernos una dieta restrictiva tras otra, la mayoría hemos aprendido, consciente o inconscientemente, a ignorar la sensación de hambre. El caso típico, que yo no dejo nunca de ver, es el de quienes dicen «yo no tengo hambre a la hora de desayunar», ignorando por completo los pertinaces ruidos que les hace el estómago durante toda la mañana, y luego, por la tarde, tienen un bajón. Lo que hay que hacer es todo lo contrario: empezar a comer mucho antes, cuando vemos aparecer las primeras señales de hambre, como notar que tenemos el estómago vacío, y quizá también sus primerísimos borboteos al moverse. El hambre provoca asimismo que nos sintamos vacíos, cansados y malhumorados. Cuando terminamos de comer, en cambio, lo que notamos es satisfacción y saciedad. Usa la escala de notación del hambre y la saciedad de aquí debajo si quieres reconectar mejor con el momento en que deberías empezar a comer y para reconocer cuándo deberías parar.

La escala del hambre y la saciedad

Empieza

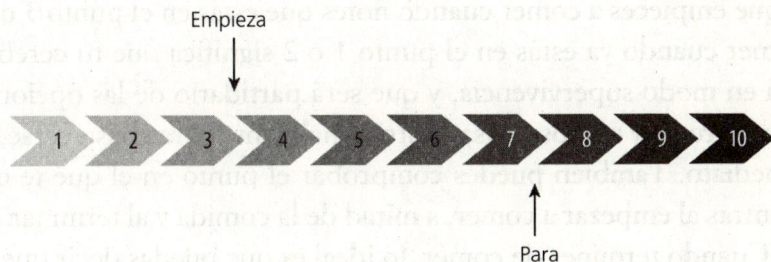

Para

Ilustración 9. Aprende a escuchar a tu estómago.

La escala del hambre y la saciedad

1. Morirse de hambre o tener un hambre feroz: sentir mareo, flojera y temblores.
2. Tener un hambre atroz: el estómago gruñe y duele del hambre. Además, estamos de muy malhumor.
3. Tener hambre: el estómago se empieza a mover y lo notamos vacío.
4. Tener un poco de hambre: pensamos que lo mejor sería comer algo.
5. Punto neutro.
6. Tener una leve sensación de satisfacción, que no es absoluta.
7. Sentir el estómago lleno, y sentir tranquilidad y satisfacción.
8. Sentir el estómago demasiado lleno y un poco de incomodidad.
9. Sentir que nos rebosa el estómago y mucha incomodidad.
10. Sentir malestar físico y que estamos completamente empachados; tener náuseas.

Comprueba varias veces al día qué punto de la escala del hambre y la saciedad describe mejor cómo te sientes. No hace falta determinarlo con exactitud, plantéatelo como quien responde a una pregunta cuya respuesta ofrece distintas opciones y para la que eliges la más relevante para ti en ese momento. A ser posible, lo mejor es que empieces a comer cuando notes que estás en el punto 3 o 4. Comer cuando ya estás en el punto 1 o 2 significa que tu cerebro está en modo supervivencia, y que será partidario de las opciones más sabrosas y menos densas nutricionalmente para abastecerse de inmediato. También puedes comprobar el punto en el que te encuentras al empezar a comer, a mitad de la comida y al terminar.

Cuando termines de comer, lo ideal es que puedas decir que te encuentras en el punto 7, más o menos. Pero, insisto, no es una regla estricta, sino una herramienta para conectar mejor contigo, con cariño y curiosidad, y para entender cómo te sientes.

CAPÍTULO
19

Siéntete con energía, siéntete genial

Tengo un amigo que tiene tanta energía que casi va dando saltos por la vida; y, medio en broma, medio en serio, siempre le decimos que vaya a darse una vuelta para quemar ese exceso. Sin embargo, también debo decir que el suyo es un caso aislado, y que tiene mucha suerte, por cierto. Para el resto de los mortales, que somos todos, en general, sentirnos con energía y vivacidad, que estamos alerta, nos pide un poquito más de esfuerzo.

Las combinaciones de alimentos que consumamos nos ayudarán a tener más energía durante el día. También pueden frenar la velocidad de liberación del azúcar en el riego sanguíneo para que nuestro suministro de energía sea más estable y duradero. Será entonces cuando:

- Te sentirás con más energía.
- Sentirás saciedad durante más tiempo (no te entrará hambre de golpe).
- Te ayudará a centrarte, a pensar mejor las cosas, a solucionar tus problemas y a tomar buenas decisiones.
- Te pondrá de buen humor y gestionarás mejor el estrés.
- Te costará menos elegir los alimentos más adecuados para tu sistema digestivo.

¿Turismo o Fórmula 1?

Algunos alimentos son como coches de Fórmula 1 a la hora de aportar energía. Si los consumes solos, tus niveles de azúcar en sangre aumentan rápidamente y notas un subidón de energía, aunque luego la consumas rápidamente. Son alimentos que contienen una gran cantidad de carbohidratos simples, como, por ejemplo, el azúcar y los carbohidratos refinados. Son fantásticos cuando tienes que correr un maratón y necesitas un subidón rápido para poder seguir el ritmo. En ese caso, sí: te recomiendo que agarres un buen puñado de gomitas. Pero, en tu día a día, estos alimentos no te convienen demasiado. (No es bueno que vayas en Fórmula 1 a hacer las compras al supermercado o a recoger a los niños del colegio). Estos alimentos provocan como una explosión de fuerza en tu cuerpo, por supuesto; pero es una fuerza, o una energía, que se agota enseguida, y luego puedes sentir cansancio y hambre si los has consumido solos, sin ningún acompañamiento.

Alimentos Fórmula 1:

- Dulces y chocolate (blanco y con leche).
- Pan blanco y pasta hecha con harinas refinadas.
- Postres, panes, galletas y pasteles.
- Refrescos edulcorados con azúcar.
- Bebidas energéticas y geles deportivos.

¡Pero tampoco te creas que debes deshacerte de tu Fórmula 1! Puedes cambiarle los neumáticos de carreras y ponerle unos más lentos y fiables. Puedes añadirle también un depósito de gasolina más grande, una cajuela y unos asientos de más en la parte trasera..., ¡y ya está listo para volver a salir a la pista! En otras palabras, no te estoy diciendo que no debas tener un Fórmula 1, sino que combinar estos alimentos con otros que puedan ayudarte a reducir la velocidad de liberación de energía en tu riego sanguíneo es lo que prolongará la sensación de saciedad y el nivel de energía durante más tiempo, y además te hará sentir genial. Ese es el único secreto.

CONSERVA TU ENERGÍA DURANTE MUCHO MÁS TIEMPO

Los alimentos ricos en fibras y proteínas, y los que también son ricos en grasas, disminuyen la velocidad de la liberación del azúcar en el riego sanguíneo para que puedas contar con una buena provisión energética. Actúan como contrapeso en ese Fórmula 1 que tienes para que reduzca su velocidad, y tienden a contener más nutrientes de los que tu cuerpo necesita. Y del mismo modo que ese Fórmula 1 tiene más posibilidades de llamar la atención si lo tuneas de arriba abajo y le añades todas las nuevas prestaciones del mercado, en vez de añadirle solo unos asientos nuevos, es el equilibrio entre todos los alimentos que consumes lo que logra que sientas más saciedad y energía, y que la sensación dure.

- **Tus niveles de energía y saciedad:** si el azúcar que tienes en sangre circula por una montaña rusa, es más que probable que sientas cansancio y aletargamiento. Consumir alimentos que liberen lentamente energía al riego sanguíneo te ayudará a estabilizar tu energía, y la sensación de saciedad durará más.
- **Tu capacidad cerebral:** el rendimiento del cerebro está directamente relacionado con la existencia de unos depósitos sólidos y bien equilibrados de glucosa. Si fluctúa la cantidad de combustible que se libera, como le sucede al motor renqueante de un coche que tiene el depósito casi vacío, tu cerebro se esforzará para rendir al máximo (y te va a costar mucho más concentrarte o resolver problemas).
- **Tu estado de ánimo:** cuando el aminoácido triptófano llega al cerebro, necesita mucha energía para transformarse en sero-

tonina, que es la hormona de la felicidad, y en otros neuro-transmisores. Pero este proceso depende de que la glucosa suministre la energía necesaria. Si ya te has subido a la montaña rusa del azúcar y tus niveles de azúcar en sangre suben y bajan sin parar, es mucho más probable que sientas tristeza o abatimiento.[1]

Puedes reducir la velocidad de la liberación de azúcar en el riego sanguíneo combinando los carbohidratos con proteínas, grasas y una mayor cantidad de fibra. Pero, insisto, mis palabras son solo una guía orientativa a la que puedes recurrir siempre que quieras (en el fondo, se trata de mantener un buen equilibrio).

LOS CARBOHIDRATOS

Hay carbohidratos simples, como, por ejemplo, los que se encuentran en el azúcar, las galletas, los pasteles, los *hot cakes* y los panes, el pan blanco y la pasta de harina refinada; y luego tenemos los carbohidratos complejos, que liberan su energía más despacio. La fibra es un tipo de carbohidrato que se localiza en su mayor parte en las paredes celulares de los alimentos vegetales, como, por ejemplo, verdura, fruta, legumbres y plantas leguminosas, frutos secos y semillas, y cereales integrales. Cuanta más fibra tenga un carbohidrato, más complejo será (ve a la página 257 y consulta la proporción fibra/carbohidratos).

... AÑADE FIBRA

Junto con las proteínas y las grasas, puedes añadir una cantidad extra de fibra a los alimentos que van en Fórmula 1 (como, por ejemplo, unas verduritas o alguna pieza de fruta) y, si quieres, también puedes sustituirlos por alternativas que sean integrales y ricas en fibra, como, por ejemplo, el pan de centeno, la pasta integral o el arroz integral. La fibra sirve para que la liberación de azúcar en el riego sanguíneo sea más lenta, y te ayuda a sentir más saciedad porque añade más grosor y volumen a la comida que circula por tu vientre. No olvides que las bacterias intestinales también hacen que sientas más saciedad. Cuando estas bacterias se alimentan de fibra, generan unos ácidos grasos de cadena corta que te ayudan a regular las conversaciones entre las hormonas del hambre y la saciedad y tu cerebro.

... AÑADE PROTEÍNA

No solo se consideran **alimentos proteicos** la carne, el pescado y los huevos; las leguminosas, las legumbres, los frutos secos y las semillas también son una buena fuente de proteínas.

La proteína es el nutriente más saciante: añadir un alimento rico en proteínas puede lograr que la absorción del azúcar en el riego sanguíneo transcurra más despacio, y es capaz de activar la liberación de las hormonas de la saciedad de los intestinos que le dirán a tu cerebro que ya no necesitas comer más.[2] Las bacterias intestinales pueden romper algunos aminoácidos y generar metabolitos que también pueden afectar a la liberación de estas hormonas de la saciedad. Comer proteína es vital para conservar y ejercitar la musculatura, y para favorecer el sistema inmunitario, que es fundamental para envejecer bien y tener una vida muy larga.

¿CUÁNTA PROTEÍNA NECESITAS AL DÍA?

La mayoría de los adultos necesita al menos 0.8 g de proteínas por kilo de peso corporal al día.[3] Si haces ejercicios de resistencia para ejercitar la musculatura, necesitarás más proteínas; y se ha calculado que si tomas entre 1.2 y 1.6 g más de proteína por kilo de peso corporal al día puedes maximizar los resultados.

Por ejemplo, si pesas 72 kilos, tendrías que consumir 72 × 0.8 = 58 g de proteínas al día. Intenta consumir entre 20 y 30 g de proteínas en cada comida.

Una buena regla por la que regirte es llenar una cuarta parte del plato con alimentos ricos en proteínas, o tomar unos 20-30 g de proteínas en cada comida principal para sentir más saciedad y tener más energía a lo largo del día. Si tomas proteínas de origen vegetal, tendrás que llenar más el plato, porque la proteína vegetal tiende a tener un poco menos de proteína que la de origen animal.

Por cada…	Proteínas (g)	20-30 g de proteína equivale a consumir…	Proteínas (g)
1 bistec de ternera	31	1 bistec de ternera	31
1 pechuga de pollo	31	1 pechuga de pollo	31
1 lomo de salmón	31	1 lomo de salmón	31
1 lomo de bacalao	21	1 lomo de bacalao	21
¼ de bloque de tofu	18	1/3 de bloque de tofu	24
½ lata de atún	16	¾ de lata de atún	24
2 rebanadas de tocino	12	4 rebanadas de tocino	24
½ lata de alubias	11	1 lata de alubias	22
½ lata de frijoles pintos	10	1 lata de frijoles pintos	20
1 vaso de leche	9	2 vasos y ½ de leche	22
1 taza de quinoa (cocinada)	9	2 tazas y ½ de quinoa (cocinada)	22

Por cada...	Proteínas (g)	20-30 g de proteína equivale a consumir...	Proteínas (g)
½ frasco de garbanzos	9	1 frasco y ½ de garbanzos	27
1 salchicha de cerdo	8	3 salchichas de cerdo	24
½ lata de lentejas	8	2 latas de lentejas	32
3 cucharadas de yogur griego	8	8 cucharadas de yogur griego	21
1 huevo	7	3 huevos	21
1 salchicha vegetariana	7	3 salchichas vegetarianas	21
1 vaso de leche de soya	6	3 vasos y ½ de leche de soya	21
1 cucharada de requesón	4	6 cucharadas de requesón	24

... AÑADE GRASAS

GRASAS SALUDABLES FRENTE A GRASAS POCO SALUDABLES

Las grasas más saludables se encuentran en alimentos como, por ejemplo, el aguacate, el aceite de oliva extra virgen, el pescado azul, los frutos secos y las semillas. Son las grasas que tienen un efecto positivo en tu salud.

Muchos productos de origen animal, por ejemplo, el tocino, la carne roja, los embutidos y la mantequilla, pueden tener un elevado contenido de un tipo de grasas especialmente poco recomendables denominadas saturadas, y que, si se toman con regularidad, y en gran cantidad, no son nada convenientes para tus arterias ni para tus vasos sanguíneos, y aún menos para tu corazón y tu cerebro (porque están recubiertos de una red de vasos sanguíneos).

Las grasas, por lo demás, contribuyen a reducir la velocidad a la que se absorbe el azúcar en el riego sanguíneo. Pero también hacen muchas cosas más. Si quieres sacar el máximo partido a tus raciones de fruta y verdura, cómelas con algo de grasa (aunque sea una mínima cantidad, te ayudará a absorber más nutrientes, dado que muchas moléculas bioactivas y muchas vitaminas son solubles en grasa).[4] Asimismo, las grasas tienden a vehicular muy bien las moléculas del sabor, generan una buena sensación en boca y la comida nos sabe mejor.

LA FÓRMULA QUE TE DARÁ UNA GRAN ENERGÍA

Si quieres una comida satisfactoria que te sacie y llene de energía durante mucho tiempo, procura que en tu plato haya carbohidratos, fibra, proteína y grasas. Todo eso contribuirá a que tu comida libere lentamente la energía que pueda aportarte. Algunos alimentos tienen un contenido elevado de distintos nutrientes. Por ejemplo, las legumbres y las leguminosas tienen un alto contenido en proteínas y fibras; los frutos secos aportan muchas grasas y mucha fibra (además de proteína), y el pescado azul contiene una gran cantidad de proteínas y grasas. Pero no creas que a partir de ahora vas a tener que estar combinando todos y cada uno de estos elementos: haz lo que más te convenga en función de la comida o del tentempié que vayas a comer.

Carbohidratos	Alimentos con fibra	Alimentos con proteína	Alimentos ricos en grasas saludables
Cereales integrales Los Fórmula 1 Papas	Verduras Ensaladas verdes Fruta Legumbres Leguminosas Kimchi Frutos secos y semillas	Atún en lata Salmón Pescado blanco Pollo Pavo Legumbres Chícharos Humus Tofu Marisco Tempeh Requesón Huevos Yogur griego Frutos secos y semillas Cremas de frutos secos Carne, pescado y productos lácteos	Aguacate Aceite de oliva extra virgen Aceite de ajonjolí Queso Frutos secos y semillas Requesón Yogur griego Cremas de frutos secos Aceitunas Pescado azul

EJEMPLOS DE COMIDAS CON UN ALTO CONTENIDO ENERGÉTICO

Ensalada mixta, chícharos y atún en lata, aderezado con salsa de yogur y tajín.

Pan de centeno, aguacate, jitomate y huevo.

Pasta, pollo, tocino, aceitunas, jitomate y ensalada.

EJEMPLOS DE TENTEMPIÉS CON UN ALTO CONTENIDO ENERGÉTICO

Galletas finas y crujientes de avena, requesón y kimchi.

Plátano untado con crema de frutos secos.

Chocolate amargo, ciruelas y almendras.

Humus con pan de pita integral.

Frutos secos, manzana y queso.

Atún en lata, aguacate y pan de centeno.

Yogur griego, pera, miel y tomillo.

LOS FÓRMULA 1 BIEN EQUILIBRADOS

Pastel de chocolate, frutos rojos y yogur griego.

Dulces, frutos secos y manzana.

Pan blanco, huevos escalfados, espinacas y aguacate.

20

Inteligentemente sabroso

En este caso, sí podemos decir que hay una regla que debe cumplirse a rajatabla. Los alimentos tienen que ser sabrosos. Para la mayoría, el sabor es el factor decisivo en el momento de elegir qué van a comer, la cantidad y la probabilidad de que vuelvan a consumir ese mismo alimento. Y no creo que eso deba cambiar. Al contrario, en lugar de oponernos, usémoslo en nuestro favor para comer más alimentos saludables para nuestro sistema digestivo.

Bye, bye a las ensaladas tristes y anodinas.

Au revoir a las galletas secas de arroz untadas con una pizquita de crema de cacahuate.

Ciao a las sopas aguadas y a las ramitas de apio.

¡Bienvenido todo lo demás!

PARA QUE LOS ALIMENTOS SALUDABLES SEAN SABROSOS

Hay dos cosas con las que lograremos que los alimentos estén más ricos: mejorando el sabor y la textura. Pensemos en por qué se nos hace la boca agua cuando saboreamos una hamburguesa: captamos el umami y las grasas de la carne; el dulzor del pan y la cebolla frita; la acidez del jitomate; la textura crujiente de las hojas de lechuga y el salado del aderezo.

- **El umami:** es un sabor muy rico que da profundidad y complejidad al alimento. Se encuentra en los jitomates, el queso, la carne, la salsa de soya y las setas.
- **El dulzor:** está presente en la fruta fresca o deshidratada, el pan tostado, los camotes, el yogur griego, la miel, en la más mínima expresión de azúcar blanca y en algunos otros alimentos.
- **El salado:** se consigue aderezando un plato con sal o añadiendo alimentos salados, como el queso feta, las anchoas y los frutos secos salados.
- **Las grasas:** aportan un toque cremoso en boca y son un fantástico potenciador del sabor. Añade a tus platos aguacate, aceite de oliva extra virgen, pescado azul —como salmón, trucha o caballa—, frutos secos, semillas o productos lácteos fermentados.
- **La acidez:** la acidez equilibra muy bien la grasa. La obtenemos del jugo de limón, de lima y de naranja, además de estar presente en todos los vinagres, el kéfir y en alimentos fermentados como el kimchi y el chucrut.

Todos estos ingredientes logran que los platos salgan deliciosos, nos satisfagan y los disfrutemos más. Cuando un chef crea un plato, siempre tiene presentes los principios del sabor. Un tazón con unas cuantas hojas de lechuga y alguna que otra rodaja solitaria de jitomate no inspira demasiado a nuestras papilas gustativas. Hay que añadirle un poco de pollo a la plancha, unos panes tostados, queso feta, unas semillas tostadas de calabaza y un poquito de brócoli; y si además lo aderezamos todo con una salsa verde de kéfir, el plato ya nos resulta más atractivo, ¿verdad? Pues sí, y no solo es más atractivo para ti, sino que también lo es para tus bacterias intestinales. Cuanta más variedad de sabores experimenten tus papilas gustativas, más variedad de alimentos saludables para tu microbioma intestinal.

LA BASE PARA UN MAGNÍFICO ADEREZO PARA TUS ENSALADAS

Recuerda la proporción que voy a darte, porque es el secreto de todo buen aderezo: añade un tercio de un ingrediente ácido a dos tercios de otro que sea graso, y luego incorpora media cucharadita, o una entera, de algo dulce, una pizca de sal y algún que otro sabor complementario que te guste.

Acidez:
Jugo de limón.
Jugo de lima.
Vinagre de vino blanco, de vino tinto o de jerez.
Vinagre de manzana.
Vinagre balsámico.

Grasas:
Aceite de oliva extra virgen.
Aceite de canola mezclado con una pizca de aceite de ajonjolí.
Cualquier aceite que a temperatura ambiente sea líquido.

Dulzor:
Azúcar.
Miel.
Miel de maple.

Salado:
Aderezos que lleven sal (y pimienta).

Extras:
La mostaza añade mucho sabor y, además, contribuye a emulsionar las mezclas para que no se corten. También puedes añadir ajo picado,

hierbas y especias para dar más sabor a tus platos. Si deseas aderezos cremosos, añade kéfir o yogur, o bien mézclalo todo con un poco de aguacate.

Disfruta de los alimentos que más convienen a tus intestinos

- **Equilibrando el sabor de dulce, salado, graso, ácido y umami.**
- **Aderezando bien tu plato:** adereza bien tu ensalada o añádele una salsa.
- **Mezclando distintas texturas:** no en vano decimos que en la variedad está el gusto. La mezcla de ingredientes vegetales sabe mejor, porque disfrutar de una amplia variedad de sabores resulta más atractivo para nuestras papilas gustativas.
- **Añadiendo hierbas y especias:** no solo tienen un altísimo componente nutricional, sino que son fantásticas para incorporar más sabores a tus platos.
- **¿Estás preparando una ensalada?** Córtala muy fina: la diferencia es enorme. Cortando todos los ingredientes finitos conseguirás que cada bocado tenga una deliciosa variedad de sabores, y dejarás de llevarte a la boca una triste hoja bien enterita de lechuga.

PRUEBA ALGUNO DE ESTOS POTENCIADORES DE SABOR

- Queso
- Aguacate
- Aderezo para ensaladas
- Hierbas
- Jugo de limón

- Aceite de oliva extra virgen
- Frutos secos tostados
- Coctel de semillas
- Pasta de harissa
- Ajo asado
- Pan tostado
- Mezcla de especias
- Pesto
- Mostaza
- Mayonesa
- Concentrado de granada
- Alcaparras
- Aceitunas
- Yogur griego
- Salsa de soya
- *Chutneys*
- Encurtidos
- Salsa tajín
- Anchoas

CAPÍTULO
21

El triunfo de los pequeños cambios

Hay una fórmula que te garantiza el éxito en cualquier cambio que quieras hacer, y además puedes ir actualizándola con el tiempo. ¡Basta ya de querer hacerlo todo al mismo tiempo! Basta de forzarte a hacer las cosas. Son los pequeños cambios, y me refiero a cambios insignificantes y fáciles, con los que te diviertes, los que se consigue incorporar a la rutina y sostener en el tiempo.

UNAS REGLAS DE ORO DE LA COMIDA QUE SON MUY FÁCILES DE OBSERVAR:

- Disfrútalos.
- Procura introducir cambios sencillos.
- Mantén la calma y persiste.

Sigue firmemente los tres puntos anteriores y lograrás que los cambios funcionen.

Tenemos el poder de reestructurar el cerebro y abrir nuevas rutas neuronales mediante la repetición de ciertos actos, hasta que hacer determinada cosa nos resulta fácil y natural.

Disfrútalos

Si incorporas un nuevo hábito, procura que te guste, porque así hay más posibilidades de que te adhieras a él. Si no te gusta el kimchi, no lo comas; prueba con el kéfir. Si odias ir al gimnasio, ¿qué tal unas clases de yoga o de danza? Los hábitos que parecen un castigo no solo sientan mal, sino que además son muy difíciles de seguir. Procura que sean fáciles para ti… y divertidos. ¡Date la enhorabuena! Date unas palmaditas en el hombro para decirte lo increíble que eres. Has llegado hasta aquí, y lo estás haciendo genial. ¡Felicítate! Creer en ti da mucha fuerza; y cuando crees que puedes cambiar las cosas, mejora tu salud mental,[1] y entonces es más fácil alcanzar lo que te has propuesto.

Intenta hacer pequeños cambios, pero póntela fácil

Cualquier cambio que te propongas debe ser factible, incluso cuando sientas cansancio, agotamiento y (seamos sinceros) tu fuente de motivación se haya secado y convertido en un hilito que fluye muy lentamente. Vamos mal cuando, de entrada, nos proponemos un objetivo que es difícil de alcanzar, aunque al principio estemos motivadísimos. Es precisamente lo que sucede con los propósitos de Año Nuevo: abrazamos la idea de que es posible empezar de cero, nos entra la inspiración y esbozamos unos magníficos proyectos vitales para cambiar radicalmente, de arriba abajo, y sentirnos personas completamente distintas. Sin embargo, lo que sucede en realidad es que, por naturaleza, la motivación va disminuyendo con el tiempo; y cuanto más difícil sea el hábito que te hayas propuesto, más difícil te resultará seguir con él, y terminarás por abandonarlo.

El catedrático B. J. Fogg, de la Universidad de Stanford, recurre a un ejemplo magnífico para decirnos que, paso a paso, es cómo se forjan los hábitos. Si quieres usar hilo dental para tu higiene bucal,

EL TRIUNFO DE LOS PEQUEÑOS CAMBIOS

empieza por pasarte el hilo por un solo diente. Sí, lo leíste bien: un solo diente. Y ya está. Seguro que piensas que lo que acabamos de decir es una tontería... Pero cuando intentas cambiar algo, lo primero que debes hacer es convertir en hábito esa primera acción, porque es precisamente ese primer movimiento lo que impulsará el cambio. Lo que más cuesta es consolidar los hábitos. Una vez lo hayas conseguido, pasarte el hilo dental por los demás dientes será el camino más natural. Pero, para empezar, piensa en algo tan sencillo y fácil que hasta los días en los que seas incapaz de funcionar, o no tengas tiempo porque tienes otras muchísimas cosas que hacer, sea factible, por ejemplo, pasarte el hilo dental por un solo diente. Hasta los cambios más insignificantes pueden acabar teniendo una gran influencia con el paso del tiempo. Y me refiero a cosas tan sencillas como espolvorear una mezcla de frutos secos, semillas y salvado en el desayuno todas las mañanas, o meter una pieza de fruta en la bolsa antes de salir a trabajar.

Pequeños pasos sencillos y constantes

Habrá días que se te antojará dar unos cuantos pasos de más...

A medida que vayas forjando el hábito, esos pequeños pasos sencillos irán calando.

Y siempre puedes recuperar la base, porque se habrá convertido en un nuevo hábito positivo, y no cuesta tanto.

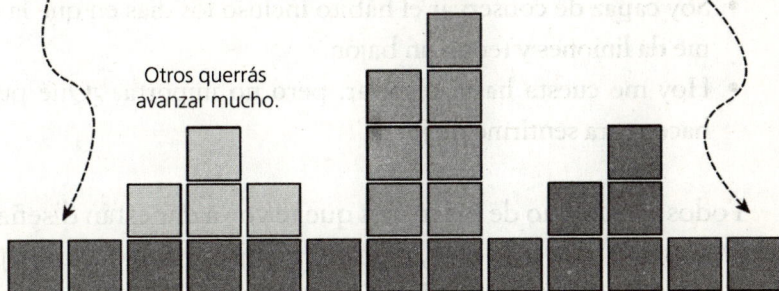

Otros querrás avanzar mucho.

Ilustración 10. Empieza con un cambio pequeño.

Baja el listón de lo que consideras aceptable. Este debería estar tan bajo de modo que, el día que te sientas de bajón, seas capaz de pensar que sí, que efectivamente puedes seguir haciendo esa actividad. Ya tendrás tiempo de ir subiendo el listón.

MANTÉN LA CALMA Y SIGUE ADELANTE

Empieza con un cambio pequeño y luego avanza despacio hacia la meta: tendrás la oportunidad de ser flexible día a día como más te convenga. En los momentos de la vida en los que sientas que estás en la cima del mundo, lo ideal es redoblar esfuerzos con el propósito de alcanzar tu objetivo final. Ahora bien, si la semana siguiente te dan una mala noticia, te agobia el trabajo y tienes un millón de compromisos (¡sorpresa, sorpresa!), entonces te diré que sí, que retomes las primeras fases de tu hábito. Si eres flexible, te resultará más fácil conservarlo.

Los trucos que incluyo en este libro pretenden ser prácticos; y también quiero que sean fáciles para ti. Quiero que cuando los veas, te digas:

- ¡Muy bien, puedo hacerlo!
- Sí, puedo empezar poco a poco: ya iré por más.
- Soy capaz de conservar el hábito incluso los días en que la vida me da limones y tengo un bajón.
- Hoy me cuesta hasta respirar, pero no importa. ¿Qué puedo hacer para sentirme mejor?

Todos y cada uno de los trucos que te voy a dar están diseñados para hacerte la vida más fácil, para vivir mejor; y son directos, para que te sientas como nunca. Te enseñan a potenciar tu sistema digestivo, a proteger tu microbioma intestinal y tu cerebro para tener más energía, estar de buen humor y convertir el aletargamiento en entusiasmo. Confío plenamente en que sabrás incorporar estos cambios flexibles que te permiten funcionar en la vida; sobre todo ahora que el perfeccionismo y las normas estrictas se están yendo por el desagüe.

QUINTA PARTE

El método del intestino genial

LOS 10 TRUCOS DEL EJE INTESTINO-CEREBRO PARA POTENCIAR AL MÁXIMO TU SEGUNDO CEREBRO

Truco n.º 1: Llena de vegetales la mitad del plato
Truco n.º 2: Come de cinco colores
Truco n.º 3: La Buena Vida Con Sabor, Felicidad y Salud
Truco n.º 4: Come fermentados a diario
Truco n.º 5: Cena temprano
Truco n.º 6: Come pescado azul dos veces por semana
Truco n.º 7: Únete al lado oscuro
Truco n.º 8: Potencia tu desayuno con proteínas y fibra
Truco n.º 9: Cerebro en calma, estómago en calma
Truco n.º 10: ¡Bebe!

TRUCO N.° 1: LLENA DE VEGETALES LA MITAD DEL PLATO

La mayoría de las personas tenemos que comer más vegetales. Ahora bien, ¿sabes qué cantidad necesitas para tener buena salud? Hablando claro: si vaciara toda la comida que tienes ahora mismo en el refrigerador, la pusiera frente a ti sobre una mesa y te dijera que organizáramos varios menús, ¿de cuántos productos vegetales estaríamos hablando? (Existe un metaanálisis de la Universidad Imperial de Londres en el que se calculó que, con 800 g de fruta y vegetales al día, se podrían prevenir 7 800 000 muertes prematuras en todo el mundo).[1]

Ahora mismo no quiero hablar de cantidades, raciones ni gramos. No solemos tener ni el tiempo ni la energía para pesar o medir todo lo que comemos, aunque queramos. No te compliques la vida. El paso que vamos a dar no tiene nada de especial ni de místico; y si lo que estás buscando es biohackear tu metabolismo con frutos rojos aztecas raros, te advierto que no lo vas a encontrar en este libro. Lo que sí te puedo garantizar, y te lo digo con toda la confianza del mundo, es que solo con este cambio estarás influyendo drásticamente en tus bacterias intestinales y en la salud de tu aparato digestivo. Llena de vegetales la mitad del plato. No tienes que ponerte a cocinar cosas nuevas, si no quieres, claro está; y tampoco tienes que estrujarte los sesos pensando en qué comidas preparar. Es mucho más sencillo: añade más cantidad de verduras; llena la mitad del plato de vegetales, o bien suma a tu ración habitual algún otro alimento de origen vegetal. ¡Y ya está! Calcula la cantidad que necesitas a ojo de buen cubero y… ¡objetivo conseguido!

Llenar la mitad del plato de vegetales es como vestirte por las mañanas para afrontar el día. La fruta y los vegetales son la ropa de diario (da igual si hablamos de ese pants tan gastado que tienes o de un conjunto elegante para salir a cenar). Los trucos nutricionales superexquisitos (los que no son rumores) son complementos, como un cinturón o un sombrero. Y, por muy elegantes que sean esos complementos, no puedes salir de casa sin ponerte, al menos, algo de ropa interior. Porque los accesorios solo son eso: complementos para embellecer, pero no son esenciales. Primero vístete, y luego ya añadirás lo que haga falta.

Comer más vegetales no tiene por qué ser ningún esfuerzo. Los vegetales son fantásticos, y deliciosos, y tienen alma de protagonistas. No se trata de ignorar a tus papilas gustativas y pasarte la vida comiendo cosas tristes. Al contrario, lo que vamos a hacer es organizarles una fiesta. Siempre me ha dejado atónita esa idea de que la carne tiene que ser la estrella de la función en todas las comidas. Si tuviera que dar un Oscar a algún plato, yo se lo daría a la col asada untada generosamente con salsa tajín, a los ejotes hervidos al dente y espolvoreados con polvo de ajo y avellanas, y a las zanahorias especiadas y asadas con miel. Los vegetales son radiantes, coloridos, y muy ricos en sabores y texturas. Las posibilidades que te ofrecen son inacabables.

Si quieres, incluye alguna que otra fruta, porque la fruta también es beneficiosa para la salud. La mitad de lo que desayunes podría ser fruta, o también puedes añadirla a la comida o la cena: aporta un equilibrio perfecto combinada con un queso salado o unos frutos secos en las ensaladas, por ejemplo. O si prefieres separarla del resto de los vegetales, resérvate un tazón de fruta troceada de postre.

¿POR QUÉ TENEMOS QUE LLENAR LA MITAD DEL PLATO CON
VEGETALES (O FRUTA)?

Por el bien de tus bacterias intestinales
La relación que tenemos con nuestras bacterias intestinales se parece a la de una pareja, y yo aquí interpreto el papel de terapeuta familiar. A veces, basta que otra persona te diga qué es lo que está pasando para que veas al elefante instalado en la habitación, aunque ya lo
intuyeras previamente. La fruta y los vegetales son doblemente recomendables porque tienen tanto fibra como polifenoles, que son un
grupo de antioxidantes que actúan como combustible de cohete
para las bacterias intestinales (ya te iré contando más cosas sobre
ellos). Son como centrales energéticas de nutrientes, y rebosan vitaminas, minerales y otros productos bioquímicos de origen vegetal,
que son vitales tanto para los intestinos como para el cerebro. Es
más: las bacterias que se encuentran en estado natural en frutas y
vegetales se abren paso hasta los intestinos y contribuyen a proporcionarte una mayor diversidad de bacterias intestinales[2] (¿sabías que
una sola manzana contiene cien millones de microbios?).[3]

Para sentirte como nunca
Las frutas y los vegetales también aportan felicidad. Se estudió a un
grupo de personas que incrementó la cantidad de fruta y vegetales
que consumían y se halló que no solo eran más felices que las del
grupo que no había cambiado su dieta, sino que además estaban
más alegres que antes de iniciar el estudio; y eso que solo habían
transcurrido ocho semanas.[4] Los psicólogos pueden predecir si una
persona estará feliz basándose solo en la cantidad de fruta y vegetales que haya consumido el día anterior.[5]

Para impulsar la capacidad cerebral
Comer más fruta y vegetales promueve el óptimo rendimiento cerebral, porque muchos de los compuestos nutritivos y bioactivos que

contienen son determinantes para la salud del cerebro. Tampoco hay que pasar de cero a cien; solo por el hecho de empezar, aunque sea poco a poco, ya notaremos resultados fantásticos. Un par de raciones al día de vegetales, como mínimo (que tampoco es tanto), se relaciona con tener una edad cognitiva equivalente a unos cinco años menos de nuestra edad biológica a medida que envejecemos.[6] La constancia también es importante. Quienes comen vegetales a diario tienen un 56 por ciento menos de probabilidades de tener problemas cognitivos en las etapas avanzadas de su vida que quienes nunca, o raramente, las consumen.[7]

¿FRESCOS O CONGELADOS?

El pasillo de los congelados es tu arma secreta para esos días en los que el refrigerador está vacío y no tienes ni el tiempo ni la energía para ir a comprar. Hay muchos tipos distintos de vegetales y frutas congeladas que puedes adquirir; rebusca por el pasillo de los congelados la próxima vez que vayas al súper y fíjate en qué te ofrecen. En general, la fruta y los vegetales se suelen congelar inmediatamente después de su recolección; por eso conservan bien todos sus nutrientes (y por eso también son una opción tan nutritiva como la de los alimentos frescos, y aún más barata, si cabe).

¿TE CONVIENEN MÁS LOS ALIMENTOS ORGÁNICOS?

Optar por alimentos orgánicos es una decisión personal, sobre todo teniendo en cuenta que suelen ser más caros. A pesar de que algunos estudios indican que contienen algunos nutrientes más, no está claro que la diferencia sea lo bastante significativa para repercutir en tu salud.[8] La mayoría de los pesticidas que se usan en los productos no orgánicos están regulados, y se encuentran en cantidades tan minúsculas que es muy poco probable que sean nocivas para los humanos. Sin embargo, en la actualidad hay muchos estudios en curso sobre la influencia de los pesticidas en el microbioma intestinal, y se ha descubierto que algunos podrían ser dañinos para las bacterias intestinales de los ratones,[9] aunque desconocemos si afectarían a los humanos. Los pesticidas ni eliminan ni limitan las inmensas ventajas que aportan las frutas y los vegetales no orgánicos. En última instancia, elegir entre alimentos orgánicos o no orgánicos depende de ti y tus circunstancias, porque unos no son necesariamente mejores que los otros (sobre todo cuando al comprar únicamente alimentos orgánicos, lo que hacemos en realidad es limitar la variedad de fruta y verdura que consumimos, debido a su costo).

Llena de vegetales la mitad del plato...

- Aumentando la ración de vegetales que sueles consumir. Un magnífico punto de partida para que te sea más fácil comer más vegetales es incrementar la ración de tu plato. Si vas mal de tiempo, también puedes asar varias verduras al horno una vez por semana, y así dispondrás de un mayor surtido para tus platos (que luego podrás añadir a las ensaladas y a los curris, o procesar para hacer una pasta).
- **Sumando vegetales distintos a los que ya sueles consumir.** Llevamos demasiado tiempo maltratando a los vegetales, que no tienen por qué ser sosos y aburridos. Practicar la creatividad y consumir una amplia variedad de vegetales no solo será muy interesante para nuestras papilas gustativas, sino que además aportará una mayor variedad de fibra y polifenoles a las bacterias intestinales. Asa tus vegetales con especias, trocéalos de forma irregular o en tiras para combinarlos en ensalada; añade luego una cucharada de ricota por encima o espolvoréalos con nueces. Las posibilidades son infinitas.

Añadiendo más vegetales a estofados y salsas. Recuerda que puedes añadir más vegetales a tus platos; y que no solo funcionan de acompañamiento. Cuando prepares un sofrito de cebolla y ajo, ¿por qué no añades también zanahoria y apio? Podrías quitar la mitad de la carne que usas para preparar una boloñesa y sustituirla por lentejas, o usar más a menudo alimentos de origen vegetal como setas, jitomates y espinacas para preparar estofados y salsas.

- **Empezando con vegetales, por ejemplo, ensalada, palitos de verduras con humus o sopa.** Si dejas tu ración de vegetales para el segundo plato y te cuesta terminarlos, quizá sea esa la solución. Unos investigadores descubrieron que cuando el primer plato era vegetal, los participantes del estudio comían casi una cuarta parte más de productos vegetales que si los usaban como acompañamiento del segundo plato.[10]

- **Aplastando las verduras, o pasándolas por el procesador de alimentos.** Hay muchos vegetales que quedan muy bien aplastadas o en forma de puré, como, por ejemplo, la coliflor, las alubias, las zanahorias y los camotes.

- **Teniendo a mano untables vegetales.** Yo siempre tengo en el refrigerador un poco de humus y guacamole comprado en la tienda, porque no solo pueden ser una ración más de vegetales, sino que también funcionan como condimento para muchos platos.

- **Haciendo acopio de vegetales de larga duración.** Saltea verduras congeladas o añádelas a sopas, estofados y salsas para condimentar la pasta. El betabel envasado al vacío también es muy útil de tener en el refrigerador, porque dura mucho, no hay que cocinarlo y se puede comer caliente o frío. Los tubérculos, las coles y las calabazas tienen una vida más larga que el resto de las verduras.

- **No tires las sobras.** Al cocinar, haz una ración de más. La podrás integrar en cualquier otro plato, o bien añadirla como guarnición a tu siguiente comida.

¿LAS PAPAS CUENTAN COMO VEGETALES?

La papa blanca, el ñame, el plátano macho y la yuca son vegetales, pero tienden a excluirse de las guías que recomiendan que comamos más verdura, o casi no aparecen en ellas. El motivo es que no son tan densas en nutrientes, y se suelen asociar a otros alimentos ricos en almidón, como los cereales. De todos modos, siguen aportando nutrientes muy valiosos a nuestra dieta y, aunque técnicamente no cuentan para nuestra ingesta de vegetales, no deberíamos rechazarlas de plano. Tengo la impresión de que las papas llevan tiempo siendo vilipendiadas injustamente, y también que generan opiniones muy opuestas (una vez conocí a una persona que insistía tanto en la malignidad de la papa para nuestra salud que, ante la mínima mención de que pudiera tener alguna virtud, invocaba una supuesta conspiración que había bautizado como «papagate»).

En defensa de las papas:

- Contribuyen a la saciedad: entre un centenar de alimentos, las papas hervidas puntúan como el más saciante,[11] y eso significa que ayudan a que quienes las coman se sientan llenos y satisfechos durante un periodo más largo de tiempo. Por desgracia, no podemos decir lo mismo del puré de papas o las papas fritas, por mucho que nos gusten.
- **Cocinadas con cáscara tienen un aporte mayor de fibra:** aunque las papas no son muy altas en fibra, comemos tantas que pueden contribuir a aumentar nuestra ingesta diaria de fibra (sobre todo si las comemos con cáscara) a casi el doble.

Lo mismo aplica a otros vegetales, como el camote, la zanahoria y la chirivía, así como a ciertas frutas, como el kiwi.

- **Recalentadas, benefician a las bacterias intestinales:** las papas tienen un alto contenido en almidón resistente, que les encanta a tus bacterias intestinales. Pero si las enfriamos una vez cocinadas, ese contenido se triplica, lo que hace que las sobras no solo dejen de ser un problema, sino que posiblemente las hace mejores para tus bacterias intestinales.[12]

PONLO EN PRÁCTICA…

Lo que voy a hacer es…

_____

_____

Por ejemplo:

- Cocinar raciones dobles de vegetales para que sobren y me alcancen para la siguiente comida.
- Empezar con una ensalada un par de veces por semana: los miércoles y los viernes por la noche.
- Llenar el congelador de chícharos y espinacas congelados.

Para poder…

_____

[Consejo del método del intestino genial que quieres aplicar].
Por ejemplo: Llenar de vegetales la mitad del plato.
Y así…

_____

[Tu motivación para aplicar el método del intestino genial].
Por ejemplo: ¡Me sentiré como nunca!

Vᴀᴍᴏs ᴀ ᴅɪɢᴇʀɪʀ ᴛᴏᴅᴏ ᴇsᴛᴏ

- Comer muchos vegetales es importante tanto para tus bacterias intestinales como para tu bienestar emocional.
- Reserva la mitad del plato para los vegetales (o la fruta), tanto en el desayuno como en la comida y la cena.
- Puedes incrementar tu ingesta habitual de vegetales o sumar otros que no sean los que sueles comer.
- Empezar con vegetales puede ayudarte a consumir un 25 por ciento más de productos vegetales que si solo los usas de acompañamiento del segundo plato.
- No quites la cáscara a los tubérculos ni a determinadas frutas, como los kiwis, para incrementar el aporte de fibra.

TRUCO N.º 2: COME DE CINCO COLORES

Dicen que en la variedad está el gusto… sobre todo para tu microbioma intestinal. Contar con distintos tipos de bacterias intestinales (un microbioma intestinal más variado) se ha relacionado con gozar de una buena salud y, para los poseedores de determinados tipos de bacterias intestinales, con un bienestar emocional mucho mayor.[1] Cuantos más tipos de bacterias tengas, más tipos de metabolitos generarás; y hablamos de unos cincuenta mil metabolitos, aproximadamente.[2]

Un microbioma diverso:

- Es más resistente ante posibles alteraciones.
- Te protege de las bacterias nocivas y bloquea su crecimiento.[3]
- Es más capaz de generar vitaminas y metabolitos beneficiosos para tu salud y tu estado de ánimo.
- Conserva en buen estado el revestimiento de tu barrera intestinal, e impide que se debilite y se vuelva permeable.
- Potencia el sistema inmunitario para que funcione al máximo rendimiento.

¿Qué te ayudaría a tener una mayor diversidad de bacterias intestinales? ¡Los alimentos! ¡Una amplia variedad de alimentos aptos para tus intestinos de muchos colores! Comer una amplia variedad de alimentos que sean bien aceptados por tus intestinos contribuye a que los distintos tipos de bacterias que tienes proliferen en tu organismo porque, igual que nosotros, las bacterias intestinales tienen sus preferencias en cuanto a gusto. Algunas bacterias intestinales prefieren un determinado tipo de fibra o polifenol, y otras prefieren otros. Por poner un ejemplo, sería como si te digo que a mí me encantan las setas y tú me dices que a ti te parecen viscosas y repugnantes, y por eso las evitas como la peste.

¿QUÉ ALIMENTOS PODEMOS CONSIDERAR DE ORIGEN VEGETAL?

La fruta, la verdura, las legumbres y leguminosas, los frutos secos y las semillas, los cereales integrales, las especias y las hierbas de olor son todos de origen vegetal.

Una manera muy sencilla de pensar en la mejor forma de alimentar a tus bacterias intestinales con una amplia variedad de ingredientes es observar la forma y el color de estos productos (comparar la forma del brócoli con la del jitomate; y el color oscuro de los frijoles con el color amarillo sol del mango).

Variedad de formas

La forma de una planta (pongamos el ejemplo de las verduras para verlo más claro) se debe principalmente al tipo de fibras que contiene, y a su disposición. Las fibras, y su disposición, de la zanahoria (que es larga y delgada) son distintas a las del sombrero de una seta, mientras que las del brócoli y la coliflor se parecen más entre sí.

La fibra constituye la mayor parte de las paredes celulares de las plantas, y les confiere estructura, por lo que es un factor determinante para su forma y textura. Comer productos vegetales de distintas formas y texturas, desde un redondo y jugoso jitomate hasta un plátano, proporciona a tus bacterias intestinales una amplia variedad de fibras: una especie de festín con *buffet* libre. Incluso es posible que una misma planta contenga distintas partes; por ejemplo, la raíz del betabel es diferente de las hojas y del tallo. Tampoco hay que ser tan detallista, pero así resulta más fácil observar la variedad.

Aunque la fibra en general es fantástica para el microbioma intestinal, hay determinados tipos especialmente diseñados para las bacterias intestinales.[4] Tampoco hay que ir por ahí buscándolos constantemente, pero sí te daré una lista de alimentos que las contienen. Son unas fibras llamadas prebióticas, porque promueven la proliferación de las bacterias intestinales beneficiosas para el organismo y, además, se ha demostrado con estudios científicos que son especialmente beneficiosas para la salud.

Consumir una gran cantidad de fibras prebióticas no solo incrementará tus bacterias beneficiosas, sino que además te servirá para lo siguiente:*

- Sentir más saciedad (¡adiós al hambre!).
- No sentir unas ganas locas de comer dulce o salado.[5, 6]
- Ser más consciente de tus emociones y, por lo tanto, saber reconocerlas, comprenderlas y gestionarlas mejor.[7]
- Desviar la atención de lo negativo y centrarla en lo positivo.[8]
- Sentir menos estrés.[9]
- Sentir menos angustia.[10]

---

* No olvides que todo esto se basa en los complementos nutricionales de fibras prebióticas. Consulta la página 335, allí te indico dónde descargarte una lista gratuita de los probióticos y prebióticos más adecuados para combatir el estrés, favorecer la cognición y mejorar tu estado de ánimo.

- Pensar mejor y recordar más cosas en las etapas posteriores de tu vida.[11]

Fascinante, ¿verdad? Es como si tus bacterias intestinales te estuvieran diciendo: «Oye, si me rascas la espalda, yo te rasco la tuya».

LOS PREBIÓTICOS

Los prebióticos son sustancias que alimentan a determinadas bacterias de los intestinos que son muy buenas para la salud. Algunos prebióticos son, en realidad, fibras, pero los hay que no. Entre los prebióticos que se ha confirmado que son fibras se incluyen los fructooligosacáridos (FOS), la inulina y los galactooligosacáridos (GOS). También hay otros candidatos a ser prebióticos, como el almidón resistente, la pectina, los polifenoles y los omega-3. Añade a tu lista del súper alguno de los alimentos siguientes, pero recuerda que las bacterias intestinales tienen preferencia por una gran variedad de productos de origen vegetal; por eso, puedes incorporar igualmente a tu dieta los que no aparecen en la lista.

Alimentos que contienen prebióticos primordiales:
- Raíz de achicoria.
- Tupinambo.
- Ajo.
- Puerros.
- Cebollas.
- Legumbres.
- Espárragos.

LOS POLIFENOLES

Los polifenoles son un grupo muy potente de moléculas que se encuentran en todos los alimentos de origen vegetal. Hay más de ocho mil polifenoles distintos, aunque nosotros solo somos capaces de absorber entre un 5 y un 10 por ciento de ellos. El 90 o 95 por ciento restante acaba en el intestino grueso, y en la mesa de la cocina de tus bacterias intestinales. La mayoría de los potentes efectos de los polifenoles se atribuye a las bacterias intestinales, que los rompen hasta convertirlos en metabolitos beneficiosos. Como sucede con determinados tipos de fibras, los polifenoles tienen un efecto similar al de los prebióticos, porque colaboran con tus bacterias intestinales para ayudarlas a seguir creciendo. Asimismo, hay muchos compuestos parecidos a los polifenoles, digamos que son sus «primos», que tienen una composición química ligeramente distinta y también influyen en las bacterias intestinales, aunque no están tan estudiados.

En resumen, los polifenoles:

- Contribuyen al bienestar intestinal y proporcionan una mayor diversidad a su microbioma.
- Ayudan a las bacterias beneficiosas a crecer y a generar metabolitos, que son muy útiles para la salud.

Algunos metabolitos de los polifenoles funcionan como antioxidantes; es decir, son unas moléculas que actúan como los Power Rangers para combatir las inflamaciones y los daños que se hayan podido ocasionar. El cerebro es especialmente sensible a las adversidades, y el daño que se ocasiona a las células cerebrales puede ir asociado al envejecimiento y a la probabilidad de contraer determinadas enfermedades del cerebro. Gran parte de este posible daño es autoinfligido por parte del propio cerebro. Como sucede con los coches, el cerebro consume mucha energía, incluso cuando está en reposo, por no hablar de cuando estamos despiertos y nos dedicamos a hacer varias tareas a la vez. Como cualquier vehículo, el cerebro también genera desechos, como el humo del tubo de escape, que hay que eliminar, para que no se concentren. Los antioxidantes son quienes acuden al rescate y los neutralizan, y así consiguen que el cerebro siga en forma y se mantenga sano.

¿QUÉ ALIMENTOS CONTIENEN POLIFENOLES?

Los productos de origen vegetal, como la verdura, la fruta, los cereales integrales, las legumbres, las leguminosas, los frutos secos, las semillas, las hierbas de olor y las especias son los que contienen mayor cantidad de polifenoles. También se encuentran en muchas bebidas derivadas de las plantas, como el café y el té (consulta el truco n.º 10: ¡Bebe!). Los polifenoles, y sus primos, son los que dan color a los alimentos vegetales; y esta diversidad de colores suele corresponderse con las distintas variedades.

ACEITE DE OLIVA EXTRA VIRGEN

El aceite de oliva extra virgen es muy bueno y contiene más polifenoles que la mayoría de los aceites. Al contrario de lo que algunos creen, es buenísimo para cocinar. Hacer verdura con aceite de oliva extra virgen contribuye a que se absorban mejor las vitaminas solubles en grasa y algunos compuestos bioactivos. ¿Cómo saber cuál es el mejor aceite de oliva? La Autoridad Europea de Seguridad Alimentaria (AESA) introdujo una declaración de propiedades saludables que afirmaba que el aceite de oliva extra virgen debía contener 25 mg por cada 100 g de unos polifenoles muy concretos (que no son todos), y eso debía aparecer en la etiqueta de AESA que va en las botellas. Pues bien, solo el 10 por ciento de los aceites de oliva extra virgen que se encuentran en el mercado actualmente cumplen con esta declaración de propiedades saludables.[12]

La manera más sencilla de consumir una buena variedad de polifenoles en la dieta es fijándote en los colores. Los polifenoles y sus primos son los que dan color a los alimentos de origen vegetal: el

rojo a los jitomates; el verde a las espinacas, y el morado a las berenjenas. En función del tipo, tendremos distintas pigmentaciones. De
ahí que esa expresión tan manida de «comer el arcoíris» tenga todo
el sentido y puedas empezar a deleitarte llenando tus platos de vi-
brantes colores morados, amarillos claros como el sol, rojos rubi-
cundos y verdes oscuros.

Los cinco colores de los alimentos	Ejemplos de alimentos
Morado	Arándanos, berenjenas, uvas negras, ciruelas, moras, col morada
Rojo	Jitomates, fresas, frambuesas, cerezas, pimiento rojo
Naranja/amarillo	Zanahoria, camote, cítricos, mango, calabaza
Verde	Brócoli, kale, espinacas, chícharos, ejotes, calabacita, hierbas de olor
Blanco/amarillo pálido	Papas, coliflor, ajo, lichis, plátano

Estos ingredientes pigmentados son un regalo para tu cerebro.
Las personas que comen dos piezas de cítricos al día, ricos en flavo-
noides, tienen menor tendencia a la depresión que quienes comen
solo una naranja o una toronja una vez a la semana.[13] Los carotenos,
que se encuentran en las zanahorias, los camotes y las calabazas,
pueden mejorar sensiblemente el rendimiento cerebral, y sus efectos se manifiestan en una mejor memoria, capacidad de atención, y
rapidez y eficacia a la hora de pensar y resolver problemas.[14] Los
frutos rojos y las verduras de color verde oscuro también son especialmente ricos en polifenoles y otros compuestos parecidos, pero
de ellos vamos a hablar en el capítulo siguiente.

Llena de color tu semana

Prueba toda la gama de colores cada día, y hazlo durante toda la semana si quieres gozar de la gran variedad de polifenoles existentes, de sus primos y de otros nutrientes importantes.

Día de la semana	Morado	Rojo	Naranja/amarillo	Verde	Amarillo pálido/blanco
Lunes					
Martes					
Miércoles					
Jueves					
Viernes					
Sábado					
Domingo					

¿Qué alimentos contienen una mayor cantidad de polifenoles?

A pesar de que todavía no contamos con un umbral recomendado de polifenoles, en el Reino Unido, la mayoría de los adultos solo consumen entre 600 y 1 000 mg al día, que obtienen en su mayoría del té, el café y el chocolate, por encima de cualquier otro grupo nutricional, incluidos la fruta y la verdura.[15] Y, sin embargo, muchas fuentes de polifenoles provienen de las hierbas de olor, las especias, las legumbres, los frutos rojos y los frutos secos. Consumir más productos de origen vegetal no solo hace que proporciones a tus bacterias intestinales una mayor cantidad de fibra, sino también un mayor aporte de polifenoles.

En la tabla que sigue verás qué alimentos son más ricos en polifenoles, incluidas las especias, las hierbas de olor, el chocolate amargo y los frutos secos. En general, cuanto más oscura sea una fruta o verdura (o más intenso su color), más polifenoles tendrá y más similares serán sus componentes. Por eso, los frijoles y los frijoles pintos o *azuki* contienen más polifenoles que las alubias. Las hierbas de olor y las especias son las que dominan esta lista, porque son muy densas en nutrientes. Las hierbas secas concentran los nutrientes, pero es importante ser realistas con la cantidad que seremos capaces de tomar en una sola ingesta. Es bastante improbable que consumas 100 g de hierbas o especias en tus comidas. No irás a comerte dos frascos y medio de hierbas, ¿verdad? De hecho, te aconsejo que no lo hagas, y te lo digo por el bien de tus papilas gustativas, aunque sí te animo a añadir a tus platos hierbas de olor y especias siempre que puedas, porque incluso una única dosis de especias tiene efectos positivos en la salud de tus bacterias intestinales.[16]

Las 15 hierbas de olor y especias más ricas en polifenoles	Polifenoles totales en mg/100 g
Clavo	16 048
Canela	9 700
Mejorana seca	9 306
Hierbabuena seca	6 575
Albahaca seca	4 318
Orégano seco	3 117
Salvia seca	2 920
Semillas de alcaravea	2 913
Romero seco	2 519
Manzanilla seca	2 483
Coriandro seco	2 260
Fenogreco seco	2 250
Cúrcuma en polvo	2 117
Comino	2 038
Nuez moscada	1 905

Los 30 alimentos más ricos en polifenoles	Polifenoles totales en mg/100 g
Frijoles *azuki*	8 970
Cacao en polvo	5 624
Frijoles	4 846
Lentejas	3 697
Alcaparras	3 600
Castañas	2 757
Baya de saúco europeo	1 950
Chocolate amargo	1 860
Nueces	1 575
Pistaches	1 420
Hojas de acelga roja	1 320
Nueces pecanas	1 284
Ciruelas	1 195
Alcachofas	1 142
Pasas	1 065
Habas	1 039
Higos secos	960
Grosellas negras	821
Harina integral de trigo sarraceno	791
Trigo	696
Avellanas	672
Arándanos silvestres	656
Moras	569
Arándanos	550
Dátiles secos	485
Grosella silvestre	470
Col morada	451
Grosella roja	448
Ciruelas	410
Cacahuates	406

Por qué no soy partidaria de «comer treinta raciones de
alimentos de origen vegetal a la semana para tener un
microbioma diverso»

Si te interesa el buen funcionamiento del aparato digestivo, quizá
hayas oído ese consejo que dice que hay que comer treinta productos de origen vegetal a la semana por el bien de la diversidad del
microbioma intestinal. Este consejo se basa en los hallazgos de un
estudio bastante ambicioso que se hizo en Estados Unidos en
2018.[17] Y hubo personas a quienes les resultó muy útil. Si eres una
de ellas…, ¡recibe mi más calurosa enhorabuena! Yo, personalmente, no suelo recomendar a nadie que coma treinta productos de
origen vegetal a la semana. Cuando salió publicado el estudio, estaba investigando el microbioma intestinal en la Universidad King's
College de Londres y me interesaba especialmente la diversidad de
los productos de origen vegetal (los distintos tipos de vegetales que
comemos, como verduras, frutas, legumbres y leguminosas, cereales integrales, frutos secos y semillas, hierbas de olor y especias). El
análisis de este estudio sobre la diversidad de los productos vegetales era solo una mínima parte de lo que se habían propuesto anali-
zar los investigadores, y por eso me decidí a enviar un correo al
responsable del estudio americano para preguntarle por algunos
detalles en concreto sobre cómo habían recopilado sus datos y hecho el análisis pertinente. Y lo que descubrí fue lo siguiente (que he
copiado y pegado directamente de su respuesta).

Los individuos que participaron en el estudio solo tuvieron que
responder a una pregunta:

> ¿Cuántos tipos distintos de vegetales comes, en promedio, a la
> semana? Por ejemplo, si comes una sopa de lata que contiene zanaho-
> rias, papas y cebolla, puedes considerar que estás comiendo tres tipos
> distintos de vegetales; si comes pan de cereales, cada cereal cuenta
> como un vegetal distinto.

Si los investigadores llegaron a la conclusión de que había que consumir treinta tipos de vegetales distintos fue porque compararon el microbioma de quienes comían al menos diez vegetales o menos a la semana con el de las personas que comían más de treinta. A mí, y basándome en el ejemplo que acabo de presentar, eso me parece más bien una comparativa entre personas que consumen productos vegetales todas las semanas y personas que apenas prueban las verduras. De repente, y teniendo en cuenta qué considera este estudio un producto vegetal («una pizquita»), treinta deja de parecer una cantidad considerable. Según ellos, la combinación de especias que se encuentra en el pollo comprado en un KFC computaría como once vegetales. Hablamos de un único estudio que, encima, no parece demasiado riguroso. Además, los resultados se basan en una encuesta que consta de una sola pregunta, y no en datos dietéticos recopilados con sumo cuidado. No se parece en nada a la recomendación de comer «cinco piezas de fruta y verdura al día», que sí se basa en una gran cantidad de evidencia científica.

No estoy diciendo que no debas consumir una mayor variedad de productos de origen vegetal; es de sentido común pensar que una dieta variada es lo mejor que podemos hacer por el bien de nuestras bacterias intestinales. Pero tampoco hay que estresarse. Lo que quiero evitar es que te entre el pánico al pensar que debes comprar mil y un tipos de frutas y verduras, que inevitablemente terminarán pudriéndose al fondo del refrigerador porque ya te comiste una pieza de esa fruta el lunes. No quiero que creas que tienes que ir haciendo cálculos logísticos, anotando religiosamente y cotejando todos los vegetales que has comido durante la semana, porque, si eres de los míos, seguro que ni te acuerdas de lo que comiste ayer, y menos aún hace cuatro días. Incluso así, puede que a ti te funcione. De modo que si crees que plantearte el objetivo de comer treinta productos distintos de origen vegetal a la semana puede resultarte útil, y las raciones que te sirves tienen cantidades razonables de cada alimento (es decir, que no estamos hablando de pizquitas), me parece fabuloso; es más, me alegro muchísimo por ti. Ahora bien, si ese no es tu caso, no te preocupes, que no se acaba el mundo. Yo prefiero comer basándome en la variedad de colores y texturas que voy incorporando a mi dieta diaria.

PÓNTELA FÁCIL

Prepárate para triunfar en la diversificación de tu dieta siguiendo los trucos que te propongo. Cuando vayas a comprar, opta por todas las combinaciones posibles; es decir, cambia el frasco de alubias por uno de mezcla de frijoles, las frambuesas por frutos del bosque, y, en lugar de elegir un solo tipo de lechuga, compra bolsas de mezcla para ensaladas. Diviértete probando cosas nuevas: come algo inusual, como farik o bulgur. ¡Es increíble lo que se encuentra hoy en día en la sección de congelados! Junto al humilde chícharo, que antaño aportaba una solitaria nota de color al mar de productos congelados de color beige, ahora se amontonan allí frutas y verduras de todo tipo, e incluso hierbas de olor picadas, ajo y jengibre, que, congelados, pueden ahorrarte mucho tiempo y esfuerzo.

TRUCOS PARA UNA COMPRA DIVERSA

Productos frescos:

- Bolsas de mezcla de verduras para saltear.
- Bolsas de mezcla de hojas para ensaladas.
- Compra pensando en los colores del arcoíris (verduras de color blanco, morado, rojo, naranja y verde).
- Puré de ajo.
- Puré de jengibre.

Productos congelados:

- Frutos del bosque congelados.
- Mezcla de verduras congeladas.
- Cualquier tipo de verdura y fruta congeladas.
- Pan de centeno cortado en rebanadas (que podrás poner directamente en la tostadora).

Para la despensa:

- Bolsas de frutos secos mezclados con semillas.
- Frascos de mezcla de frijoles.
- Lentejas.
- Cereales variados.
- Encurtidos, como, por ejemplo, alcachofas, aceitunas, alcaparras y jitomates secos al natural.
- Cereales poco habituales, como, por ejemplo, cebada perlada, farik o quinoa.
- Hierbas de olor secas.
- Especias.

PONLO EN PRÁCTICA...

Lo que voy a hacer es...

_____

_____

Por ejemplo:

- Poner una nota en el refrigerador para recordar el truco de los cinco colores.
- Tener en la despensa y el congelador productos vegetales para que me resulte mucho más fácil comer variado.
- Intentar comprar una fruta o verdura nueva cada semana cuando vaya de compras.

Para poder…

[Consejo del método del intestino genial que quieres aplicar].
Por ejemplo: Comer los cinco colores todos los días.
Y así…

[Tu motivación para aplicar el método del intestino genial].
Por ejemplo: ¡Me sentiré increíblemente bien!

VAMOS A DIGERIR TODO ESTO

- Un microbioma intestinal muy diverso está relacionado con tener buena salud y con un mayor bienestar emocional.
- Comer una gran variedad de alimentos de origen vegetal y contar con un microbioma intestinal muy diverso son dos fenómenos relacionados entre sí.
- Los distintos tipos de fibras y sus combinaciones dan forma y textura a los vegetales.
- Hay ciertos tipos de fibras que ayudan a las bacterias beneficiosas a reproducirse (los probióticos) y, además, pueden influir en tu estado de ánimo y niveles de estrés.
- El color de los vegetales a menudo procede de los polifenoles y sus primos, que tienen un efecto parecido al de los prebióticos en las bacterias intestinales.
- Intenta comer un arcoíris de frutas y verduras durante el día para proporcionar a tus bacterias intestinales un amplio abanico de fibras y polifenoles (sobre todo las presentes en esos cinco colores).

TRUCO N.º 3: LA BUENA VIDA CON SABOR, FELICIDAD Y SALUD

Sé que la frase que da título a este capítulo suena a póster inspiracional o como una de esas tazas que te regala tu amigo invisible de la oficina por Navidad. Pero en realidad es una mnemotecnia para ayudarte a recordar los alimentos que activan y dan vida a tu eje intestino-cerebro. Aquí lo importante son las iniciales, LBVCSFS, que se corresponden con legumbres, frutos rojos, verduras, cereales, semillas y frutos secos.

Las cualidades de LBVCSFS son diferentes, pero tienen dos cosas en común: la fibra y los polifenoles. Si comes LBVCSFS a menudo, te resultará más fácil alcanzar un consumo de 30 g de fibra al día, y sin apenas darte cuenta. Estarás dando a tus bacterias intestinales la alimentación que necesitan para generar esas moléculas claves que mandan señales al cerebro y conectan el eje intestino-cerebro: los ácidos grasos de cadena corta. Estos ácidos son los que conservan en buen estado el revestimiento de la barrera intestinal y la hematoencefálica. También contribuyen a reducir el exceso de inflamaciones hiperactivas, sintonizan mejor los neurotransmisores y protegen las proteínas cerebrales que se encargan de cuidar de tus neuronas.[1] La mayoría de los estudios que hablan de los beneficios que estos alimentos aportan al cerebro mencionan enfermedades como la depresión, o trastornos como el alzhéimer, aunque estos hallazgos, de hecho, influyen en toda la población porque nos ayudan a discernir mejor, contribuyen al equilibrio de nuestro estado de ánimo y protegen nuestro cerebro.

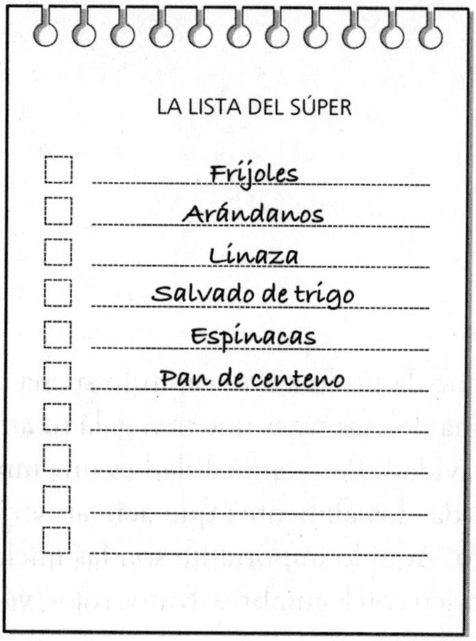

LA LISTA DEL SÚPER

☐ ____ Fríjoles
☐ ____ Arándanos
☐ ____ Linaza
☐ ____ Salvado de trigo
☐ ____ Espinacas
☐ ____ Pan de centeno
☐ ____
☐ ____
☐ ____
☐ ____

Ilustración 11. Añade LBVCSFS a tu compra semanal.

A mí me gusta decir que LBVCSFS son los alimentos que consumo casi a diario. Los tengo anotados en la lista de del súper semanal, junto con otros productos básicos, como los huevos, la leche y todo lo que suelo comprar habitualmente. Por eso, si haces la lista del súper, tanto si la escribes en una libretita como si la llevas guardada en el teléfono, te recomiendo que añadas estos alimentos ahora que has leído lo que acabo de contarte; así no se te olvidarán.

Las legumbres, casi a diario

¡Las legumbres, nuestras queridas semillas escandalosas! En las zonas del planeta donde la gente vive más años con salud, las llamadas Zonas Azules, las legumbres son uno de los ingredientes más característicos de su cocina; y nos referimos a México, España e incluso Japón, por decir solo algunos países. Comer legumbres a diario es uno de los principales requisitos dietéticos para vivir muchos años, aunque se consuman en pequeña cantidad.[2] Además, las legumbres son ricas en fibra, polifenoles y proteínas vegetales; y también contienen potasio, magnesio y ácido fólico, unos nutrientes que son muy importantes para que funcione bien nuestro cuerpo, sin olvidar el cerebro.

Las legumbres son uno de los productos dietéticos que más nos protegen de las enfermedades relacionadas con la memoria o con la capacidad de razonamiento durante las últimas etapas de la vida, ya que el hecho de consumir tres raciones de legumbres a la semana supone, de por sí, un 38 por ciento menos de riesgo de sufrir deterioro cognitivo.[3]

Legumbres	Cantidad de fibra (en g) por 100 g de legumbre cocida
Frijoles pintos	9
Frijoles	8.7
Chícharos partidos	8.3
Lentejas	7.9
Garbanzos	7.6
Soya verde	7.6
Alubias	7.4
Frijoles *azuki*	7
Garrofones	7
Frijoles ojo negro	6.5

Afortunadamente, las legumbres son deliciosas: o bien tienen esa textura reconfortante de los carbohidratos, no muy distinta de la de las papas o la pasta, como sucede con las esponjosas alubias; o bien una parecida a la de los frutos secos, como sucede con las lentejas. La mayoría de las legumbres tienen un contenido muy elevado en polifenoles, y en este apartado destacan sobre todo los frijoles *azuki* y otros tipos de frijoles. Por si fuera poco, añadidas al festín que se dan las bacterias intestinales, proporcionan al organismo una cantidad más elevada de fibra que las frutas y verduras. El elevado contenido en fibra es el que da a las legumbres su carácter flatulento. ¿Conoces ese refrán que dice: «Los frijoles en el estómago entran cantando, y salen gimiendo y llorando»? Aunque si hasta Quevedo le dedicó un poema al pedo, por algo fue. Son naturales, inofensivos y saludables. O, como dice otro refrán: «Mejor es pedorrear que reventar».

Aunque no es preciso que comas legumbres en todas las comidas, ni a diario (no hay nada obligatorio, ya lo sabes), sí te animo a que consideres las legumbres un manjar del que disfrutar a menudo, y no solo de vez en cuando. Son increíblemente versátiles, baratas, y duran mucho tiempo en la despensa. Si añades medio frasco de garbanzos a una ensalada o a un caldo, o los trituras bien para hacer humus, obtendrás un gran aporte de fibra, y además sentirás saciedad durante varias horas. Las legumbres tienen un elevadísimo contenido de una fibra prebiótica denominada galactooligosacáridos, que sirve de alimento a las bacterias beneficiosas. Añadiendo solo una taza de legumbres al día a tu dieta habitual, y sin hacer ningún otro cambio, incrementarás la diversidad del microbioma intestinal y de las bacterias intestinales beneficiosas, generarás una mayor cantidad de metabolitos útiles y reducirás toda inflamación excesiva.[4]

Con el tiempo, los intestinos se irán acostumbrando a digerir las legumbres, y las ventosidades y la inflamación disminuirán a medida que las bacterias intestinales se vayan acomodando. Se parece a cuando te compras un coche nuevecito y reluciente. De entrada, te da muchísima ilusión conducirlo, pero luego, de tanto usarlo, te acostumbras. Pues lo mismo les pasa a tus bacterias intestinales.

Si tu problema es la inflamación y los gases, consulta el capítulo 15: «¿Cómo satisfacer a un intestino insatisfecho?». También puedes probar a hacer lo siguiente:

- Empieza con poco, aunque solo sea media cucharada de legumbres.
- Ve poco a poco; aumenta progresivamente la cantidad ingerida de legumbres en función de cómo reaccione tu cuerpo. Si te duele el estómago o sientes cualquier otra molestia, quizá hayas empezado con demasiado.
- Compra los frijoles o las lentejas cocidos o en frascos de cristal, en lugar de comprarlos secos, y remójalos previamente en agua, porque serán más fáciles de digerir si tienes algún problema intestinal.

Estamos viviendo un renacimiento de las legumbres, porque todos los chefs, tiktokeros e instagrameros especializados en alimentación, y también los cocineros aficionados que presumen de serlo, se ponen muy poéticos al exaltar los deliciosos y reconfortantes aromas y texturas que tienen las legumbres. Se disfrutan en los típicos potajes, ensaladas, con el caldo, mezcladas con pasta, en *risottos* y en muchos platos más. Si puedes permitirte gastar un dinerito extra y comprar legumbre envasada de buena calidad, creo sinceramente que, ya solo por el sabor, vale la pena, sobre todo porque las legumbres pueden terminar convirtiéndose perfectamente en el ingrediente estrella de un plato. Aunque piensa que también puedes cocinarlas en casa. La mayoría de las legumbres requieren dejarlas en remojo toda la noche antes de hervirlas, salvo las lentejas, que puedes añadir directamente a la mayoría de los platos, aunque funcionan especialmente bien en estofados y sopas.

¿DEBERÍAMOS EVITAR EL CONSUMO DE LEGUMBRES A CAUSA DE LAS LECTINAS?

Las legumbres son especialmente ricas en lectinas, que es un tipo de proteína que pone los pelos de punta al batallón del pseudobienestar. Las lectinas son proteínas que generan los alimentos vegetales como defensa natural contra las plagas; son sus guardaespaldas, y se concentran en cantidad especialmente elevada en los frijoles, las lentejas y los cereales integrales. Si se consumen en estado activo, pueden tener efectos secundarios desagradables, e interferir en la absorción de minerales como el calcio y el hierro. Qué panorama…, ¿no? Aunque, por suerte, nunca las consumimos en su estado activo (no comemos legumbres ni cereales integrales crudos). Las lectinas son solubles en agua, y por eso se filtran al remojar o hervir las legumbres; por otro lado, el calor de la cocción también las desactiva. La ironía que subyace a todos estos miedos que despiertan las lectinas es que contamos con muchos estudios a partir de poblaciones muy extensas que demuestran claramente que estos alimentos son muy buenos para la salud, ya que las legumbres y los cereales integrales se asocian a una menor incidencia de enfermedades coronarias y diabetes tipo II, entre otras enfermedades. Y no olvidemos, por supuesto, que son fantásticas para los intestinos.

Legumbres	Contenido total de polifenoles (g por cada 100 g)
Frijoles *azuki*	8970
Frijoles	4846
Lentejas	3697
Habas	1039
Alubias	208
Frijoles ojo negro	186
Chícharos partidos	141

Legumbres	Contenido total de polifenoles (g por cada 100 g)
Frijoles escarlata	109
Garrofones	96

LOS FRUTOS ROJOS, A DIARIO

Las semillitas de los frutos rojos son el secreto mejor guardado de estas frutas para albergar un mayor contenido en fibra que las demás; y sus colores intensos y oscuros son una clara demostración de lo cargadas que van de polifenoles y de otros compuestos relacionados (sobre todo de antocianinas y flavonoles, muy conocidos por sus propiedades antiinflamatorias y antioxidantes). Los frutos rojos sirven para aumentar nuestra cantidad de bacterias beneficiosas, sobre todo las que generan ácidos grasos de cadena corta.[5]

Frutos rojos	Cantidad de fibra (en g) por 100 g
Frambuesas	6.5
Moras	5.3
Arándanos deshidratados	5.3
Arándanos azules	2.7
Cerezas	2.5
Fresas	2.1

Los frutos rojos podrían mejorar tu estado de ánimo y posiblemente ayudarte a razonar mejor. Los metabolitos de la fibra y los polifenoles no solo tienen efectos antiinflamatorios, sino que también contribuyen a proporcionar un mejor riego sanguíneo al cerebro; donde ese flujo de sangre con una concentración elevada de oxígeno y nutrientes actúa como una batería que carga sus circuitos ejecutivos y de control emocional. Tomar dos tazas de fresas al día durante tres meses mejoró la memoria de los participantes de un estudio y la velocidad de su toma de decisiones.[6] En otro, solo dos horas después de consumir una bebida de arándanos silvestres, niños y adultos calificaron su estado de ánimo como significativamente mejor, comparado con el de quienes habían tomado una bebida placebo que tenía un sabor parecido.[7]

Se diría que los arándanos silvestres son quienes tienen más fama en cuanto a aporte de polifenoles, pero fíjate también en las humildes moras que las abuelas usaban para hacer mermelada y que, últimamente, se han ganado un merecido puesto en el cómputo de los polifenoles. Este caso es el ejemplo perfecto de que no hace falta vaciarnos los bolsillos siguiendo las últimas tendencias si no queremos, porque hay muchas opciones cotidianas igual de buenas y que resultan mucho más baratas.

COME MÁS FRUTOS ROJOS...

- Come frutos rojos en el desayuno acompañadas de kéfir, frutos secos y semillas.
- Añádelas a los licuados, o congélalas para hacer paletas.
- Incorpóralas a tus sabrosas ensaladas para aportar dulzor y una textura distinta.
- Tómalas como tentempié acompañadas de queso.
- Tómalas de postre con yogur griego y nueces tostadas.
- Compra frutos rojos congelados para disfrutar de ellos todo el año (te saldrá más barato).

LAS VERDURAS, A DIARIO

Las verduras de hojas color verde oscuro quizá sean las más cargadas de nutrientes. En un estudio de 2014 que calificaba la densidad nutricional de cuarenta y un tipos de alimentos de origen vegetal distintos, los quince primeros eran verduras de hojas de color verde oscuro, con los berros, la col china, las acelgas, las hojas de betabel y las espinacas entre los primeros puestos.[8] Las verduras, además, contienen un azúcar muy concreto llamado sulfoquinovosa, que favorece sobre todo a las bacterias intestinales beneficiosas. Cuando estas bacterias se alimentan de sulfoquinovosa, liberan un subproducto que desagrada profundamente a las bacterias nocivas.[9]

A pesar de todo, es sorprendente constatar que, aunque las verduras de hoja verde oscuro tienen un mayor contenido en fibra, en realidad no tienen tanta como otros alimentos LBVCSFS (por ejemplo, el salvado de trigo, el pan de centeno, las legumbres y la mayoría de los frutos secos y semillas). Y eso entra en franca contradicción con lo que consideramos que nos aporta más fibra. ¿Verdad que todos creemos que tenemos que comer grandes tazones de ensalada y pasarnos el día masticando lechuga (que, por cierto, solo contiene fibra en una proporción de 1.8 g por cada 100)? Sin desdeñar la lechuga, hay que decir que aquí es donde entran en juego los LBVCSFS, con su buen aporte de fibra, que te proporcionan ese extra que necesitas sin que te des cuenta. Necesitamos una amplia gama de alimentos para alcanzar la cantidad de fibra necesaria, y ahí es donde pueden ayudarnos los LBVCSFS.

Verduras de hojas de color verde oscuro	Cantidad de fibra (en g) por cada 100 g de verdura
Kale	4.1
Col silvestre	4
Hojas de betabel	3.7
Espinacas cocinadas	3.7
Hojas de diente de león	3.5

Las verduras de hojas de color verde oscuro no solo tienen un elevado contenido de unos compuestos muy parecidos a los polifeno les, sino que también contienen ácido fólico, una vitamina B que es crucial para los neurotransmisores, como la serotonina, también llamada «hormona de la felicidad», y la dopamina, que nos incita a exclamar: «Eso me gustó, ¡otra vez!». Esto explicaría, en parte, la estrecha relación que existe entre los vegetales de hojas color verde oscuro y una menor probabilidad de padecer depresión.[10] Con algo más de media taza de verduras de hojas color verde oscuro cocidas al día (o una taza y media de hojas crudas), se considera que se podrían alcanzar las mismas capacidades cognitivas de un cerebro once años más joven en las últimas etapas de la vida.[11] Popeye debería haber tenido un cerebro inmenso y bien musculado en lugar de unos bíceps enormes.

VERDURAS DE HOJA VERDE

- Espinacas.
- Kale.
- Berza.
- Lechuga.
- Arúgula.
- Berros.
- Col china.
- Hojas de betabel.
- Acelgas.

COME MÁS VERDURAS DE HOJA VERDE...

- Incorporándolas en omelettes.
- Sofriéndolas con ajo, jengibre y salsa de soya.
- Integrándolas en licuados.
- Añadiéndolas a bocadillos o burritos.
- Convirtiéndolas en los ingredientes de una enorme ensalada verde.

- Enriqueciendo con ellas guisados, sopas y pastas.
- Elaborando un pesto de kale, o procesar hasta convertirlas en un buen aderezo.

LOS CEREALES, A DIARIO

Si quieres llegar a consumir 30 g de fibra al día, te resultará más fácil abonarte a los cereales integrales, que son muy ricos en fibras, polifenoles y muchos otros nutrientes que hacen que te sientas genial. Los cereales integrales contribuyen a la proliferación de bacterias beneficiosas, y las ayudan a generar más ácidos grasos de cadena corta.[12] Además, son una fuente de energía fantástica para el cerebro, porque contienen carbohidratos complejos. Los cereales integrales son exactamente lo que prometen: cereales enteros. En cambio, los alimentos elaborados con harinas refinadas, como el pan blanco y la pasta no integral, pierden parte de la fibra durante el proceso de molienda. Consumir cereales integrales se relaciona directamente con estar de buen humor, experimentar menos ansiedad y tener una menor probabilidad de padecer depresión,[13] por no mencionar que también contribuye al buen funcionamiento del cerebro con el paso de los años.[14]

Te aconsejo que cocines los cereales en cantidad para que te sobren: ahorrarás tiempo y molestias. Los cereales contienen almidón y, si los enfrías una vez cocinados, como se hace con las sobras, la forma de las moléculas del almidón cambia, y una parte de este se convierte en almidón resistente. El almidón en general se absorbe en el intestino delgado, pero el resistente se salta este proceso y va directo al intestino grueso, donde queda a disposición de las bacterias intestinales. El almidón resistente actúa de una manera muy parecida a la fibra: alimenta a las bacterias intestinales beneficiosas y las ayuda a generar más ácidos grasos de cadena corta. Y aunque recalientes los cereales del día anterior, no pierden esos beneficios. Si congelas pan (que supongo que sabes que puedes tostar directamente, sin descongelarlo antes), el proceso de refrigeración puede contribuir a que aumente su cantidad disponible de almidones resistentes.[15]

Cereales	Cantidad de fibra (en g) por cada 100 g
Salvado de trigo	44.5
Salvado de avena	16.1
Hojuelas de cebada	16
Hojuelas de centeno	15
Obleas crujientes de centeno	14.3
Harina de centeno	14
Galletas de avena	10.4
Palomitas de maíz	10.1
Hojuelas de salvado	10
Pan integral de centeno	9.6

Si ya llenas la mitad del plato con vegetales en la mayoría de tus comidas, una manera muy fácil de decidir la cantidad de cereales integrales que tienes que comer es llenar con ellos una cuarta parte del plato. Los pequeños cambios también pueden variar mucho la cantidad de fibra que consumes. Por ejemplo, puedes sustituir el pan blanco por otro que tenga un elevado contenido en fibra, como el de centeno; la pasta de harina blanca por una pasta de harina integral, o bien puedes optar por comer arroz salvaje o mezclado con verduras. Hay muchos tipos distintos de cereales integrales; elige alguno que no hayas probado jamás, como, por ejemplo, la cebada perlada, el farik o el trigo bulgur. ¡A ver si te gustan!

La forma más práctica de decidir si un cereal, pan, pasta, barrita o tentempié es un alimento saludable para el intestino es no fiarse mucho de las palabras «cereales integrales» o «cereales con un alto contenido en fibra» que aparecen impresas en los paquetes. Y eso es porque, en Europa, los cereales integrales deben serlo en un

51 por ciento para lucir esa denominación; en el Reino Unido, con 8 g de cereales integrales por ración ya basta, y en Estados Unidos, en cambio, exigen un 20 por ciento por ración. Es decir, que no todos los productos integrales son iguales. Al contrario, hay que fijarse en su contenido de fibra y en el total de carbohidratos. Y eso requiere calcular un poquito, pero piensa que cuando le agarres la onda, te ahorrarás muchos problemas a la hora de decidir cuál de tus dos cereales favoritos te conviene más.

Mira la parte posterior del paquete, donde está escrita la información nutricional, porque ahí pone si el cómputo es «por ración» o «por cada 100 g». Puedes fijarte en la proporción que existe entre la cantidad total de carbohidratos y la de fibra para decidir el cereal que vas a comer. El elegido conviene que tenga al menos 1 g de fibra por cada 10 g de carbohidratos totales. Una forma muy fácil de calcularlo es añadiendo un cero al final de la cantidad de fibra que tiene el alimento y después comprobar si el número resultante es mayor o menor que el de los carbohidratos totales. Si la fibra tiene el mismo valor numérico que el de los carbohidratos, o tiene un valor numérico superior, habrás elegido un alimento más rico en fibra que en carbohidratos.

Para que el pan se ajuste a estas proporciones, en general debe llevar semillas y estar hecho de harina de trigo integral o de centeno (que es especialmente rica en fibra). ¿Influye que el pan sea ultraprocesado, como los que se compran en los supermercados? Parece ser que no. Un estudio de los subgrupos de alimentos ultraprocesados reveló que el pan ultraprocesado nos protege de las enfermedades, a pesar de su proceso de fabricación,[16] y eso probablemente se deba a su elevado contenido en fibra. Por eso creo que lo más indicado sería seguir aprendiendo más sobre los alimentos ultraprocesados, porque quizá este término es tan amplio que, en realidad, sirve de poco. Sobre todo, cuando no todos podemos permitirnos el lujo de comprar pan recién hecho en la panadería de al lado o hacerlo en casa.

En cuanto a la avena, puedes elegir entre avena en hojuelas, avena gruesa o avena integral, porque todas contienen una mayor cantidad de fibra en su totalidad que la avena molida, que pierde gran parte en el proceso. Hay varios tipos de salvado, como el salvado de trigo y el de avena, y las hojuelas de cebada, que tienen un elevado contenido en fibra y combinan muy bien mezclados con frutos secos y semillas y espolvoreados en el desayuno todas las mañanas.

LOS FRUTOS SECOS Y LAS SEMILLAS

Por último, pero no menos importante, hay que hablar de los frutos secos y las semillas. Yo guardo un frasco con una mezcla de frutos secos y semillas junto al hervidor de agua, porque es el tentempié con que suelo acompañar mi taza de té, pero también porque van de fábula en el desayuno con un kéfir mezclado con frutos del bosque, o tostados en el sartén y espolvoreados generosamente en ensaladas o verduras asadas. De hecho, me cuesta mucho imaginarme algún producto al que no se le puedan añadir unos cuantos frutos secos y semillas, porque las dos cosas casan muy bien con lo dulce y lo salado. Los frutos secos merecen el primer puesto por lo importantes que son para la salud intestinal y cerebral. No solo tienen un elevado contenido en fibra y polifenoles, sino que además poseen grasas saludables que promueven el crecimiento de las bacterias intestinales beneficiosas,[17] además de proteger el corazón y los vasos sanguíneos de todo el organismo, incluido el cerebro. Comer un puñado de varios tipos de frutos secos al día, aunque solo sea durante cuatro semanas, le irá muy bien a tu microbioma intestinal y te servirá para pensar de forma más aguda y rápida.[18]

Frutos secos y semillas	Ración habitual	Ración (en g)	Fibra (en g)
Cacahuates	1 puñado	30	2.4
Almendras	1 puñado	30	4.8
Nueces	1 puñado	30	2
Nuez de la India	1 puñado	30	1.3
Pistaches	1 puñado	30	2.2
Pecanas	1 puñado	30	2.9
Nuez de Brasil	1 puñado	30	1.9
Semillas de girasol	1 cucharada	10	0.86
Semillas de calabaza	1 cucharada	12	1
Ajonjolí	1 cucharada	11	1.6
Chía	1 cucharada	10	3.9
Linaza	1 cucharada	9	2.5

EL MEDIDOR DE LBVCSFS

El medidor de LBVCSFS es una lista de comprobación muy fácil de usar y que puedes seguir todos los días que quieras.

Alimento	La mayoría de los días						
	Lunes (✓)	Martes (✓)	Miércoles (✓)	Jueves (✓)	Viernes (✓)	Sábado (✓)	Domingo (✓)
Frutos rojos (a diario)	☐	☐	☐	☐	☐	☐	☐
Legumbres (3 o 4 veces por semana, como mínimo)	☐	☐	☐	☐	☐	☐	☐
Verduras de hojas verde oscuro (a diario)	☐	☐	☐	☐	☐	☐	☐
Cereales integrales (1/4 parte del plato)	☐	☐	☐	☐	☐	☐	☐
Frutos secos y semillas (a diario)	☐	☐	☐	☐	☐	☐	☐

Ponlo en práctica…

Lo que voy a hacer es…

_____

_____

Por ejemplo:
- Añadir LBVCSFS a la lista de compras semanal.
- Llenar un frasco de cristal con frutos secos y semillas y dejarlo junto a la cafetera o el hervidor de agua.
- Tener frutos del bosque en casa para cuando se me antoje comer algo dulce de postre.
- Esta semana, añadir legumbres a la cena del martes, jueves y viernes.
- Comprobar la proporción de fibra y carbohidratos, y comprar un pan que tenga más contenido en fibra.
- Comprar espinacas y kale para hacer licuados vegetales.

Para poder...

_____

[Consejo del método del intestino genial que quieras aplicar].
Por ejemplo: Comer LBVCSFS casi todos los días.
Y así...

_____

[Tu motivación para aplicar el método del intestino genial].
Por ejemplo: Sentir un mayor equilibrio y más energía.

Vamos a digerir todo esto

- Los LBVCSFS son las legumbres, los frutos rojos, las verduras, los cereales, los frutos secos y las semillas, y van de fábula para el microbioma intestinal y el cerebro.
- Las legumbres tienen un contenido más elevado de fibra que las frutas y las verduras, y además son muy ricas en polifenoles.
- Cuando elijas productos que contengan cereales, como, por ejemplo, el pan, los cereales para el desayuno y la pasta, busca los que tengan al menos 1 g de fibra por cada 10 g de carbohidratos en total (mira el reverso del paquete).
- Los frutos rojos, las verduras de hojas color verde oscuro, los frutos secos y las semillas también tienen un alto componente en fibra, polifenoles y otros compuestos muy saludables que protegen tus bacterias intestinales y tu cerebro.

TRUCO N.° 4: COME FERMENTADOS A DIARIO

Los alimentos fermentados son los que han sufrido una transformación mediante la acción de bacterias y levaduras seguras y beneficiosas y se han convertido en algo completamente diferente y único. La masa madre sube, y en los frascos de kimchi y de chucrut se ven las burbujas que se van desprendiendo; ¡todo un milagro! Las bacterias y levaduras se alimentan de los almidones y azúcares que contienen los alimentos y, a su vez, los transforman (su aspecto cambia, y también su calidad nutritiva y sabor). No estamos hablando de los microbios que ayudan a que se críe una esponjosa capa de moho sobre ese queso para untar caducado porque lo olvidaste al fondo del refrigerador. Estas bacterias y levaduras no solo pueden comerse tranquilamente, sino que, además, son muy beneficiosas para el organismo.

Las bacterias y levaduras recubren los alimentos crudos de forma natural y están presentes en el aire que nos rodea. Están por todas partes, aunque no las veamos. Su acción fermentativa se debe en gran parte a un tipo de bacteria común llamada bacteria del ácido láctico, que produce ácido láctico y un poco de alcohol en forma de subproducto tras alimentarse de los almidones y azúcares presentes en el alimento. El ácido láctico sirve para conservar los alimentos, porque cambia su acidez y evita que se estropeen, y por esa misma razón los fermentos suelen tener un sabor ligeramente ácido, casi avinagrado. En el pasado se recurría a la fermentación como método de conservación de los alimentos antes de la invención del refrigerador. Los fermentos parecen haber llegado con las últimas tendencias en alimentación, pero en realidad estamos asistiendo a una especie de vuelta al pasado, porque llevamos miles de años comiendo fermentados.

Los científicos creen que desde que el ser humano empezó a vivir sobre la Tierra, su cerebro fue aumentando de tamaño hasta triplicarse, mientras que sus intestinos se redujeron un 40 por ciento. Durante mucho tiempo se creyó que el crecimiento del cerebro y la reducción de los intestinos se debían al descubrimiento del fuego y la cocción, porque no hacíamos trabajar tanto a los intestinos y proporcionábamos más energía al cerebro. Pero hay una explicación mucho más plausible, y es la que nos da la fermentación.[1]

Como sucede con la cocción, la fermentación hace que nos resulte más fácil absorber los nutrientes. Así, igual que la cocción, la fermentación consigue que los intestinos digieran mejor los alimentos, y también hace que se conserven en buen estado durante largos periodos de tiempo. Sin embargo, la cocina prehistórica dependía del uso de herramientas, de tener madera y saber hacer un buen fuego; y eso probablemente quedaba muy lejos de nuestras capacidades en aquellos tiempos. En cambio, la fermentación se produce de manera natural, en todo momento y lugar, y lo único que se necesita es una buena provisión de alimentos almacenados, cosa que podría haber sucedido en el interior de cualquier cueva fresca y seca. Y, en esas condiciones, los alimentos frescos o fermentan o se estropean.

¿CÓMO DETECTAR SI UN ALIMENTO ES FERMENTADO?

En la práctica podemos fermentar cualquier alimento. Lo curioso es que comemos una gran cantidad de ellos sin saberlo: un pan crujiente y recién hecho, una copa de vino tinto, unas aceitunas o un queso cremoso y maloliente son fermentados. Estos alimentos se agrupan en dos categorías: los fermentados vivos, en los que los microbios que actúan como fermento siguen vivos cuando ingerimos el alimento; y los fermentos no vivos, alimentos fermentados cuyos microbios ya murieron (en general, debido al calor usado para la cocción, la pasteurización o el envasado). Por norma general diremos que, cuando un alimento está vivo, se encuentra en la sección de refrigerados del supermercado y no en los pasillos. Si dejas fuera del refrigerador los alimentos fermentados vivos durante mucho tiempo, y aquí podríamos incluir la kombucha o el kimchi, la fermentación se acelera porque está a temperatura ambiente, y si los alimentos están envasados o embotellados se corre el riesgo de que exploten al cabo de días o semanas a causa de la presión generada por la liberación de gases.

Hay alimentos que no son fermentados, aunque a veces los confundamos, por ejemplo, los encurtidos macerados en vinagre. Aunque el vinagre sí es un alimento fermentado, los alimentos conservados en él no lo son. Los encurtidos en vinagre no son tan buenos para nuestro aparato digestivo como los encurtidos fermentados, pero el vinagre (y sobre todo el vinagre rico en polifenoles, que es ese vinagre clásico de color oscuro) sí es beneficioso para las bacterias intestinales[2] (razón de más para incorporarlo a los aderezos de las ensaladas). Ahondando más en esta confusión, podríamos decir también que alimentos como el chucrut pueden ser encurtidos o fermentados, y debemos tenerlo presente si lo que queremos es consumir alimentos vivos. En ese caso, te recomiendo que vayas a la sección de refrigerados.

Fermentos vivos	Fermentos no vivos	No son fermentos
Chucrut Kéfir Yogur vivo Miso Quesos sin pasteurizar Quesos pasteurizados (aunque en mucha menor medida) Kombucha Kimchi Verduras fermentadas Queso cottage Aceitunas al natural Kvas Natto Embutidos fermentados Vinagre sin pasteurizar	Masa madre Yogur pasteurizado Fermentos de larga conservación Productos preparados a base de tempeh Tempeh Aceitunas envasadas o en lata Vino, cerveza, alcoholes de alta graduación Salsa de soya Café Chocolate Vinagre pasteurizado Salsa de pescado	Encurtidos en vinagre Mermeladas, jaleas y chutneys Carne y pescado ahumados Alimentos enlatados Fruta y verdura deshidratadas

Los alimentos vivos fermentados aportan una mayor diversidad de bacterias a tus intestinos, y sirven para que tu microbioma intestinal tenga una mayor diversidad.[3] De todos modos, tampoco deberíamos lamentarnos porque perezcan los microbios vivos de los fermentos que han sido cocinados o pasteurizados. Aunque ya no estén vivos, los microbios pueden seguir aportándonos beneficios. Es cierto que no están vivos, pero piensa que sus paredes celulares siguen estando presentes en el alimento y pueden influir en tu sistema inmunitario contribuyendo a proteger tus intestinos. Además, existen otros beneficios añadidos derivados del proceso de fermentación.

Los superpoderes de los fermentados:

- Hacen más absorbentes algunos nutrientes al romper determinadas moléculas que podrían bloquear esta absorción.
- Generan metabolitos útiles durante la fermentación.
- Producen una mayor cantidad de vitaminas, como las de tipo B.

- Pueden hacer que determinados alimentos sean más digeribles para las personas que presentan intolerancia al gluten o a la lactosa al romper parte de sus moléculas, como sucede, por ejemplo, con la masa madre y el kéfir.
- Pueden intervenir favorablemente en el control del azúcar en sangre en comparación con la versión no fermentada del mismo alimento, dado que las bacterias y las levaduras se nutren de ciertos azúcares y rebajan su contenido.
- Potencian la textura y el sabor.

Muchos alimentos fermentados son en parte resultado de una colaboración microbiana entre nosotros y el alimento en concreto. En Corea, a las personas que preparan muy bien el kimchi, les dicen que tienen buen *son-mat*; es decir, que tienen buen «sabor de mano», todo un cumplido. Muchas de las bacterias que se usan actualmente para fermentar el queso son similares a las que pueblan la piel. Hace unos años, el museo Victoria and Albert de Londres organizó una exposición alimentaria en la que se mostraban diversos quesos (afortunadamente solo para ser contemplados, no consumidos) que habían sido fermentados con bacterias recogidas de distintas zonas corporales de algunos famosos. Las bacterias recogidas procedían de ombligos, axilas, dedos de los pies y fosas nasales. Aquellos productos tenían el mismo aspecto que el queso, y también olían igual…, ¡aunque dudo que hubiera algún valiente que se atreviera a probar cómo sabían!

¿TURISTAS PERO NO RESIDENTES?

Cuando comes fermentos vivos, las bacterias del alimento tienen que sobrevivir a un largo viaje y recorrer un territorio muy agreste al pasar por tus intestinos. Las Indiana Jones de las bacterias se abren camino por la bolsa de ácido que es tu estómago y atraviesan la bilis alcalina del intestino delgado hasta llegar al campamento base del microbioma intestinal alojado en el intestino grueso. No todas lo consiguen, pero algunas sí.[4]

Cuando estas bacterias nuevas llegan al intestino grueso, no reciben un caluroso recibimiento como las heroínas que son, porque, al fin y al cabo, las bacterias que ya están alojadas allí también se esforzaron mucho para abrirse camino hasta llegar a formar parte del microbioma intestinal. Hay mucha comida en juego, y todas compiten para conseguir alimento y hacerse sitio. Ya puedes suponer que, cuando llegan, estas bacterias turistas tienen que pelear para poder quedarse a vivir allí, y la mayoría no lo logra. Lo que suelen hacer, en cambio, es poner la tienda de campaña y pasar allí unos cuantos días, para luego seguir adelante por los intestinos hasta volver a salir al mundo exterior y abandonar tu cuerpo en forma de heces. Es triste, lo sé. Pero eso no implica que no hayan influido en tu salud mientras han estado alojadas en tu organismo. Imagínalas como músicos ambulantes que se han unido durante unos días a tu orquesta personal; quizá aportan alguna nota distinta a la música que interpreta tu microbioma intestinal, pero si no las vuelves a invitar, pasarán sin pena ni gloria. También puede ser que algunas se queden, siempre y cuando logren hacerse con la comida que necesitan para ir prosperando sin demasiada oposición.

¿LOS ALIMENTOS FERMENTADOS SON PROBIÓTICOS?

Los alimentos fermentados se denominan a menudo alimentos probióticos, aunque en realidad muy pocos lo son. Los probióticos son un tipo muy concreto de bacterias, una cepa, que se ha demostrado científicamente que aporta beneficios para la salud si se halla en nuestro organismo en una cantidad determinada. El problema es que, en general, no sabemos qué cepas se encuentran presentes en, por ejemplo, una bo-

> tella de kéfir o un frasco de kimchi, y tampoco lo hacen en una cantidad suficiente para influir de forma determinante en nuestra salud. De todos modos, eso no significa que no nos hagan ningún bien.

¿CUÁNTOS FERMENTADOS NECESITA TU INTESTINO?

En cuanto a los fermentados, basta con tomar una cantidad pequeña con regularidad. Por eso, si no los conoces mucho, no te aconsejo que pases de cero a cien. En cambio, si ya hace tiempo que forman parte de tu dieta, te interesará mucho conocer los resultados de un estudio que hizo la Universidad de Stanford. Los investigadores descubrieron que comer seis o más raciones de alimentos fermentados al día (entendiendo ración como: kombucha, yogur, kéfir, suero de leche y kvass = 170 g; kimchi, chucrut y verduras fermentadas = unos 30-50 g; líquido resultante de la fermentación de las verduras = 50 g) incrementaba la diversidad de bacterias intestinales de los sujetos y reducía su nivel de inflamación al cabo de diez semanas.[5] Entiendo que seis porciones al día te parezcan demasiadas, pero espero que la tabla que te presentaré a continuación te demuestre que la cosa no es para tanto.

En realidad, la clave está en detectar el número de raciones que más te conviene, porque siempre puedes aumentarlas. Recuerda que la mayoría de los estudios, incluido el que acabo de citar, no investigan qué ración es la más adecuada, ni tampoco cuál es la mínima precisa para que tenga efecto, sino que proponen una cantidad generosa que sirva para detectar con mayor claridad los posibles efectos que tienen los fermentos durante el estudio, cuyo marco temporal es breve. En cambio, en tu caso, la carrera es de fondo. Para ti, diez semanas de tu vida no son nada: un abrir y cerrar de ojos. Y eso significa que una cantidad cualquiera de fermento, por pequeña que sea, durante meses, e incluso años, aportará grandes beneficios a tu microbioma intestinal y a tu salud. Por eso, lo mejor es que encuentres el equilibrio que más te convenga.

Comidas	Fermentos	Recuento de raciones
Desayuno	Frutos rojos, **yogur vivo**, frutos secos y semillas, muesli	1
Comida	Atún de lata, papa hervida, ensalada verde, **queso cottage** y **chucrut**	2
Merienda	Manzana y **queso azul sin pasteurizar** untado sobre pan tostado de avena y unos buenos **encurtidos fermentados**	2
Cena	Pollo con arroz frito, **kimchi** y ejotes	1
		6

¿Dónde se compran los fermentados?

Comprar fermentados puede ser un poco caro, aunque, en realidad, te ahorra el tiempo y el esfuerzo que requiere prepararlos por tu cuenta. Los encontrarás en las grandes cadenas de supermercados, en tiendas especializadas en nutrición y dietética o de proveedores que venden por internet de pequeños productores.

FERMENTA TU ESTADO DE ÁNIMO

¿Qué podemos decir de los alimentos fermentados en relación con tu estado de ánimo y cognición? Es fascinante, porque se están hallando pruebas de que existe relación entre la ingesta de alimentos fermentados y la mente. Un estudio que abarcaba una población de más de setecientos individuos analizó un subgrupo que mostraba signos muy claros de estar padeciendo ansiedad. Lo que quedó claro fue que quienes comían alimentos fermentados sentían menos angustia que quienes optaron por otras dietas.[6] En otro estudio se demostró que bebiendo dos vasos de kéfir al día durante solo cuatro semanas, el área del cerebro que rige las emociones cambiaba, y los participantes en ese estudio eran más capaces de interpretar las emociones de los demás.[7] Los alimentos fermentados parece que ayudan a razonar mejor, porque las personas que los consumen a diario tienden a disfrutar de un mejor rendimiento cerebral a lo largo de la vida.[8]

Kéfir
Descubrí el kéfir de adolescente, porque me habló de él una artista que acababa de regresar de Turkmenistán, tras haber pasado un tiempo viajando con nómadas. Esta mujer se había acostumbrado al fuerte sabor ácido que tiene la leche fermentada y, muchísimo antes de que se pusiera de moda, llevaba años preparándose kéfir para su consumo personal. Yo nunca había oído hablar de la fermentación, y cuando me ofreció un vaso de kéfir para que lo probara, me encomendé al cielo para no caer allí desmayada, muerta de envenenamiento. Me lo bebí de un solo trago, y la verdad es que no me sentó nada mal. Desde entonces, beber kéfir se ha convertido en una rutina para mí.

Si quieres iniciarte en este mundo de los alimentos fermentados, prueba un producto lácteo con fermentos vivos, como el yogur o el kéfir. El yogur y el kéfir son la prueba más contundente que tenemos hasta la fecha de que los alimentos fermentados son beneficiosos para las bacterias intestinales y la salud. Tanto el yogur como el kéfir fermentan con unos tipos muy concretos de bacterias, aunque el kéfir contiene un espectro más amplio, igual que algunas levaduras. El kéfir parece influir en la comunicación bidireccional que se establece entre los intestinos y el cerebro. Suministrado a ratones, ha demostrado ser capaz de alterar sus bacterias intestinales e indicar a sus cerebros que liberen una mayor cantidad de neurotransmisor GABA.[9] Beber kéfir a diario influye en el área de la memoria implicada en el reconocimiento de los rostros y los nombres, que también nos recuerda dónde hemos dejado las llaves.[10]

Consejos para la fermentación:

- Prepara tu propio kéfir comprando gránulos por internet y añadiéndolos a la leche. También puedes agregar un poco de kéfir que hayas comprado a la leche fresca que tomes y preparar así kéfir casero. ¡Es mucho más barato! Y además evitas contribuir al uso excesivo de botellas de plástico.

- Si no puedes consumir productos lácteos, o has elegido no hacerlo, puedes preparar kéfir con leche de coco o con agua, aunque así no consumirás tantos tipos de bacterias como las que contiene el kéfir preparado con productos lácteos.

IDEAS PARA TOMAR KÉFIR Y YOGUR

- Muesli para el desayuno mezclado con kéfir o yogur, con frutos rojos y frutos secos tostados, y semillas.
- Avena remojada en kéfir o yogur durante toda la noche mezclada con semillas, avena, fruta deshidratada, manzana, zanahoria rallada y canela.
- Añádelos a los aderezos para la ensalada si quieres que los aliños sean más cremosos.
- Úsalos como ingrediente básico en tus licuados.
- Yogur o kéfir aderezado con ralladura de cítrico como guarnición de platos de carne y verdura.
- Helado de kéfir, o de yogur, endulzado con una combinación de plátano y miel.
- Polos de kéfir con fruta congelada.

Kombucha

La kombucha es un té fermentado que está en boca de todo el mundo, pero del que, sorprendentemente, hay muy pocos estudios relacionados con sus efectos sobre nuestra salud, y aún menos sobre el microbioma de los seres humanos. Uno de los motivos por los que hay que ser muy cautelosos es porque las kombuchas comerciales pueden contener una gran cantidad de azúcares añadidos para que resulten más agradables al paladar. Y eso es porque se añade mucho azúcar al té para alimentar bien a las levaduras y bacterias, y si la kombucha no está bien fermentada, puede seguir conteniendo una gran cantidad. Tampoco digo que no podamos disfrutarla de vez en cuando, pero que no sea porque aporta grandes beneficios a nuestra salud intestinal. La kombucha de verdad tiene un sabor predominantemente ácido, no dulce. Algunos productores comerciales la pasteurizan para que tenga una vida más larga, aunque eso mata a los microbios.

- Mira si tu kombucha lleva azúcares añadidos y, si es el caso, elige una que tenga menos de 5 g de azúcar por ración.
- En la etiqueta debe poner «natural» o «sin pasteurizar» para saber que contiene microbios vivos.
- Si el té ha fermentado de manera tradicional, a veces, el fondo de la botella se ve un poco turbio; eso se debe a las bacterias y la levadura que contiene.

Queso

El queso puede estar hecho con leche pasteurizada o sin pasteurizar. La leche no pasteurizada es la que contiene bacterias vivas, que son precisamente las que mueren cuando se pasteuriza la leche. De todos modos, la mayoría de los quesos, aunque sean pasteurizados, siguen conteniendo bacterias al final del proceso, aunque sean pocas, porque se vuelven a añadir unas cuantas a la leche para poder cuajarla y así, por arte de magia, ¡hacemos queso! En función del tipo de bacterias empleadas en este proceso obtenemos distintos sabores y texturas. Vale la pena decir que los alimentos que contienen leche no pasteurizada tienen un porcentaje más elevado de bacterias nocivas, que pueden intoxicarte; por eso no se recomiendan a embarazadas, a niños o personas que padecen alguna enfermedad o tienen un sistema inmunitario débil.

- Para obtener un mayor aporte de bacterias, elige quesos sin pasteurizar, si puedes, a menos que estés embarazada, tengas un sistema inmunitario débil, no te encuentres bien, o seas un niño. En cualquier caso, si prefieres tomar alimentos pasteurizados, adelante. No hay problema.
- Los quesos curados no contienen necesariamente una mayor cantidad de microbios vivos. El grana padano, el parmesano y el gruyer suizo no tienen trazas de bacterias vivas tras el primer año de maduración.[11]

Los 11 quesos con mayor cantidad de microbios	Tiempo de maduración
Tilsit	2-4 meses
Queso fresco	5 días
Queso suizo	6 meses
Gouda	1 mes
Parmigiano reggiano	2-5 meses
Stilton	Hasta su fecha de caducidad
Provolone	3-10 meses
Pecorino romano	3-10 meses
Muenster	Hasta su fecha de caducidad
Mozzarella	Hasta su fecha de caducidad
Manchego	5 meses

PERO... ¿NO HABÍAMOS QUEDADO EN QUE EL QUESO NO CONVIENE?

El queso contiene grandes cantidades de grasas saturadas, que no convienen para nada al buen funcionamiento de los vasos sanguíneos, incluidos los que aportan nutrientes y proporcionan energía al cerebro. Sin embargo, los efectos de los productos lácteos sobre la salud no solo guardan relación con sus compuestos, sino también con otra cosa llamada «matriz alimentaria». Y no, no vayas a creer ahora que esta matriz tiene algo que ver con la película *The Matrix*, en la que Neo se enfrenta al agente Smith. Estamos hablando de la matriz en la que se disponen las moléculas de un alimento, como en una especie de Tetris en el que hay bloques con el mismo número de cuadrados del mismo color, pero que pueden adoptar distintas disposiciones.

El queso y la mantequilla, a pesar de ser muy parecidos en cuanto a nutrientes, afectan de forma muy diferente a los vasos sanguíneos, probablemente porque su matriz alimentaria lo es, y eso determina que la mantequilla aumente más el colesterol malo que el queso.[12] Las bacterias vivas presentes en la fermentación del queso también contribuyen a evitar en parte el efecto que puedan tener las grasas saturadas en nuestros niveles de colesterol.[13] Lo más probable es que todo dependa de la ración: en un metaanálisis se descubrió que las personas que comían 40 g de queso al día, que equivale al tamaño de una caja de Tic Tac, tendían a tener un 10 por ciento menos de riesgo, en promedio, de padecer enfermedades coronarias e infartos cardiacos que quienes comían ambos alimentos en menor o mayor cantidad que la estudiada.[14]

IDEAS DE COMBINACIONES CON QUESO

- Un tentempié de queso con verduras fermentadas sobre un pan tostado de avena.
- Queso rallado o queso troceado, en ensaladas, o bien espolvoreados en platos de verdura.
- Queso y yogur bien mezclados como aderezo.
- Quesos fundidos e incorporados en salsas, o queso tierno bien licuado hasta que adquiera la textura de un aderezo.

Kimchi, chucrut y verduras fermentadas

Las verduras fermentadas tienen el triplete de la salud intestinal: contienen fibra, polifenoles y microbios vivos, además de vitaminas, minerales y otros compuestos bioactivos. Comer verduras fermentadas puede alterar nuestras bacterias intestinales, y si comemos verduras fermentadas como el kimchi, conseguiremos que disminuya la cantidad de bacterias nocivas que podamos tener presentes en el organismo y lograr que aumenten las beneficiosas.[15]

- Los fermentados vivos se encuentran en la sección de refrigerados.
- Elige fermentados distintos: diviértete y disfruta probando nuevos sabores y combinaciones.
- Al sacar los fermentados del frasco, los utensilios que uses deben estar limpios (¡prohibido meter la cuchara dos veces!), si no quieres que se cuele alguna bacteria patógena en el interior. Lo mismo se aplica a los que prepares en casa: asegúrate de tener las manos limpias.
- Si ves que el fermentado está recubierto de una capa de moho, tíralo. Rascándolo solo eliminarás la parte que se ve. ¿Sabes qué es lo que más altera tu microbioma? Te lo diré: las intoxicaciones alimentarias. No vale la pena, te lo aseguro.

KIMCHI, CHUCRUT Y OTRAS VERDURAS FERMENTADAS

- Con queso y pan tostado crujiente.
- En ensaladas.
- Como guarnición ácida para la carne.
- Con arroz o cereales.
- Sobre un pan tostado con aguacate.

La masa madre

El pan de masa madre no se elabora con levadura comercial, sino con una masa levada de harina, levadura y bacterias denominada «madre». Esta acción microbiana es la que hace que suba la masa. Como el pan de masa madre se cuece en el horno, las bacterias y levaduras vivas mueren durante la cocción, pero eso no significa que el proceso no haya aportado su granito de arena al conjunto. Los panes de masa madre son más digeribles para quienes tienen un aparato digestivo sensible, porque la fermentación rompe en cierta medida el gluten y los fructanos, responsables de los síntomas intestinales desagradables que se pueden experimentar si se consumen en gran cantidad. Los nutrientes de la masa madre se digieren mejor, porque el proceso de fermentación rompe algunos compuestos que bloquean a estos mismos nutrientes.

Muchos supermercados han detectado perfectamente que la masa madre se ha puesto de moda, y se han subido al tren dedicándose a producir una especie de masa madre falsa en cantidades industriales, que no se elabora con la lentitud tradicional que requiere el proceso. Te daré algunos consejos para que te asegures de que lo que compras en el supermercado sea un producto genuino. En la lista de ingredientes que aparece en la parte posterior del envoltorio deberías ver lo siguiente:

- Contiene exclusivamente harina, agua y sal.
- No se elabora con levadura comercial.
- La fecha de caducidad debe ser corta; no debería abarcar semanas ni meses.

Recuerda también que el hecho de que el pan esté elaborado con masa madre no significa que tenga un alto contenido en fibra. Esto depende del tipo de harina utilizada, y de si contiene semillas. A veces, el pan que compramos en el supermercado puede contener una mayor cantidad de fibra, y es una opción tan buena como cualquier otra, si no mejor, para tus bacterias intestinales.

¿CÓMO ELEGIR EL PAN?

Cosas que hay que tener en cuenta al comprar pan:
- ¿Es de harina integral o de centeno?
- ¿Contiene semillas?
- ¿Es de masa madre?
- ¿Cuál es su proporción de fibra y carbohidratos?
- ¿Está rico?

La última pregunta no es negociable: ¿qué sentido tiene comprar un pan que no te gusta?

PONLO EN PRÁCTICA...

Lo que voy a hacer es...

_____

_____

Por ejemplo:
- Comprar verduras fermentadas para probarlas.
- Añadir kéfir al licuado que tomo por las mañanas.
- Tomar un tentempié de queso, manzana y *hot cake* de avena.

Para poder…

_____

[Consejo del método del intestino genial que quieres aplicar].
Por ejemplo: Comer dos/cuatro/seis fermentos todos los días.
Y así…

_____

[Tu motivación para aplicar el método del intestino genial].
Por ejemplo: ¡Me sentiré como nunca!

Vamos a digerir todo esto

- Las bacterias y la levadura rompen los almidones y azúcares durante el proceso de fermentación y alteran los nutrientes, el sabor y el aspecto de los alimentos.
- Los fermentos vivos contienen bacterias que siguen vivas al ingerirlas y que pueden llegar a sumar nuevos tipos de bacterias a tu microbioma intestinal.
- Los alimentos fermentados que contienen bacterias no vivas porque han sido neutralizadas durante la cocción, la pasteurización o el proceso de envasado siguen aportando beneficios a nuestra salud.
- Comer más de seis alimentos fermentados al día puede incrementar la diversidad de nuestras bacterias intestinales y reducir el exceso de inflamación, pero, ingeridos en menor cantidad, siempre que sea con regularidad, también actúan.

TRUCO N.º 5: CENA TEMPRANO

Somos animales de costumbres, mucho más de lo que parece. ¿Nunca te has despertado, has mirado el despertador y has visto que faltaba un minuto para que sonara la alarma? Aunque parezca raro, en realidad esto se debe a que el cuerpo cuenta muy bien el paso del tiempo, y le encanta seguir su propio horario. Aunque tú no seas así, tu cuerpo sí tiene una personalidad del tipo A, que son esas personas que llevan la agenda bien organizada y clasificada por colores. Por eso, cuando te vas de vacaciones en avión a un destino cálido y maravilloso en un huso horario completamente distinto, esa rutina tan ordenada que sigue tu cuerpo se altera, y durante las primeras noches te despiertas a horas rarísimas. Evidentemente, la evolución humana nunca tuvo que plantearse la necesidad de adaptarse a la velocidad de los viajes en avión. Y lo más probable es que, si el cuerpo pudiera elegir, solo viajaríamos a caballo o a pie.

El cuerpo funciona según un reloj interno que está adaptado a la luz y la oscuridad del día y de la noche. Los ojos le dicen al cerebro —en concreto, al hipotálamo, que coordina las funciones inconscientes como la respiración, el ritmo cardiaco y la temperatura corporal— si está o no oscuro. El cuerpo sigue el ritmo de este reloj, y se prepara para determinadas funciones en momentos muy concretos. Además, también contamos con otro reloj que se ocupa de nuestras rutinas alimentarias, muy relacionado con el reloj corporal principal. El microbioma intestinal fluctúa, y aumenta o disminuye a lo largo del día en sincronía con tus comidas y tu reloj corporal. Las bacterias intestinales participan en la comunicación del tiempo a los órganos de tu cuerpo, por ejemplo, al hígado, y les recuerdan su horario.[1] Comer a horas alineadas con los ritmos naturales de tu reloj corporal te servirá para cuidar mejor de tu microbioma intestinal.[2]

Cena temprano

El cuerpo está estructurado biológicamente para digerir los alimentos y absorber los nutrientes cuando toca estar activos y despiertos, no cuando toca estar dormidos. Eso no significa que tu cuerpo no digiera nada durante el sueño, sí lo hace; lo que pasa es que no es tan eficaz como durante la vigilia. No cenar demasiado tarde por las noches dará a tu cuerpo la posibilidad de centrarse en la digestión, porque el organismo va más lento al prepararse para lo que viene a continuación. En una ocasión se hizo un estudio reducido, pero muy bien controlado, en el que los participantes se acostaban todos a la misma hora: las once de la noche. Unos habían cenado a las seis, y el resto más tarde, a las diez. Pues bien, quienes cenaban pronto mostraron niveles hormonales de cortisol más bajos, a pesar de haber comido lo mismo que los otros.[3] Comer una hora antes de acostarse también puede afectar a la calidad del sueño.

El intervalo horario de alimentación

Una forma muy sofisticada de alinear las comidas con nuestro reloj corporal es el ayuno intermitente (AI). El ayuno intermitente es el intervalo de horas que dedicas a las comidas del día para dar a tu organismo la oportunidad de tener más tiempo para reposar y digerir los alimentos. El AI solo es un término técnico usado para denominar tu intervalo horario de alimentación; es decir, la franja horaria que comprende desde que empiezas a comer por la mañana hasta el último bocado que das al final del día. En otras palabras, si tomas unos huevos duros y un pan tostado con aguacate para desayunar a las nueve de la mañana y luego cenas a las siete, tu intervalo horario de alimentación es el tiempo transcurrido entre una comida y otra; es decir, unas diez horas. Cuando el intervalo horario de alimentación es de diez horas, nuestro estado de ánimo mejora, tenemos más energía y menos hambre, y nuestro rendimiento cognitivo también es mejor.[4, 5]

¿Cuál es tu intervalo horario de alimentación?

Prueba a calcular tu intervalo horario de alimentación anotando en las casillas siguientes la primera y la última vez que comiste durante el día; y calculando las horas transcurridas entre ambas.

Hora de tu primera comida	Hora de tu última comida	Intervalo horario de alimentación (número de horas transcurridas entre ambas)

El AI influye en lo siguiente:

- Duermes mejor por las noches.
- En general, no tienes tanta hambre.
- Tienes más energía.
- Aumenta la diversidad de tus bacterias intestinales.

- Mejora tu nivel de azúcar en sangre, y mejora el control de las grasas.
- Mejora tu tensión arterial.

Muchos de los beneficios que aporta el ayuno intermitente se deben al trabajo que realiza el microbioma intestinal. Como nos sucede a nosotros, las bacterias intestinales también necesitan un bien merecido periodo de ayuno durante la noche, que estimule la proliferación de distintos tipos de bacterias y permita crecer a las beneficiosas.[6]

¿SE PUEDE COMER O BEBER FUERA DEL INTERVALO HORARIO DE ALIMENTACIÓN?

Es importante que recuerdes que estos trucos que te doy no son reglas estrictas que debes aplicar de inmediato y a rajatabla. Si tienes hambre, sé flexible, escucha lo que te dice el cuerpo y come si lo necesitas.

Proponte seguir un intervalo horario de alimentación de diez horas. Intenta que tu última comida sea un poco antes de la hora acostumbrada, y luego obsérvate bien para ver cómo te sienta. Tienes que encontrar la manera de adaptarte a esta nueva costumbre para poder seguirla con regularidad (casi todos los días). Recuerda que cualquier consejo relacionado con la salud no es una norma estricta que debas cumplir de inmediato. Es una herramienta que puedes utilizar a menudo, siempre que sea posible, y en el momento en que más te convenga. Yo soy de las que creen firmemente que, por el hecho de estar siguiendo un AI, no deberías dejar de salir a cenar con tus amigos.

PONLO EN PRÁCTICA...

Lo que voy a hacer es...

_____

_____

Por ejemplo:

- Bloquear en mi agenda la hora de la comida para poder comer siempre a la misma hora.
- Dejar preparados varios platos en el refrigerador por si un día salgo tarde del trabajo. Así tendré la cena preparada cuando llegue a casa.
- Poner una alarma que me recuerde que debo empezar a preparar la cena antes de la hora acostumbrada.

Para poder...

_____

[Consejo del método del intestino genial que quieres aplicar].
Por ejemplo: Cenar más temprano, sobre las [...] y establecer un intervalo horario de alimentación de diez horas [decide el que más te convenga].
Y así...

_____

[Tu motivación para aplicar el método del intestino genial].
Por ejemplo: ¡Me sentiré como nunca!

VAMOS A DIGERIR TODO ESTO

- Tu intervalo horario de alimentación es el tiempo que transcurre entre la primera y la última comida que haces al día.
- Proponte fijarte un intervalo horario de alimentación si quieres tener buen humor y sentir más energía.

- El cuerpo sigue un reloj corporal propio, y además le encantan las rutinas. Comer siempre a la misma hora te ayudará a digerir mejor, porque así tu cuerpo sabrá cuándo es su hora de comer.
- Sé flexible: observa si tienes hambre y come si lo necesitas, aunque sea fuera de tu intervalo horario de alimentación.
- No permitas que el AI se entrometa cuando quieras salir a disfrutar de una cena con tus amigos.

TRUCO N.° 6: COME PESCADO AZUL DOS VECES POR SEMANA

Si relacionamos el pescado azul con la salud es por su incidencia en el cerebro. Y no es una banalidad. Lo que quizá te sorprenda es que también es fantástico para el microbioma intestinal, a pesar de su nulo contenido en fibra. El pescado contiene unos ácidos grasos llamados omega-3 que afectan al cerebro y al microbioma intestinal.

Los ácidos grasos omega-3 contribuyen a que las bacterias intestinales generen una gran cantidad de estos ácidos grasos de cadena corta tan beneficiosos para nosotros.[1] Las personas que tienen unos niveles más elevados de ácidos grasos omega-3 en sangre poseen un microbioma intestinal más diverso y una mayor cantidad de bacterias beneficiosas, aunque no consuman mucha fibra.[2] Sorprendentemente, el pescado también puede contener una mínima cantidad de polifenoles, debido a las algas que consumen, que son tan ricas en polifenoles que estos se transfieren a su organismo y permanecen en él.[3]

Retomemos el tema del cerebro y los ácidos grasos omega-3. El cerebro contiene un 75 por ciento de agua, pero, si lo tendiéramos al sol para secarlo, veríamos que el 60 por ciento de lo que quedara serían grasas. Y un tercio de ellas son los ácidos grasos omega-3 o, en concreto, un tipo de ácido omega-3 llamado DHA. Los omega-3 son cruciales para determinar el buen funcionamiento cerebral en todas las etapas vitales.

Los tres ácidos grasos omega-3 principales son:

- El ácido docosahexaenoico (DHA).
- El ácido eicosapentaenoico (EPA).
- El ácido alfa-linolénico (ALA).

El DHA es el más relevante para el cerebro, porque forma parte de las membranas de las células cerebrales, incluidas las neuronas. Y, además, debe obtenerse de los alimentos para tener la cantidad requerida para nutrir el cerebro. El pescado es una fuente extraordinaria de DHA, pero también contiene ALA omega-3 en alimentos de origen vegetal como las nueces, la linaza y la chía. El problema es que el ALA no es capaz de transformarse bien en el DHA que requiere el cerebro, y por eso puede ser más difícil acumular la cantidad necesaria.

Fuentes alimentarias de DHA y EPA	Fuentes alimentarias de ALA*
Origen animal: pescado azul, como salmón, caballa, sardinas, trucha, atún, langostinos, espadines y huevas de pescado. Origen vegetal: complementos alimenticios a base de aceite de algas.	Origen vegetal: linaza, chía, semillas de cáñamo y nueces.

¡A COMER PESCADO SE HA DICHO!

En un metaanálisis de 2019 a partir de ensayos aleatorios controlados, se descubrió que tomar un complemento de 1 g o más de ácidos omega-3 al día (DHA y EPA) paliaba significativamente la

---

* Recuerda que nos cuesta mucho transformar el ALA omega-3 en DHA, porque el proceso es lento, y nuestro cuerpo solo fabrica EPA y DHA en pequeñas cantidades.

sintomatología depresiva.[4] Tomar un complemento alimentario no es lo mismo que comer un buen trozo de pescado, pero la idea de tomar un complemento ya nos está indicando que quizá deberíamos comer más pescado que el que indica la pauta orientativa de nuestro país, según la cual deberíamos tomar al menos una ración de pescado azul a la semana (que, en realidad, solo aporta la mitad de los ácidos grasos omega-3 que hemos indicado). El ensayo SMILES sobre la relación entre alimentación y estado de ánimo[5] recomendaba tomar al menos dos raciones de pescado azul a la semana, porque eso proporcionaba al menos 6 g de ácidos grasos omega-3, una cantidad semanal equivalente a la que aportan los complementos de omega-3 que aparecen en ese metaanálisis sobre la depresión.

Principales fuentes alimentarias de ácidos grasos omega-3	Ácidos grasos omega-3 (g / 100 g)
Nueces*	7.5
Caballa	4.8
Filetes de arenque ahumado	3.4
Salmón de piscifactoría	3.3
Espadines	2.7
Salmón salvaje	2.6
Sardinas	2.5
Arenque	1.8
Trucha	1.7
Lubina	1.7

* Recuerda que estos contienen omega-3 ALA y que tu cuerpo los convierte en DHA con mayor dificultad, un proceso lento que produce solo pequeñas cantidades de EPA y DHA.

Las personas que comen pescado con regularidad tienden a retener una mayor cantidad de materia gris en las áreas centrales del cerebro, como el hipocampo y el córtex prefrontal, durante la última etapa de su vida,[6] y eso implica que su función cognitiva es superior, buena señal de que el cerebro está en forma. Comer más de cuatro raciones de pescado a la semana, y no me refiero solo al pescado azul (que sería el doble de lo que se recomienda orientativamente en el Reino Unido), implicaría que el deterioro de la memoria producto de la edad sería más lento. Por otro lado, los que consumen más pescado de mayores tienden a tener una capacidad memorística muy parecida a la de personas cuatro años más jóvenes.[7] De hecho, los investigadores que evaluaron el estilo de vida de casi ocho mil participantes en un periodo de entre cinco y diez años descubrieron que comer pescado era uno de los factores nutricionales más importantes en estos individuos para tener unas facultades mentales bastante mejores que la población de su misma edad[8] (¿acaso hay alguien que no desee secretamente destacar sobre los demás?).

Descubre qué pescado te hace ojitos y… ¡ve por él! No importa que sea en forma de sushi, curri de pescado, huevos revueltos con salmón ahumado… Y tampoco que te lances a asar un pescado entero relleno de hierbas de olor y limón en la parrillada que celebras cada verano.

COMPRA PESCADO, PERO QUE SEA SOSTENIBLE

El 80 por ciento del marisco que comemos se divide en solo cinco especies. Dado que en la actualidad una tercera parte del pescado que se captura es producto de haber cruzado los límites de lo sostenible, es importante que valores cuál comprar pensando en el planeta, y no solo en tu salud y en el sabor. El pescado del supermercado lleva una etiqueta que indica si es de origen sostenible, por eso vale la pena comprobarlo al hacer las compras (deben constar las palabras «orgánico» o «sostenible»). Además, el pescado orgánico tiene un menor impacto medioambiental. Su sostenibilidad dependerá de la especie, el modo de captura, o si ha sido criado en piscifactoría, y también de su origen geográfico. Si lo que buscas es una opción más sostenible, intenta hacer estas sustituciones:

Atún rojo o atún claro → capturado con caña y líneas de mano, o bien atún blanco.

Langostinos o langostinos tigre → langostinos de granja o certificados.

Salmón salvaje del Atlántico → salmón del Pacífico originario de Alaska, salmón orgánico o procedente de piscifactorías certificadas, o bien trucha de piscifactoría.

Asimismo, si quieres un pescado azul sostenible, también puedes comer sardinas, mejillones, cangrejo, arenques, anchoas y caballa.

Si compras el pescado en tu pescadería habitual, o en el puesto del supermercado, infórmate sobre su procedencia y cómo ha sido capturado.

EL DHA OMEGA-3 NO ES NADIE SIN SUS AMIGOS

El pescado no solo es una fuente valiosísima de proteínas y ácidos grasos omega-3, sino que también contiene vitaminas B, colina y hierro, que son muy importantes para el cerebro y trabajan con el DHA omega-3. El DHA, como cualquier superestrella que se precie, necesita un equipo entre bambalinas para hacerlo brillar. El DHA depende de las vitaminas B y de la colina para hacer bien su trabajo, porque si no va acompañado de ambas, la cosa no sale bien. Eso seguramente explica cierta confusión reinante en torno a los complementos de omega-3 y su relación con el estado de ánimo y la cognición, porque algunos estudios demuestran que ejercen cierta influencia y otros, en cambio, dicen que no.

El DHA depende de otros nutrientes para acceder al cerebro, como las vitaminas B y la colina porque, francamente, ¿quién se presenta de improviso en una fiesta completamente solo? Los más valientes, claro. La mayoría preferimos quedar antes con un par de amigos para entrar juntos. Para que el DHA esté disponible para tu

cerebro, debe llegar a él en forma de otra grasa denominada fosfatidilcolina, en la que el DHA se une a la colina gracias a las vitaminas
B; solo entonces Cenicienta puede ir al baile. La fosfatidilcolina es
relevante para las membranas celulares de las neuronas cerebrales,
y es esencial que funcionen bien. La colina también se encuentra en
la carne y en los huevos; y las vitaminas B, en las verduras de hojas
color verde oscuro.

DHA omega-3 + vitamina B + colina
(+ otros componentes) → fosfatidilcolina

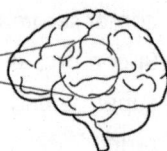

Ilustración 12. El DHA necesita otros componentes para actuar en el cerebro.

AL COMPRAR, CUANTO MÁS FRESCO, MEJOR

Para elegir un pescado fresco, mira si le brillan los ojos y si tiene las
agallas de color rojo. Cuando el pescado no está fresco, tiene los ojos
secos y turbios; y las agallas son de un color mortecino cuando deberían ser de un rojo vivo intenso. Si no las tienes todas, o el pescado
elegido ya ha sido fileteado, siempre puedes preguntar a la persona
de la pescadería que te diga si está fresco.

COCINA BIEN EL PESCADO

¿Sabes lo mejor del pescado? Que se cuece muy deprisa: puedes tener
la comida lista en menos de quince minutos si lo haces al horno; o incluso antes si lo haces en un sartén. De todos modos, recuerdo que
cuando aprendí a cocinar, me aterraba el pescado, y estuve mucho

tiempo evitándolo. Me preocupaba que me quedara crudo por dentro o, aún peor, que se me pasara y quedara seco y correoso. Te lo cuento para que, si te pasa algo parecido, consideres esto una señal y pierdas ese miedo que no te deja avanzar.

¿LO HACEMOS EN EL SARTÉN?

El sartén es lo más indicado para el pescado fileteado, como la caballa o el lenguado. Si el trozo es más grueso, como un lomo de salmón, lo mejor es al horno. Al freír pescado, el truco es secar el filete con papel de cocina para eliminar el exceso de humedad y evitar que se pegue. Calienta bien el sartén (pon la mano por encima para notar que el calor sea intenso). Solo cuando esté muy caliente podrás añadir un chorrito de aceite y el pescado. Aquí es cuando vas a tener que ser valiente y resistirte a tocarlo o a pincharlo durante unos minutos; si no, se pegará. ¡Pero respira, por favor! Te saldrá bien. Al cabo de unos minutos, verás que los laterales empiezan a secarse y dejan de ser translúcidos. Ese es el momento de darle la vuelta. Repite la misma operación y resístete a la idea de tocarlo hasta que transcurran unos minutos. ¡Así es cómo te saldrá bien!

¿LO HACEMOS AL HORNO?

La regla de oro para el salmón, y la mayoría de los lomos de pescado, es cocinarlos entre diez y quince minutos a 180 °C en el horno, aunque dependerá del grosor de la pieza. Si te angustia que se te pase, el secreto para que quede jugoso, y que nunca falla, es envuelto en papel aluminio. Envuelve el lomo de pescado en papel de horno intentando que el interior quede holgado y añade allí vino blanco, por ejemplo, o un poco de aceite de oliva extra virgen con unas rodajas de limón y unas hierbas de olor: lo que prefieras. Cierra el paquetito y cocínalo en el horno hasta que el pescado esté hecho. ¡Ya me darás las gracias cuando toque limpiar!

¿CÓMO SABEMOS QUE YA ESTÁ?

Cuando la carne deje de ser translúcida. Verás que los jugos que desprende empiezan a ser blancos, y que el lomo se separa en láminas solo con la ayuda de un tenedor. Si tienes dudas, haz un corte en la parte más grasa del pescado y compruébalo directamente. Es la mejor forma de ir ganando confianza hasta el día en que puedas decir que ya está listo solo con mirarlo. Y no te preocupes; a la gente le interesa más el sabor que el aspecto que pueda tener la pieza.

SI NO COMO PESCADO, ¿QUÉ HAGO?

Las fuentes nutricionales de origen vegetal que contienen ácidos grasos omega-3, como las nueces, la linaza y la chía, contienen ALA, que el cuerpo se esfuerza en transformar en DHA. Además, hay algunas algas que generan DHA y el EPA de forma natural. Los complementos nutricionales de aceite de algas pueden ser una buena alternativa al pescado o a los complementos de aceite de pescado omega-3 si sigues una dieta vegetariana o vegana, no puedes o no quieres comer pescado o, sencillamente, no te gusta. Intenta asegurarte de consumir una cantidad adecuada de alimentos ricos en vitaminas B, como, por ejemplo, verduras de hojas de color verde oscuro, cereales integrales y legumbres.

UNA ADVERTENCIA SOBRE EL PESCADO: EL MERCURIO

El mercurio es un elemento natural, pero, por culpa de la contaminación industrial, hay demasiada cantidad en el mar. Y es dañino si se consume en exceso. El mercurio se acumula en todo tipo de pescados, sea cual sea su procedencia, siempre veremos que contienen una pequeña cantidad de este metal. De todos modos, hay peces que tienen más mercurio que otros, sobre todo los de mayor tamaño o los que han vivido más años. Por eso se dice que si estás embarazada, o lo estás intentando, no comas tiburón, pez espada o marlin, y tampoco comas más de cuatro latas de atún a la semana, porque el mercurio en cantidades elevadas podría dañar el sistema nervioso del feto que estás gestando.

Sin embargo, como sucede prácticamente con todo, lo fundamental es la dosis; es decir, la cantidad de pescado que comas y la regularidad con que lo hagas. Para la mayoría, el consumo de pescados de gran tamaño no entraña ningún problema, pero si te preocupa el mercurio, siempre puedes optar por comer pescados más pequeños, como sardinas, boquerones y caballa, o bien marisco, como almejas, cangrejo de mar y cangrejo de río. El salmón y la trucha, por lo general, tienen un bajo contenido en mercurio.

PONLO EN PRÁCTICA...

Lo que voy a hacer es...

_____

Por ejemplo:
- Me haré con una buena provisión de langostinos congelados.
- Añadiré trucha o salmón orgánicos a mi lista del súper semanal.
- Me aseguraré de tener latas de atún y sardinas en la despensa para disponer de ellas en cualquier momento.
- Esta noche me prepararé un buen plato de langostinos salteados con verduras.

Para poder...

_____

[Consejo del método del intestino genial que quieres aplicar].

Por ejemplo: Comer pescado azul dos veces por semana.
Y así...

[Tu motivación para aplicar el método del intestino genial].
Por ejemplo: ¡Me sentiré como nunca!

Vamos a digerir todo esto

- Los ácidos grasos omega-3 son unas grasas que propician que tengamos un microbioma intestinal diverso y son cruciales para el cerebro.
- Existe un ácido omega-3 en concreto, llamado DHA, que forma parte de las membranas celulares de las neuronas del cerebro.
- Proponte comer al menos dos raciones de pescado azul a la semana.
- Intenta elegir pescados sostenibles.

TRUCO N.º 7: ÚNETE AL LADO OSCURO

El chocolate es, sin duda alguna, uno de los mayores placeres que existen en la vida, ¿no crees? Quienes, como yo, nos hemos criado en el Reino Unido tenemos grabado en el cerebro un anuncio de televisión de M&S de la primera década del siglo XXI que, con una voz muy sensual, mostraba imágenes de un chocolate para fundir que se derretía lentamente. Y como somos seres humanos, no robots, es comprensible que nos guste comer algo dulce de vez en cuando, y que a veces incluso se nos antoje. Es entonces cuando comer un trocito de chocolate amargo con un 85 por ciento de cacao nos va a ir de perlas, porque saciará nuestra necesidad imperiosa de algo dulce.

Por qué hay que dar las gracias al chocolate amargo

- El chocolate amargo es, sorprendentemente, muy rico en fibra. Contiene, nada más y nada menos, ¡11 g de fibra por cada 100 g!
- El cacao en polvo es especialmente rico en polifenoles: cuanto más elevado sea el contenido de cacao del chocolate, más polifenoles tendrá.

- Contiene teobromina, alias «el manjar de los dioses». La teobromina procede de la misma familia que la cafeína, aunque su subidón es más suave. También actúa como vasodilatador, por lo que mejora el riego sanguíneo y hace que la sangre envíe más oxígeno y nutrientes al cerebro, con lo que la persona se siente más alerta y centrada.
- El chocolate contiene compuestos que imitan la anandamida, un neurotransmisor que puede hacerte sentir alegría, y feniletilamina, que actúa como autorregulador de las hormonas de la felicidad y hace que te sientas de buen humor.[1]
- Satisface el antojo de comer algo dulce.

¿El chocolate amargo con un 85 por ciento de cacao es el preferido de los intestinos y el cerebro? Un ensayo halló que comer 30 g (unas dos onzas) al día de chocolate amargo con un 85 por ciento de cacao (no un 70 por ciento, por desgracia) mejoraba el estado de ánimo de los participantes en el ensayo, y también su diversidad bacteriana. Los investigadores encontraron un vínculo muy estrecho entre el estado de ánimo y determinados grupos de bacterias (de lo que deducían que, si el chocolate mejora el ánimo, es porque el microbioma intestinal influye en él).[2]

DISFRUTA DE TU RACIÓN DE CHOCOLATE AMARGO CON UN 85 POR CIENTO DE CACAO

El chocolate amargo de verdad tiene un sabor potente, muy intenso. Si te cuesta mucho saborear el chocolate 85 por ciento, elige alguna variedad que lleve frutos secos, que aportan más dulzor y mejor textura, y así, de paso, ingieres más fibra. Esta es la mejor opción si lo que buscas es comer algo dulce de postre, o si quieres picotear algo dulce a media tarde.

Prueba con alguna de estas combinaciones que te presento a continuación si quieres ingerir un mínimo de 5 g de fibra.

Alimento	Cantidad (en g)	Fibra (en g)	Total (en g)
Chocolate amargo 85 %	30 (2 onzas)	3.5	6.6
1 pera pequeña	115	3.1	
Chocolate amargo 85 %	30	3.5	5.0
3 fresas medianas	39	1.5	
Chocolate amargo 85 %	30	3.5	5.5
10 frambuesas	40	2.0	
Chocolate amargo 85 %	30	3.5	5.6
1 manzana mediana	174	2.1	
Chocolate amargo 85 %	30	3.5	5.3
3 chabacanos deshidratados	24	1.8	
Chocolate amargo 85 %	30	3.5	6.1
1 puñado de mezcla de frutos secos	30	2.6	
Chocolate amargo 85 %	30	3.5	5.1
1 mandarina pequeña	40	0.6	
1 galleta de avena	11	1.0	
Chocolate amargo 85 %	30	3.5	5.6
Almendras (10 enteras)	10	1.6	
Pasas (1 cucharada)	18	0.5	
Chocolate amargo 85 %	30	3.5	5.1
2 ciruelas	16	0.8	
Nuez de la India (10 enteras)	18	0.8	
Chocolate amargo 85 %	30	3.5	5.6
Palomitas de maíz (3 puñados)	15	2.1	

Ponlo en práctica...

Lo que voy a hacer es...

_____

_____

Por ejemplo:

Tener siempre en la despensa tabletas de chocolate amargo 85 por ciento.

Combinar la ingesta de chocolate con almendras y fruta.

¡Disfrutar!

Para poder...

_____

[Consejo del método del intestino genial que quieres aplicar].

Por ejemplo: Satisfacer el antojo de dulce.

Y así...

_____

[Tu motivación para aplicar el método del intestino genial].

Por ejemplo: Sentiré un mayor equilibrio y más energía.

Vamos a digerir todo esto

- El chocolate amargo contiene, curiosamente, una gran cantidad de fibra, y es una fuente muy rica de polifenoles.
- El chocolate amargo contiene compuestos que hacen que te sientas bien.
- El chocolate amargo 85 por ciento puede alterar las bacterias intestinales, que están muy relacionadas con los cambios de humor.
- Combina el chocolate amargo con fruta o frutos secos después de las comidas, si se te antoja comer algo dulce, o comerlo como un tentempié que te aporte 5 g de fibra.

TRUCO N.° 8: POTENCIA TU DESAYUNO CON PROTEÍNAS Y FIBRA

Yo soy de las que creen firmemente en el desayuno. Lo que me molesta muchísimo del debate de si desayunar o no desayunar es que todo parece girar en torno al peso. Parece que no se ha llegado a una conclusión a ese respecto (pero, por lo que yo he investigado, no hay ninguna relación entre ambas cosas).[1] Sin embargo, hay más motivos que justifican hablar del desayuno. Por ejemplo, tu salud, estado de ánimo, niveles de energía y capacidad cognitiva. Y todo eso sin olvidar el microbioma intestinal, que parece haber quedado al margen de esta discusión. Hay que cambiar el panorama. Saltarse el desayuno hace que sientas más fatiga; y también más ansiedad.[2] Además, tendrás carencias nutricionales considerables en el día a día. Por eso, si eres de esas personas que se saltan el desayuno y van por la vida propulsadas por los vapores del café, espero poder convencerte para que recuperes la buena costumbre de desayunar.

¿NO TIENES HAMBRE POR LAS MAÑANAS?

Tu cuerpo es extremadamente adaptativo; por eso, si te saltas el desayuno regularmente, con el tiempo, tu cuerpo aprende que no va a recibir alimento, y eso podría impedirle captar las señales que le indican que tienes hambre. Esta dinámica funciona en ambos sentidos; por eso puedes reentrenarlo para que reconozca el momento del desayuno. Quizá tarde un poco en reaprender la rutina, pero, mientras tanto, actúa.

Empieza con cantidades pequeñas de alimentos ligeros. Un buen punto de partida puede ser:

- Un licuado.
- Un yogur griego o un kéfir con fruta, frutos secos y semillas.
- Un huevo duro, espinacas y una tarta de queso feta.
- Un pan tostado con crema de cacahuate y unas rodajas de plátano.

Intenta comer a la misma hora cada mañana: tu cuerpo tiene su propio reloj interno, acostumbrado a comer a determinadas horas del día. Desayuna siempre a la misma hora por las mañanas (si puedes), eso le ayudará a entender que estás siguiendo una rutina, y a reconocer cuándo es la hora de comer.

Empieza moviendo el cuerpo: hacer ejercicio por las mañanas puede contribuir a despertar tu metabolismo, y también el apetito. Puedes ir a caminar, hacer estiramientos, correr o seguir una clase dirigida.

¡A TUS BACTERIAS INTESTINALES LES ENCANTA ROMPER EL AYUNO!

Las personas que se saltan el desayuno tienden a comer peor que las que desayunan,[3] y eso implica que sus bacterias intestinales no están tan bien alimentadas. Saltarnos el desayuno no nos permite absorber la cantidad de fibra diaria que necesita el microbioma intestinal. Y eso sucede invariablemente en todos los países, desde el Reino Unido a Estados Unidos, pasando por México y Australia: las personas que se saltan el desayuno consumen menos fibra, vitaminas y minerales que las que desayunan bien.[4] Gran parte de estos nutrientes son muy importantes para el cerebro, como las vitaminas B. Quienes se saltan el desayuno, por otro lado, tienden más a picotear y a comer menos alimentos saludables.

Desayunar bien parece que nos hace más felices. Hay estudios que demuestran que las personas que desayunan cada día son las más felices; mientras que quienes no desayunan nunca tienen un estado de ánimo bajo.[5, 6] Un metaanálisis de varios estudios seleccionados, en los que participaron más de cuarenta mil personas, reveló que quienes se saltaban el desayuno tenían una mayor probabilidad de padecer depresión y más tendencia a estresarse, y que eso sucedía en todos los grupos de edad.[7]

Ahora que no nos oye nadie, vamos a hablar en serio: ¿verdad que desayunas a toda prisa y el desayuno es lo último en lo que piensas antes de salir de casa? Te has acostumbrado a agarrar un pan tostado o un tazón de cereal y comértelos a toda prisa, ya sea antes de salir por la puerta o en la mesa del trabajo. Pues bien, piensa que ahora tienes la gran oportunidad de convertir el desayuno en un momento especial, sobre todo tras este breve jalón de orejas que te acabo de dar. Desayunar te sentará bien y te permitirá aguantar toda la jornada.

DA A TUS BACTERIAS INTESTINALES UN DESAYUNO RICO EN FIBRA

El desayuno definitivo lo tienes en el capítulo 19 de este libro. Ahí te explico unas cuantas maneras de combinar los alimentos para sentir saciedad y mucha energía. En este apartado nos vamos a centrar en el aporte de fibra, y en el miniapartado siguiente, en el de proteína, que obtenemos de distintos desayunos, para que puedas afrontar tu día a día de forma victoriosa. Empecemos por la fibra que tanto necesitan tus bacterias intestinales.

Para empezar, prepara un buen desayuno para tus intestinos. Dales:

- **Cereales enteros:** por ejemplo, un pan tostado integral, cereales integrales o avena cocida.
- **Fruta:** por ejemplo, frutos rojos, fruta tropical, manzanas o peras al horno.
- **Verduras:** por ejemplo, licuados vegetales, guisado de espinacas, zanahoria rallada y mezclada en un muesli suizo (bircher) o jitomates asados.
- **Legumbres y leguminosas:** por ejemplo, humus o *shakshuka* con alubias.
- **Frutos secos y semillas:** por ejemplo, espolvoreados sobre un sabroso pan tostado untado con crema de frutos secos.
- **Alimentos fermentados:** por ejemplo, kéfir o yogur, o verduras fermentadas sobre un pan tostado de aguacate o con huevos.

AÑADIENDO PROTEÍNA TENDREMOS MENOS ANTOJOS

Los científicos descubrieron que desayunar bien reduce significativamente los antojos de dulce y salado durante el día, pero que los desayunos ricos en proteína eran los que más reducían los antojos de alimentos salados y poco densos en nutrientes.[8, 9] El truco consiste en añadir fibra y proteínas al desayuno. Piensa que estás dando de desayunar a tus bacterias intestinales, y que estas activarán de inmediato la producción de ácidos grasos de cadena corta, y, a su vez, prepararán tu cuerpo para que te sea más fácil volver a comer alimentos saludables para el intestino cuando se presente la ocasión.

Apúntate unas cuantas obviedades para incorporar a tu desayuno:

- **De 20 a 30 g de proteína:** mantendrá altos tus niveles de saciedad y energía durante buena parte del día. La proteína está en los huevos, el salmón ahumado, el queso cottage, el yogur griego y las cremas para untar de frutos secos.

- **Fibra y polifenoles para tus bacterias intestinales:** cereales enteros, alimentos de origen vegetal, fruta, legumbres y leguminosas, pan con semillas de centeno, frutos del bosque, jitomates asados y espinacas.
- **Fermentados (si se te antojan):** kéfir, yogur, panes de masa madre y verduras fermentadas.

AL PREPARAR EL DESAYUNO, PIENSA SI PUEDES AÑADIRLE VEGETALES O FRUTA

Por ejemplo…

- Manzana fileteada en tu avena cocida.
- Calabacita, espinacas y hierbas de olor a unos huevos revueltos.
- Unas frambuesas sobre un pan tostado untado de crema de frutos secos y mermelada.

Los frutos secos, las semillas y lo que conocemos como salvados, por ejemplo, el salvado de trigo y el de avena, son especialmente ricos en fibra, y fantásticos para complementar un desayuno.

Recuerda que estás haciendo cambios que aplicarás la mayoría de los días, pero no se trata de seguir unas normas estrictas e inflexibles. No tires tus cereales favoritos a la basura, esos con tanto azúcar, porque en alguna ocasión podrás darte un capricho y comértelos con un yogur griego, fruta, unos frutos secos y unas cuantas semillas para recibir una buena aportación de proteína y darte una buena dosis de fibra, que es muy buena para los intestinos.

En la tabla que aparece a continuación verás tres ejemplos de desayunos que te aportarán unos 10 g de fibra y unos 20 g o más de proteína. Plantéatelo como una guía orientativa, en lugar de considerar que te estoy dictando cantidades fijas; quizá quieras comer más o menos en función del hambre que sientas y de las señales de saciedad que te envíe el cuerpo ese día.

Descripción	Alimento	Proteína (en g)	Fibra (en g)
Salmón ahumado, aguacate y huevos revueltos sobre un pan tostado integral de centeno	1 rebanada de pan integral de centeno	3	6.2
	½ aguacate	1.3	2.2
	2 huevos	13	2.2
	Mezcla de semillas tostadas (1 cucharada)	2.7	0.7
Total		**20**	**9.1**
Avena remojada toda la noche	35 g de avena	4.1	1.3
	Chía (1 cucharadita)	0.9	1.7
	200 ml de kéfir	7	0
	½ puñado de frutos secos mezclados (15 g)	4.1	1.3
	½ zanahoria rallada	0	4
	½ manzana rallada	1	1
	Canela (1 cucharadita)	0	1.6
	Miel (1 cucharadita)	0	0
	Arándanos (100 g)	0.9	1.5
Total		**18**	**10.4**
Un pan tostado con queso cottage, jitomate y albahaca	2 rebanadas de pan integral de centeno	6	12.4
	Queso cottage (150 g)	15	0
	Albahaca (5 hojas)	0	0
	1 jitomate	0.425	0.85
	Ajonjolí negro (1 cucharadita)	0.7	0.6
Total		**22.4**	**14.3**

UNOS CUANTOS EJEMPLOS DE DESAYUNOS SALADOS

- Un pan tostado de cereales integrales con aguacate, queso cottage, queso feta y jitomates.
- Huevos revueltos con salmón ahumado y espinacas, y pan de centeno con un poco de chucrut.
- Omelette de verduras con pesto, pimientos, jitomates, cebollas y espinacas.
- Sabrosas tortitas de cereales integrales con calabacita y yogur griego, salsa de jitomate y unos huevos escalfados.
- Jitomate, humus, albahaca, queso cottage y pan de cereales integrales con semillas tostadas.
- Pechuga de pollo con verduritas salteadas, aguacate y queso halloumi en un burrito integral o con pan de pita.

UNOS CUANTOS EJEMPLOS DE DESAYUNOS DULCES

- Tazón de quinoa con almendras tostadas, frutos del bosque y yogur griego.
- Muesli suizo (bircher) con manzana rallada, zanahoria rallada, canela y kéfir.
- *Hot cakes* integrales con miel y yogur griego, fruta, frutos secos y semillas.
- Granola mezclada con frutos secos o cereales integrales acompañada de frutos del bosque, yogur griego, frutos secos y semillas.
- Licuado de frutas con tofu y crema para untar de frutos secos.
- Budín de chía con fruta, frutos secos y semillas.

PONLO EN PRÁCTICA...

Lo que voy a hacer es...

_____

_____

Por ejemplo:

- Preparar varias raciones de muesli suizo (bircher) para tener el desayuno listo por las mañanas.
- Abastecerme de productos básicos ricos en proteínas, como huevos, queso cottage y yogur griego.
- Añadir verduras o frutas al desayuno.

Para poder...

_____

[Consejo del método del intestino genial que quieres aplicar].
Por ejemplo: Tomar un desayuno rico en proteínas y fibra.
Y así...

_____

[Tu motivación para aplicar el método del intestino genial].
Por ejemplo: Sentir más energía para afrontar el día.

Vamos a digerir todo esto

- Quienes se saltan el desayuno tienden a comer peor y a ingerir menos fibra que quienes desayunan bien.
- Desayunar aporta fibra, polifenoles y muchas otras cosas más a tus bacterias intestinales.
- Tomar un desayuno rico en fibra y proteínas te ayudará a pasar el día con más energía y a tener menos antojos.

TRUCO N.° 9: CEREBRO EN CALMA, ESTÓMAGO EN CALMA

El estrés ejerce una enorme influencia en todo el cuerpo, desde el cerebro hasta los intestinos, sin olvidar las bacterias intestinales. El estrés reduce el flujo sanguíneo que riega el aparato digestivo y ralentiza, o acelera, la digestión. Para algunas personas, eso significa estreñimiento, porque los alimentos transitan despacio el aparato digestivo y provocan una acumulación de gases que se traduce en una inflamación muy desagradable. Para otras, que deberán echarse unas cuantas carreras al baño porque tienen diarrea. El estrés también puede alterar la cantidad de ácido que genera el estómago, e incluso provocar acidez. En mi consultorio atiendo a pacientes que llegan con problemas digestivos, y una gran parte de sus síntomas se agudizan debido al estrés. A los intestinos, y a las bacterias intestinales, no les gusta el estrés. Las bacterias intestinales reciben la influencia directa del cortisol, que es la hormona del estrés, además del influjo indirecto que el estrés ejerce sobre la destrucción de su propio hogar, que son los intestinos en que estas se alojan, y del sistema inmunitario, que también desempeña un papel propio en la conformación de nuestro microbioma intestinal.

Reducir los niveles de estrés con técnicas de gestión podría hacer que tus bacterias intestinales aguanten el tirón y sigan adelante. En un estudio sobre terapias cognitivas basadas en la técnica del *mindfulness* se afirmaba que este método no solo paliaba la ansiedad de los participantes que la practicaban, sino que además les cambiaba el microbioma, hasta el punto de que llegaba a parecerse al de los miembros más sanos del grupo de control. Las personas que metabolizaban bien el triptófano, que es la piedra angular de la serotonina, notaban una mejoría considerable, y eso se debía a que poseían determinadas bacterias.[1] En otro estudio, los ancianos que acusaban problemas de memoria veían que su capacidad de razonamiento mejoraba si practicaban *mindfulness*. Esa mejoría se tradujo en cambios en sus bacterias intestinales, y eso podría indicarnos que el cerebro es capaz de influir en determinados tipos de bacterias.[2]

LAS EMOCIONES AFECTAN A LA DIGESTIÓN

En 1822, el doctor William Beaumont demostró por primera vez que las emociones pueden afectar a la digestión[3] (estableciendo una clara conexión intestino-cerebro) y desde entonces se le considera el padre fundador de la gastroenterología, la especialidad médica dedicada al estudio del aparato digestivo.

Beaumont fue un médico que prestó un largo servicio en el frente como cirujano del ejército y experimentó mucho con los soldados que acudían a él para tratarse. En una ocasión, atendió a un soldado francocanadiense de diecinueve años llamado Alexis St. Martin que había recibido un disparo en el estómago y cuya herida, a pesar de haber cicatrizado, le había dejado un orificio permanente: una hendidura de poco más de dos centímetros de diámetro. Beaumont vio que se le presentaba una oportunidad única, y decidió hacer algunos experimentos científicos con el aparato digestivo de St. Martin. Estos consistían en introducir distintos alimentos atados a una cuerda en el interior del estómago del soldado para comprobar la rapidez con que eran destruidos por los jugos gástricos. Estuvo unos diez años haciendo estas prácticas, porque empleó a St. Martin como criado y coneji-

llo de indias a cambio de sustento, techo y unas exiguas ganancias.
La relación entre los dos hombres no siempre era buena, y por eso
Beaumont descubrió que, cuando St. Martin estaba molesto, o se eno-
jaba, la acidez de sus jugos gástricos era menor, y su estómago tar-
daba más en vaciar su contenido.

Desestresa a tus intestinos

¿Te pasa como a mí que, a pesar de saber que meditar va muy bien
para combatir el estrés, nunca encuentras tiempo para hacerlo?
Y eso que sabes que los monjes que meditan tienen las bacterias
intestinales propias de las personas con niveles muy bajos de ansiedad, depresión y trastornos cardiacos.[4] Si te pasa, presta atención,
porque voy a darte una alternativa. Es sencilla, funciona de entrada,
es gratis y solo tienes que contar hasta cuatro. Me refiero al control
de la respiración, que es más eficaz incluso que la meditación, si lo
que deseas es mejorar tu estado de ánimo.[5] Sus efectos son inmedia-
tos y, solo con una sesión de cinco minutos, reducen drásticamente
el estrés y la ansiedad.[6] Estas técnicas son muy eficaces para gestionar bien los síntomas intestinales que están relacionados con el estrés, porque relajan el segundo cerebro, que es el sistema nervioso
entérico del aparato digestivo.

Cuando te estresas, tiendes a respirar deprisa y de manera su-
perficial. Inhalas más aire del que exhalas, y el ritmo cardiaco se
acelera: el sistema simpático, el que te está indicando que luches o
huyas, toma el control. Si te centras en las exhalaciones, lograrás
que disminuya el ritmo cardiaco, y sentirás más tranquilidad y re-
lax: el equilibrio recaerá entonces en tu sistema parasimpático, el
encargado de que descanses y digieras. En este sentido, algo tan
simple como controlar la respiración durante un breve periodo de
tiempo puede tener efectos muy potentes sobre el bienestar men-

tal y, por consiguiente, sobre los intestinos y las bacterias intestinales. Lo mejor de controlar la respiración es que se puede hacer en cualquier sitio y a cualquier hora, y prácticamente sin dedicarle ningún esfuerzo. Puedes estar en un avión a punto de despegar, en mitad de una discusión imposible con un cliente, o en el baño dedicándote unos segundos de descanso para alejarte de los ruidos de una fiesta infantil. Nadie tiene por qué enterarse. No hay que canturrear teatralmente, ni cerrar los ojos ni adoptar una postura determinada si no quieres . Hay muchas técnicas de respiración, y aunque yo te explicaré tres en este libro, piensa que la más adecuada es la que te funcione mejor, aquella con la que sientas más comodidad y puedas usar en el momento y lugar que necesites.

RESPIRA POR EL BIEN DE TUS INTESTINOS

El suspiro profundo

¿Has notado que a veces suspiras? Suspirar es una de las formas que tiene el cuerpo de responder naturalmente al cansancio o al estrés que siente. Haz como que suspiras, porque te servirá para calmarte y lograrás sentir más arraigo. Los investigadores han descubierto que, dedicando cinco minutos diarios a una técnica respiratoria llamada respiración cíclica, las personas se sentían más contentas, y menos desanimadas y angustiadas, que mediante otras técnicas de respiración o meditación.[7] ¡Qué poder tiene algo tan sencillo como suspirar!

Inhala, retén el aire, y luego inhala un poco más, hasta que llenes del todo los pulmones (es decir, haz dos inhalaciones profundas). A continuación, exhala por la boca hasta vaciar todo el aire. Cuando tomes aire, asegúrate de hacerlo por la nariz (eso causa unas pequeñas y sutiles vibraciones que calman la actividad de las áreas que están procesando las emociones en tu cerebro).[8] Repite el ejercicio durante cinco minutos, o hasta que te sientas mejor, y proponte hacer un ciclo respiratorio cada diez segundos si ves que puedes[9] (en promedio, y en reposo, piensa que respiramos unas doce veces por minuto).

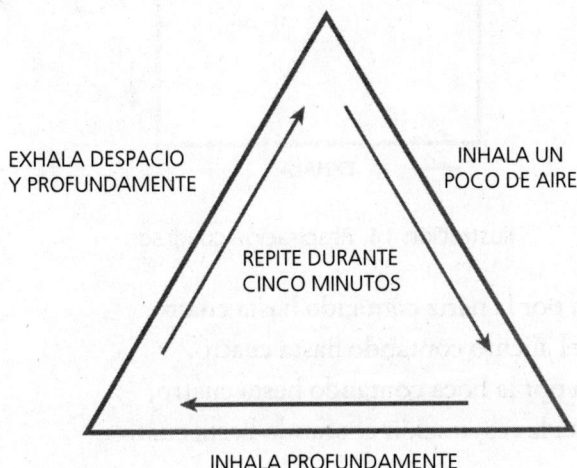

EXHALA DESPACIO Y PROFUNDAMENTE

INHALA UN POCO DE AIRE

REPITE DURANTE CINCO MINUTOS

INHALA PROFUNDAMENTE

Ilustración 13. El suspiro profundo
(imagen: Stanford Lifestyle Medicine).

Respiración cuadrada

La respiración cuadrada es una técnica que se usa en el ejército de Estados Unidos para recuperar rápidamente el ritmo de la respiración, controlar el estrés y centrarse durante las operaciones militares que comportan riesgo. A veces también se le llama respiración en caja, porque sigue un modelo parecido a la forma de una caja.

```
                        INSPIRA  ─────▶

                          CADA
    RETÉN               4 SEGUNDOS               RETÉN



                        EXHALA  ◀─────
```

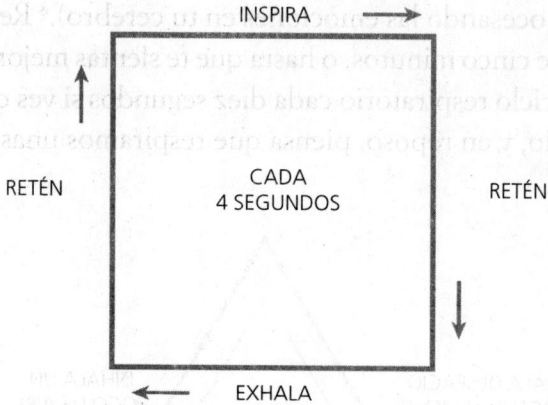

Ilustración 14. Respiración cuadrada.

- Inspira por la nariz contando hasta cuatro.
- Retén el aliento contando hasta cuatro.
- Exhala por la boca contando hasta cuatro.
- Aguanta la respiración contando hasta cuatro.
- Repite.

Si contar hasta cuatro es demasiado, puedes hacer lo mismo contando hasta dos o hasta tres.

La respiración 4-7-8

La respiración 4-7-8 es una técnica respiratoria basada en un método de respiración del yoga llamado pranayama. Es la técnica que el terapeuta del personaje televisivo Ted Lasso usa con él para ayudarlo a superar sus crisis de pánico, y sirve para rebajar tanto el estrés como la ansiedad.[10]

- Inspira por la nariz contando hasta cuatro.
- Retén el aire contando hasta siete.
- Suelta por la boca el aire con los labios fruncidos y contando hasta ocho.
- Repite.

Esta técnica también se usa para relajar el cuerpo y ayudar a conciliar el sueño; y ya sabes que dormir bien por las noches es fundamental para tener un microbioma intestinal diverso.[11]

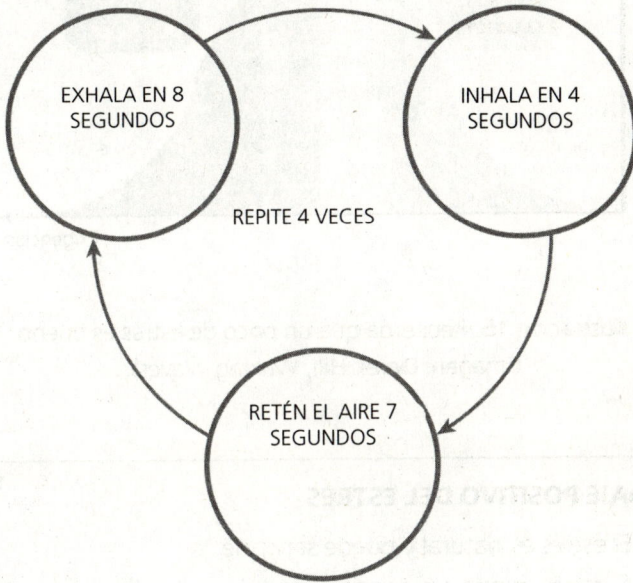

EXHALA EN 8 SEGUNDOS

INHALA EN 4 SEGUNDOS

REPITE 4 VECES

RETÉN EL AIRE 7 SEGUNDOS

Ilustración 15. La respiración 4-7-8.

CONTEXTUALIZAR EL ESTRÉS

Ser capaz de reconocer que un poco de estrés siempre viene bien (es decir, que un poco de estrés ayuda a actuar mejor y a centrarse) puede ayudarte a sacarle partido y conseguir que no te vaya a la contra. Reconocer que un poquito de estrés de vez en cuando no hace daño puede sacarte de la paradoja de decir: «¡Dios mío, pero qué estrés! Me estreso solo de pensar en el estrés que tengo...». Recuerda que el estrés prolongado es el dañino, y eso no es lo mismo que sentirlo de vez en cuando.

Curva del estrés

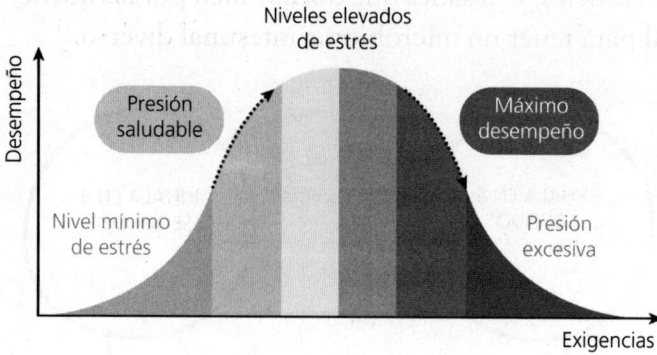

Ilustración 16. Recuerda que un poco de estrés es bueno
(imagen: Derek Hill, Waking Waves).

ABORDAJE POSITIVO DEL ESTRÉS

- El estrés es natural y puede servirme.
- El estrés puede ayudarme a ser más resiliente.
- Mi cuerpo se recupera de forma natural tras el estrés sin efectos secundarios dañinos.
- El estrés puede ayudarme a actuar mejor y a centrarme.
- El estrés me sirve porque supone un desafío y me ayuda a crecer.

ABORDAJE NEGATIVO DEL ESTRÉS

- El estrés siempre es dañino y muy malo para mi salud.
- Me estreso solo de pensar en el estrés que tengo (esta idea lo empeora todo).
- Siento mucho agobio y me cuesta mucho gestionar las cosas.

PONLO EN PRÁCTICA...

Lo que voy a hacer es...

_____

_____

Por ejemplo:

- Practicaré el suspiro profundo, la respiración cuadrada o la respiración 4-7-8 durante cinco minutos al día.
- Intentaré aplicar una técnica respiratoria cuando sienta que me acelero, me estreso o me disgusto.

Para poder...

_____

[Consejo del método del intestino genial que quieres aplicar].
Por ejemplo: Gestionar el estrés.
Y así...

_____

[Tu motivación para aplicar el método del intestino genial].
Por ejemplo: Sentiré más calma durante todo el día.

VAMOS A DIGERIR TODO ESTO

- A las bacterias intestinales no les gusta nada el estrés, y a tus intestinos tampoco; el estrés puede causar síntomas intestinales muy desagradables.
- Aplicar la técnica del *mindfulness* para reducir el estrés ha demostrado que mejora los niveles de ansiedad, y también la cognición, y que todo ello provoca cambios en las bacterias intestinales.
- Los ejercicios de respiración son una forma muy fácil y eficaz de gestionar el estrés, y pueden usarse en cualquier sitio.

- Tu forma de abordar el estrés es importante (y puede servirte para no caer en la paradoja de «me estreso solo de pensar en el estrés que tengo»); si piensas que el estrés también es bueno, sabrás gestionarlo mejor.

TRUCO N.º 10: ¡BEBE!

¿Sabías que eso de que hay que beber ocho vasos de agua al día es un mito? Puede servirte de referencia, pero la cantidad de agua que necesitas al día depende del clima, porque no es lo mismo estar sudando bajo el sol que bajo una mantita en casa, en invierno y junto al fuego. Depende también de si haces o no ejercicio, y de si sudas mucho; o de si has comido alimentos salados, como frutos secos salados o pizza, porque podrían darte sed. En promedio, bebemos solo medio litro de agua al día,[1] de lo que podría deducirse que más del 65 por ciento de la población se hidrata mal, y que esa situación se ha ido cronificando.[2] ¿Cómo puedes saber si tienes deshidratación? Las heces son una buena pista para saber si tus intestinos están sanos; y deja que te diga que la orina también es muy reveladora. La sensación de sed, y el color de la orina, son dos maneras fantásticas de saber tu nivel de hidratación, y si necesitas beber más agua u otro fluido. (A medida que nos hacemos mayores, la sed disminuye y quizá no tengamos tantas ganas de beber; por eso es muy importante la recomendación de beber ocho vasos de agua al día, entre los que puedes incluir el café, el té y todas las bebidas que tomes).

¿De qué color es tu orina?

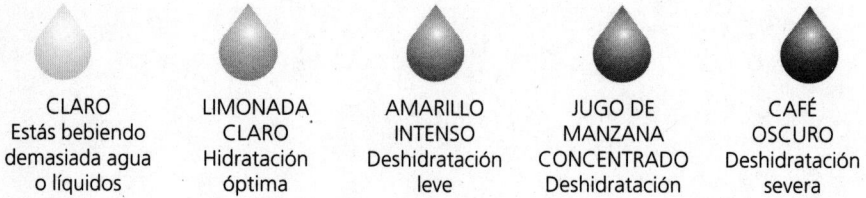

CLARO	LIMONADA CLARO	AMARILLO INTENSO	JUGO DE MANZANA CONCENTRADO	CAFÉ OSCURO
Estás bebiendo demasiada agua o líquidos	Hidratación óptima	Deshidratación leve	Deshidratación	Deshidratación severa

Ilustración 17. ¿Cuál es tu nivel de hidratación?

Hidrata el cerebro

Tu cerebro está constituido por un 75 por ciento de agua. Esta frase podría inducirte a pensar que el cerebro funciona como un contenedor invertido, pero, por desgracia, no puedes almacenar agua como los camellos. Si no bebes suficiente, tu cerebro será especialmente sensible, incluso al más mínimo cambio que experimentes en tus niveles de hidratación. Perder solo un 2 por ciento del agua corporal puede influir en el rendimiento de tu cerebro, y entonces…

- Tus neuronas se encogen (temporalmente, claro).
- Sentirás cansancio y somnolencia.
- No podrás concentrarte.
- Verás que te cuesta más terminar tus tareas.
- Tendrás el ánimo bajo.[3]

Cuando tu cuerpo se deshidrata, disminuye el volumen de la sangre y se produce una pérdida de agua en las células, por lo que se encogen temporalmente. En estas circunstancias circula menos sangre hacia los órganos, incluido el cerebro, y este va a tener que trabajar más.[4] Hay estudios que demuestran que cuando tienes sed, rindes peor.[5] Hay una hormona llamada vasopresina que sirve para contrarrestar la deshidratación, porque les dice a los riñones que reabsorban el agua de la orina, y eso hace que esta sea más oscura, porque está más concentrada. Se cree que la deshidratación también influye en el estado de ánimo, porque, además, la vasopresina es capaz de influir en otros neurotransmisores, como la serotonina u hormona de la felicidad.[6]

Si, entonces, te doy un vaso de agua, recuperas tu estado de ánimo, alerta y concentración.[7] El agua se absorbe muy deprisa. Al cabo de cinco minutos de haber bebido un vaso de agua, ya se advierten los primeros cambios en el nivel de agua de las células, que alcanzan su punto culminante a los veinte minutos, aunque en realidad tardemos una hora y cuarto en absorber completamente el agua.

Al despertar...

Al dormir pierdes agua mediante un proceso natural, porque exhalas vapor de agua al aire, y porque esta ayuda al cuerpo a regular su temperatura. Por eso, al despertar, lo más probable es que tu organismo esté algo deshidratado. Empieza el día bebiendo agua (se ha demostrado que beber dos vasos de agua por la mañana, que es medio litro aproximadamente, mejora el estado de ánimo, potencia la energía y refuerza la memoria).[8]

BEBE POR EL BIEN DE TUS INTESTINOS

Mantener un buen nivel de hidratación no solo es importante para el cerebro, sino también para los intestinos y el microbioma intestinal.

¿Por qué es tan importante hidratarse para los intestinos?:

- Sirve para tener saliva, lo que estimula la digestión.
- En el estómago, el líquido se combina con los jugos gástricos, lo que produce una mezcla blanduzca que sirve para digerir los alimentos.

- Algunos nutrientes se disuelven en agua y son más fáciles de absorber.
- Facilita el tránsito intestinal y ablanda las heces, por lo que facilita su evacuación.

Los microbios intestinales disfrutan cuando se encuentran unas heces bien húmedas,[9] porque eso les proporciona un entorno cálido y mullido donde crecer y multiplicarse. También les gusta que se desplacen bien por el intestino, y que no se queden allí demasiado tiempo: prefieren alimentos frescos en vez de nutrirse constantemente del mismo contenido. Un estudio reveló que las personas que no beben suficiente agua presentan diferencias muy marcadas en el microbioma en comparación con las que sí beben,[10] y además se observan muchísimas diferencias en las bacterias implicadas en el cuidado del revestimiento de la barrera intestinal.[11]

EN LA HIDRATACIÓN, ¿QUÉ ES MÁS IMPORTANTE?

El agua es la bebida más hidratante que existe. Pero no creas que solo nos hidratamos bebiendo agua. En principio, cualquier bebida o alimento líquido es hidratante. El té y el café nos mantienen tan hidratados como la sopa y los alimentos vegetales con un alto contenido en agua, como el pepino y la sandía. Hay personas que dicen que el té y el café deshidratan porque, como tienen un estimulante natural que sirve para mantenernos alerta, también nos hacen ir más al baño, porque aumentan el riego sanguíneo en los riñones y generamos más orina. Sin embargo, el café y el té contienen tanta agua que compensan ese efecto tan mínimo. El alcohol, en cambio, a pesar de ser un líquido, no es hidratante; piensa que, si tenemos resaca, es porque nos hemos deshidratado. Por eso te aconsejo que, si de vez en cuando quieres empinar el codo, también intentes beber agua de forma intercalada.

La hidratación no es lo único bueno que te ofrecen las bebidas. Muchas contienen otros compuestos que pueden ser beneficiosos para tus bacterias intestinales. Cambiar algunas de las bebidas que consumes puede ser una de las formas más adecuadas, y fáciles, de beneficiar tanto a tu microbioma intestinal como a tu cerebro. Existen muchas bebidas ricas en polifenoles o fermentadas (consulta el truco n.º 4: Come fermentados a diario). El café, el té negro, el té verde y el vino tinto son algunas de las bebidas con un mayor contenido en polifenoles (aunque más adelante ya te explicaré por qué el alcohol no es la mejor opción para conseguirlos).

Las 10 bebidas más ricas en polifenoles	Cantidad total de polifenoles en mg / 100 ml
Jugo de toronja concentrado	351
Café (descafeinado o con cafeína)	267
Vino tinto	215
Jugo de granada	204
Jugo de manzana	142
Té negro	104
Sidra	98
Vino rosado	82
Jugo de naranja	72
Té verde	62

ALGUNOS CONSEJOS PARA MANTENER UNA BUENA HIDRATACIÓN

- Deja una jarrita de agua en la mesa de noche para tomarte un vaso al acostarte y otro al despertar.

- Lleva siempre contigo una botella de agua y ten otra en la mesa del despacho.
- Aromatiza tu agua con rodajas de limón, albahaca troceada u otras frutas que se te ocurran.
- Si bebes alcohol, toma también un vaso de agua para no deshidratarte.
- Picotea algo con un alto contenido en agua, sobre todo en verano, cuando es más probable deshidratarse. Puedes comer sandía, pepino o jitomates.
- No tienes que tomarte el té caliente; puedes añadir una bolsita a un vaso lleno de agua helada o a temperatura ambiente. Se infusionará igual, y conservará todo el aroma y sus polifenoles.

Café

Hace unos años colaboré en la redacción de un artículo científico en el que afirmábamos que, de entre todos los alimentos y bebidas estudiados, el café era la sustancia más relacionada con nuestro microbioma intestinal. Y que, cuanto más café bebíamos, mayor era la diversidad de las bacterias intestinales.[12] ¡Apelando al sentido común, por supuesto! El café es especialmente rico en polifenoles, y además (y deja que te sorprenda), también contiene fibra. No estoy diciendo que debamos ir por ahí masticando granos de café, sino que, de hecho, esa taza matutina que tomamos puede llegar a contener hasta 1.8 g de fibra en una taza de 240 ml de capacidad: más de la que contiene un jugo de naranja.[13] Ahora bien, si eres de los míos, seguro que estás pensando: «Pero el jugo de naranja tiene pulpa y el café no, porque el café es una bebida filtrada». Bueno, pues déjame que te diga que eso se debe a que contiene un tipo de fibra que se disuelve muy fácilmente en el agua, y por eso no la vemos.

Comparado con el café exprés o filtrado, el café instantáneo no solo es más barato, sino que además suele contener un poquito más de fibra. En cualquier caso, yo te aconsejaría que elijas el que más te guste, sobre todo porque la diferencia de fibra que hay entre todos es insignificante. Pero ¿verdad que es agradable pensar que a veces la versión más barata y menos sofisticada de un producto es la que destaca?

Para las personas con ansiedad o con alguna sintomatología intestinal, el café con cafeína no es la mejor opción. La cafeína que contiene el café puede imitar los síntomas de la ansiedad, y a tu cerebro puede costarle mucho discernir qué sucede. El ritmo cardiaco se te acelera y sientes inquietud y mucha incomodidad. Las personas con un cuadro intestinal pueden sentir la necesidad de salir corriendo al baño. Por eso te digo que el café no es para todos, y que, si padeces síndrome de intestino irritable, o presentas cualquier otra sintomatología relacionada con el aparato digestivo, el café probablemente no sea la bebida más adecuada para ti. Los que nos aceleramos cuando tomamos café, pero nos encanta su sabor, como me pasa a mí, debemos tener presente que el descafeinado es una buena opción, porque también contiene fibra, aunque en menor cantidad que el café natural.

Si tomas café, ¿qué cantidad es la indicada?
La cafeína es el estimulante cognitivo por excelencia. Si bebes café, parece que con dos tazas al día basta para obtener sus beneficios. En un estudio que se hizo con una población de 40 000 individuos se demostró que tomar entre una y dos tazas de café al día se relacionaba con mejor funcionalidad y buena salud del cerebro, y que eso era mejor que no tomar café, o tomarlo descafeinado. Sin embargo, tomar más de seis tazas al día se relacionaba con un menor volumen cerebral, y con un 53 por ciento más de probabilidades de sufrir demencia.[14] Por eso, tomar un poco de café, sin pasarse, es lo más aconsejable. La cafeína atraviesa el revestimiento de la

barrera hematoencefálica y estimula la liberación de dopamina, ese neurotransmisor que nos dice «me gustó, ¡otra vez!», además de liberar también norepinefrina, que nos pone alerta y despierta nuestra reacción de «lucha o huida». Por eso nos sentimos más despiertos y centrados, y con más energía. Pero aquí no solo entra en juego la cafeína.

Los polifenoles del ácido clorogénico que abundan en tu taza de café, tanto si lo tomas con cafeína como descafeinado, se consideran el factor clave de una gran parte de los beneficios que aporta esta bebida, y pueden servir para mantenerte alerta. La cafetera que preparas en casa en realidad podría contener cantidades importantes de ácidos clorogénicos. El café tostado y molido del supermercado es el que tiene un contenido más elevado de ácidos clorogénicos, si lo comparamos con el resto: contiene unos 240 mg en una sola taza.[15]

Los ácidos clorogénicos de una taza de café te ayudan a mejorar:[16]

- **La velocidad motora:** Por ejemplo, la rapidez con que escribes y envías un mensaje de texto en el teléfono, o en un teclado.
- **La velocidad psicomotora:** Por ejemplo, la rapidez en tareas que requieren una buena coordinación mental y física, como tocar un instrumento o manejar maquinaria.
- **La función ejecutiva:** Por ejemplo, la capacidad de tomar decisiones con rapidez, planificar y adaptarte (puntos fundamentales para desenvolverte en la vida).
- **La capacidad de desviar la atención:** Por ejemplo, en las tareas que requieren que te centres en cosas distintas, como conducir, porque miras a la carretera y tienes que controlar los retrovisores y reaccionar al movimiento de los demás coches.

Bebe café por la mañana en lugar de por la tarde

Digamos que tomas una taza de café por la mañana a las ocho, y luego otra a media mañana, sobre las once (en forma de capuchino o como más te guste). Tu cuerpo va a necesitar tiempo para romper la cafeína. Al cabo de doce horas, una cuarta parte de esta seguirá dando vueltas por tu riego sanguíneo: justo cuando intentas conciliar el sueño. La cafeína bloquea los receptores del neurotransmisor de la somnolencia, la adenosina, y hace que nos sintamos más despiertos; por eso nos cuesta más conciliar el sueño. Todas las personas que creen que pueden dormir sin problemas tras haber tomado un café solo después de cenar, deberían saber que el café también puede influir en la calidad del sueño (y que les puede costar más disfrutar de un sueño profundo y reparador). A la mañana siguiente, es posible que se despierten sintiéndose amodorradas y fuera de combate; solo con ganas de ir a la cocina a prepararse un café. Es un ciclo que se perpetúa. Si quieres mi consejo profesional, te diré que, cuando tomes café, es mejor que lo hagas durante las primeras horas del día, y, si es posible, antes de mediodía. Transcurrido ese plazo, pásate al descafeinado, que lleva un 97 por ciento menos de cafeína que el café natural.

TÉ NEGRO, TÉ VERDE Y MATCHA

El café no gusta a todo el mundo. ¿Y por qué debería? Toma café si lo disfrutas y te sienta bien. Si no, quizá es porque formas parte del club de los consumidores de té. Los polifenoles que más abundan en el té son las catequinas. Estos tienen efectos antiinflamatorios y antioxidantes, que protegen a tu sistema inmunitario (si bebes té, tienes un 30 por ciento menos de probabilidades de contraer gripe).[17] ¡Y eso no es todo! ¡Tengo noticias fantásticas! Las infusiones de hierbas y frutas también contienen polifenoles (aunque en menor cantidad), y además son una manera fantástica de aromatizar el agua, en caliente o en frío.

Té	Polifenoles en mg/100 g
Té negro	104
Té verde	62
Infusión de menta	31
Infusión de hinojo	23
Infusión de manzanilla	23

Si pesamos hojas secas de té negro y café en grano, veremos que, en la misma cantidad, el té negro contiene más cafeína. Lo que sucede es que usamos una cantidad mucho menor de té para preparar una taza, por lo que al final hay menos cafeína en una taza de té que en una de café. Además, el té contiene un aminoácido llamado L-teanina, que ajusta mucho mejor los efectos de la cafeína: nos relaja, pero no hasta el punto de dejarnos atontados. Es decir, entramos en un estado de alerta sin experimentar ese estado de nervios que a veces provoca el café.[18]

El té verde y el té negro proceden del mismo tipo de hojas de té; la diferencia estriba en el procesado y tratamiento que se les da. El té matcha es el polvo que se obtiene de moler las hojas de té verde que, en lugar de empaparlas en agua y luego sacarlas, al estar molidas, se sumergen en el líquido y se bebe toda la mezcla. El matcha, por consiguiente, es una versión más concentrada del té verde, más densa en nutrientes, y puede contener hasta tres veces más de catequinas[19] y una mayor cantidad de L-teanina, que sirve para sentir menos estrés, mejorar la atención y estimular la memoria.[20]

El té matcha también contiene fibra, como el café, pero la cantidad varía en función del tipo de matcha.[21] A pesar de que aún no tenemos pruebas sobre los efectos del matcha en el microbioma intestinal, como sí sucede con el café (por desgracia, no se usó té matcha en el estudio que he mencionado en las primeras líneas del apartado sobre el café), basándonos en su contenido nutricional podemos decir que es igual de beneficioso para las bacterias intestinales. Por eso, lo que yo aconsejo es que elijas el té que más te guste. Y, si no te gusta el té, no pasa nada. No tienes ninguna obligación de beber ni de comer nada que no vayas a disfrutar.

¡Un brindis por el vino tinto!

No tengo que decirte que el alcohol interfiere en las operaciones del cerebro, y que es el culpable de que te cueste más controlar el equilibrio, recordar las cosas y hablar con fluidez. Y, además, te nubla el juicio. Pero, de todos modos, estoy segura de que no te estoy descubriendo nada. En exceso, el alcohol es sin duda perjudicial para la salud. (Las recomendaciones del Reino Unido son no tomar más de seis vasos de vino, o seis pintas de cerveza, a la semana).[22] Sin embargo, los científicos creen que incluso una cantidad mínima de alcohol es nefasta para los intestinos y el cerebro.[23] El alcohol puede irritar el revestimiento de la barrera intestinal, hacer que la comida transite más deprisa por el organismo y cambiar la manera en que tu cuerpo absorbe los fluidos. Además, harás mucha pis, porque el alcohol limita la cantidad de vasopresina que se libera, lo que te acaba deshidratando. Tampoco te aconsejo que empieces a tomar alcohol por el bien de tus bacterias intestinales o tu cerebro, porque lo ideal sería que no tomaras ni una sola gota, pero si consumes alcohol de vez en cuando, piensa que el vino tinto es la mejor opción para tus bacterias intestinales.

Tomar de vez en cuando un vaso de un vino tinto rico en polifenoles guarda una estrecha relación con tener un microbioma intestinal más diverso,[24] aunque, sin duda alguna, lo mejor es que consigas tus polifenoles de alguna otra fuente que no sea alcohólica. También podrías optar por la alternativa que te ofrecen las bebidas sin alcohol. En otro estudio se demostró que tanto el vino tinto como el vino tinto sin alcohol cambiaban significativamente el microbioma de los participantes, y eso aportaba grandes ventajas para la salud, como, por ejemplo, una tensión arterial menos elevada y unos niveles de lípidos y de inflamación mucho menores.[25] Si bebes alcohol, la mejor opción te la proporcionará el vino tinto, pero intenta no tomar más de una copa al día.

PONLO EN PRÁCTICA...

Lo que voy a hacer es...
Por ejemplo:

_____

- Dejar un vaso de agua junto al cepillo de dientes para acordarme de que tengo que beber agua por las mañanas.
- Poner bolsitas de infusiones de hierbas en una jarra de agua que dejaré junto al escritorio.
- Hacer un té matcha con leche o preparar un café para desayunar.

Para poder...

_____

[Consejo del método del intestino genial que quieres aplicar].
Por ejemplo: Mantener mi nivel de hidratación y potenciar mi microbioma intestinal.

Y así...

_____

[Tu motivación para aplicar el método del intestino genial].
Por ejemplo: Me sentiré más alerta y con una mayor capacidad de concentración.

Vamos a digerir todo esto

- Mira si tu orina tiene el color de la limonada para saber que tu hidratación es óptima.
- Bebe dos vasos de agua por la mañana para estar de buen humor, tener energía y conservar la memoria.
- El café está relacionado con un microbioma intestinal más diverso, sobre todo porque es rico en polifenoles y contiene fibra. De todos modos, si tienes algún síntoma intestinal, esta sintomatología podría empeorar debido a su contenido en cafeína.
- Si bebes café, un máximo de dos tazas al día parece ser lo óptimo para tu salud y tu rendimiento intelectual.
- El té es una alternativa fantástica al café en lo que respecta a tus bacterias intestinales; eso, claro está, si no tomas café habitualmente.
- El alcohol te deshidrata; y beber en exceso no es bueno ni para los intestinos ni para el microbioma intestinal ni para el cerebro.
- Si vas a beber alcohol, opta por tomar un vaso de vino tinto por el bien de tus bacterias intestinales.

EPÍLOGO

Protege tu conexión intestino-cerebro

Mi primer trabajo a tiempo completo fue como chef... en un yate de lujo. Mientras la mayoría de mis amigos iban a la caza y captura de sus primeros trabajos en la ciudad, yo navegaba por todo el mundo. Sin embargo, era incapaz de entender por qué mi estado de ánimo sufría altibajos considerables y me sentía agotada viviendo aquella vida llena de aventuras. A fin de cuentas, mi dieta era de lo más saludable. O eso creía yo, claro. No comía carne, sino que engullía polvos verdes y complementos nutricionales de lo más sofisticado como si no hubiera un mañana (y, evidentemente, los pasteles y el chocolate estaban estrictamente prohibidos en mi dieta). Por eso, los días que me sentía estresada, o muy baja de ánimos, me abalanzaba, sintiendo toda la culpabilidad del mundo, sobre los paquetes de dulces y las barritas de Snickers, y luego me apresuraba a ocultar los envoltorios entre la basura. Lo que no quería reconocer era que, en nombre de la salud y el bienestar, en el fondo estaba aterrorizada porque me sentía llena, exhausta y agotada, y porque me había subido a la montaña rusa de la ansiedad y los estados depresivos. Evidentemente, todo aquello no tenía nada que ver con la salud y el bienestar. Lo que sucedía era que no escuchaba lo que mi cuerpo intentaba decirme. Y me sentía fatal.

Necesitaba cambiar y adoptar una mentalidad más centrada en el eje intestino-cerebro; es decir, necesitaba comer de una forma que me hiciera sentir fuerte, con energía, centrada y feliz. Así que decidí bajarme mentalmente de aquella dieta, en teoría tan perfecta, que estaba siguiendo (porque, de perfecta, nada). Pensé en incorporar alimentos que fueran beneficiosos para mis bacterias intestinales en lugar de prescindir de ciertos productos. Y me sentí más contenta y equilibrada. Comía de todo, y sin sufrir por disfrutar de exquisiteces. Las personas se sienten en paz cuando disfrutan comiendo sin la carga emocional de la culpa y sin vapulearse en el terreno personal (además, cuanto menos estrés, mejor para las bacterias intestinales).

He escrito este libro para enseñarte el camino que hay que seguir si deseas sentirte mejor que nunca. Esta reciente oleada de investigaciones sobre el eje intestino-cerebro demuestra claramente que el bienestar mental y físico están interconectados. Hoy contamos con muchos ensayos que demuestran que lo que comemos puede cambiar nuestro estado de ánimo, y estamos aprendiendo a toda velocidad esta nueva y fabulosa ciencia en desarrollo que afirma que las bacterias intestinales tienen muchísimo que ver con eso. Tus alimentos influyen en tu cerebro directa e indirectamente mediante las bacterias intestinales. Y dado que el microbioma intestinal cambia sin problemas según lo que comemos, tenemos la oportunidad de mejorar el bienestar de nuestro organismo. Nada me gustaría más que leyeras este libro y te dijeras: «Perfecto, puedo hacerlo», que supieras lo que debes comer por el bien de tu cerebro, tus intestinos y tu microbioma intestinal… y te sintieras de maravilla, feliz y con energía, para enfrentarte a todo lo que venga. Porque todos necesitamos eso en la vida. Si cuidas de tus intestinos y tu cerebro, de esta conexión intestino-cerebro, irás por el buen camino para sentirte como nunca, y eso, te lo digo yo, constituirá el inicio de un nuevo capítulo de tu vida. ¡Me muero de ganas de leer tus comentarios!

Descarga gratuita sobre psicobióticos

Cuando te suscribas a mi boletín, ve a <www.emilyleeming.com> para descargarte la guía, en inglés, de probióticos y prebióticos que he publicado, que está orientada a paliar el estrés y favorecer un buen estado de ánimo y una buena cognición. Mi boletín, que también es gratuito, se llama *Second Brain* («El segundo cerebro»).

APÉNDICE

La caja de herramientas para tu intestino

APÉNDICE

La caja de herramientas para tu intestino

Grupos de alimentos	Lista de control para la mayoría de los días						
	Lunes	**Martes**	**Miércoles**	**Jueves**	**Viernes**	**Sábado**	**Domingo**
Cereales enteros	☐☐☐	☐☐☐	☐☐☐	☐☐☐	☐☐☐	☐☐☐	☐☐☐
Vegetales de los 5 colores	☐☐☐	☐☐☐	☐☐☐	☐☐☐	☐☐☐	☐☐☐	☐☐☐
Frutas (2 al día)	☐☐	☐☐	☐☐	☐☐	☐☐	☐☐	☐☐
Frutos rojos (1 puñado al día)	☐	☐	☐	☐	☐	☐	☐
Frutos secos (1 puñado al día)	☐	☐	☐	☐	☐	☐	☐
Grupos de alimentos Porciones posibles	Lista de control para la mayoría de los días						
	Lunes	**Martes**	**Miércoles**	**Jueves**	**Viernes**	**Sábado**	**Domingo**
Proteínas por comida (20-30 g)	☐☐☐	☐☐☐	☐☐☐	☐☐☐	☐☐☐	☐☐☐	☐☐☐
Bebe mucha agua / té / café / líquidos							

Semanalmente	
Legumbres y leguminosas (3-4 veces por semana, o más)	☐☐☐☐
Filete de pescado azul (2 veces por semana o más)	☐☐
Chocolate amargo 85 %	☐☐☐☐
Alimentos placenteros	¡Encuentra tu equilibrio!

GLOSARIO DEL INTESTINO

Ácidos grasos de cadena corta

Los ácidos grasos de cadena corta son un ejemplo de los metabolitos que generan las bacterias intestinales al fermentar la fibra. Son muy beneficiosos para la salud.

Arqueas

Las arqueas son un tipo de microbio parecido a las bacterias intestinales, aunque distinto. Son menos comunes y también bastante menos conocidas.

Bacterias

Las bacterias son los microbios que configuran prácticamente todo el microbioma intestinal. Son bastante más conocidas que otros microbios intestinales.

Carbohidratos

La fibra, los almidones y los azúcares constituyen los carbohidratos. Están presentes en frutas, verduras, cereales y productos lácteos. El cuerpo los utiliza para obtener energía, y eso es especialmente importante para el cerebro, que siempre está hambriento de ella. Los carbohidratos simples, como los que se encuentran en los cereales refinados y alimentos azucarados, se digieren con rapidez y pueden generar picos de azúcar rápidamente en el riego sanguíneo. Los carbohidratos complejos se encuentran en las frutas, verduras y los cereales integrales, y se digieren más lentamente, generando una curva de azúcar más plana en el riego sanguíneo.

Fibra

La fibra se encuentra en la parte que no digerimos de los cereales integrales, frutas, verduras, legumbres, frutos secos y semillas. No podemos digerir la fibra por nuestros propios medios; el cuerpo no es capaz de digerirla ni de absorberla. Necesitamos el microbioma intestinal para romperla. No hay un único tipo de fibra, sino muchos distintos.

Grasas

Como sucede con las proteínas y los carbohidratos, hay distintos tipos de grasas, y sus efectos sobre la salud son diversos. Algunas no son muy saludables para el corazón, mientras que otras actúan como agentes protectores. Las grasas protectoras se encuentran en alimentos como el aguacate, el pescado azul, los frutos secos y las semillas, y también en el aceite de oliva extra virgen. Las grasas menos saludables son las que se encuentran en los alimentos grasos, como el tocino, los bistecs y las salchichas. Las grasas proporcionan ácidos grasos esenciales vitales para las membranas celulares, sobre todo las del cerebro y el sistema nervioso. Hay algunas vitaminas, como las A, D y E, que se absorben mejor con ayuda de las grasas.

Hongos

Tenemos distintos tipos de hongos en el microbioma, como levaduras y mohos, por citar solo dos. Sin embargo, su contribución a nuestra salud no es tan conocida como la de las bacterias.

Inflamación

La inflamación aparece cuando el sistema inmunitario intenta protegerse de agresiones. Es una reacción natural y muy útil que forma parte del proceso de sanación de nuestro organismo. De todos modos, hay que decir que la inflamación puede ser dañina si se mantiene a largo plazo.

Metabolitos

Un metabolito es una molécula pequeña generada por el microbioma intestinal como residuo de la digestión de los alimentos. Los metabolitos contribuyen de forma fundamental a nuestra buena salud.

Microbioma intestinal

El microbioma intestinal incluye todos los microbios que habitan en los intestinos, pero también sus genes, la materia que producen y sus interacciones con nuestro organismo.

Microbios intestinales

Simplificación que empleamos para referirnos al conjunto de microorganismos que tenemos en los intestinos, que incluye bacterias, virus, hongos y arqueas.

Microbiota intestinal

La microbiota intestinal es el conjunto de microorganismos (o microbios, para abreviar) que incluye bacterias, virus, hongos y arqueas, y se localiza principalmente en el intestino grueso.

Polifenoles

Los polifenoles son compuestos antioxidantes que se encuentran de manera natural en los alimentos de origen vegetal, como frutas, verduras, cereales integrales, legumbres y leguminosas, frutos secos y semillas. Tienen un efecto parecido al de los probióticos, porque nutren a las bacterias intestinales beneficiosas.

Prebióticos

Un prebiótico es una sustancia que alimenta a las bacterias beneficiosas de los intestinos y nos ayuda a tener buena salud. Suelen ser fibras de distintos tipos, pero también pueden ser componentes alimentarios. Se encuentran de manera natural en los alimentos, en ingredientes que les añadimos, y también en forma de complementos nutricionales.

Probióticos

Este término se emplea, en general, para referirse a complementos nutricionales o determinados alimentos que contienen bacterias vivas. Se definen como microbios que, tomados en cantidad suficiente, tienen un efecto concreto en nuestra salud.

Proteínas

El cuerpo usa proteínas para construir y reparar, sobre todo músculos y huesos. Hay muchos tipos de proteínas, y cada una consiste en unos bloques, llamados aminoácidos, organizados de manera distinta. Hay veinte aminoácidos, que funcionan de forma parecida a los ladrillos de Lego: se puede construir un modelo diferente en función de cuáles usemos y su disposición. Tu cuerpo puede producir algunos de estos ladrillos-aminoácidos por sí mismo, pero hay otros que debe extraer de los alimentos que ingieres. Los alimentos con un contenido alto de proteínas son carne, aves, pescado y marisco, huevos, productos lácteos, frutos secos y semillas, y legumbres y leguminosas.

Sistema inmunitario

El sistema inmunitario es una intrincada red de células, tejidos y órganos que trabajan de forma conjunta para defender al cuerpo de invasores dañinos.

Virus

El microbioma intestinal también está compuesto de virus, que pueden interactuar con las bacterias intestinales e influir en ellas. Los virus no son tan conocidos como las bacterias intestinales.

PREGUNTAS FRECUENTES

¿ES RECOMENDABLE TOMAR VINAGRE DE MANZANA PARA EL MICROBIOMA INTESTINAL?

El vinagre de manzana se elabora mediante la fermentación de las
manzanas que se usan para hacer sidra. El vinagre de manzana,
por lo tanto, es un alimento fermentado que contiene un poco de
fibra en forma de pectina, algunos polifenoles (como los que se
encuentran en el jugo de manzana) y también microbios vivos, si
no está pasteurizado (busca los que tengan madre, que es esa sustancia viscosa que se ve en el fondo de la botella). Aunque se can-
tan sus excelencias por los supuestos beneficios que tiene para la
salud, y a pesar de contener muchos nutrientes, hay que decir que
este vinagre está sobrevalorado. Aún no hay estudios con humanos que demuestren que tomar vinagre de manzana mejore el microbioma intestinal o la digestión; en cambio, sí los hay sobre
otros alimentos fermentados, como el kimchi y el kéfir. Se ha
constatado que tomar vinagre de manzana cada día mejora los niveles de azúcar en sangre y colesterol de las personas que padecen
diabetes tipo II,[1] pero, insisto: sus efectos suelen exagerarse. Por
desgracia, no existe ninguna fórmula mágica. Ahora bien, eso no
significa que no puedas disfrutar del vinagre de manzana con un

delicioso aderezo, o como ingrediente de una receta. Pero, por favor, y lo digo por tu bien: no tomes vinagre de manzana como quien se toma un caballito. Erosiona tanto el esmalte dental que harás muy feliz a tu dentista.

¿ES RECOMENDABLE TOMAR SETAS MEDICINALES PARA LA MENTE?

Las setas, del tipo que sean, son fantásticas para la salud y para las bacterias intestinales. Son ricas en fibra, polifenoles, vitaminas y minerales. En cuanto a las setas medicinales, se dice que contribuyen a mejorar el estado de ánimo, y a prevenir o tratar el cáncer. Es un tipo de alimento al que se le atribuyen muchas virtudes, aunque, en realidad, contamos con muy pocas pruebas que las demuestren, si es que las hay. Sí te diré que hay algunas setas medicinales, como la melena de león, el reishi, el cordyceps, el chaga y el maitake sobre las que hay indicios de que podrían contribuir a mejorar el estado de ánimo, a paliar la ansiedad y el estrés[2, 3, 4] y a mejorar la capacidad de razonamiento.[5] No hay pruebas suficientes que justifiquen recetar la ingesta de setas, pero parece que tampoco son nocivas. Por eso, si quieres, pruébalas, a ver qué tal te sientan; aunque no olvides que podrías gastar tu dinero en otras cosas.

¿ES RECOMENDABLE TOMAR COMPLEMENTOS PROBIÓTICOS?

Si en general te sientes bien y en forma, no necesitas tomar ningún complemento probiótico, porque lo que comes ya repercute en tu organismo. La mayoría de los complementos probióticos del mercado no han sido testados con rigor, por lo que leer sus supuestos efectos en las etiquetas es un poco como adentrarse en el País de las Maravillas. Un estudio sobre los productos probióticos comerciales a la venta en Washington D. C. reveló que solo el 35 por ciento contenía las bacterias que se relacionan con determinados efectos beneficiosos y en la dosis necesaria.[6]

Si buscas un probiótico que tenga efectos muy concretos sobre tu salud, sé suspicaz y mira bien la descripción de la bacteria en el producto. Tiene que aparecer el nombre completo para que sepas que es la adecuada y que funcionará como es debido. ¿Has intentado alguna vez hacerte una cuenta de correo solo con tu nombre de pila y te has encontrado con que no estaba disponible? Hay muchísimas personas que se llaman igual que tú. Pues con las bacterias sucede lo mismo. Si no te fijas en los detalles, no tomarás las adecuadas. Lo fundamental es recordar que necesitas el código postal de la bacteria, que sería la denominación de la cepa. Este código está justo al final del nombre y suele consistir en un montón de números o letras. Las bacterias pueden comportarse de formas muy distintas, por eso es tan importante saber identificarlas.

Género	Especie	Cepa
Bifidobacterium	*longum*	NCC3001
Lactobacillus	*rhamnosus*	GG

La primera palabra es el nombre del género de la bacteria. La segunda, el de la especie de la bacteria. A veces hay incluso subespecie, pero no siempre. Y, por último, tenemos el código postal, que sería la cepa. En el caso de la *Bifidobacterium longum* NCC3001, «*Bifidobacterium*» es el género, «*Bifidobacterium longum*» es la especie y «*Bifidobacterium longum* NCC3001» es la cepa. Y es precisamente esta cepa la que mejora el estado de ánimo y la calidad de vida de las personas con síndrome de colon irritable.[7]

Un ejemplo fenomenal de los distintos comportamientos de las cepas nos lo ofrece la especie *Escherichia coli*, o *E. coli*, para abreviar. Existe una cepa peligrosa de *E. coli*, llamada *E. coli* O157:H7, que genera un veneno muy potente que causa diarreas y dolor de estómago cuando contamina los alimentos o el agua potable. Esta cepa es la que acapara toda la atención; sin embargo, sus hermanas no son dañinas en absoluto; e incluso las hay que pueden ser beneficiosas, como la E. coli Nissle 1917. Muchas de las cepas de E. coli que tienes en el estómago te ayudan a digerir y te protegen de microbios dañinos.

Vale la pena mirar la etiqueta para saber cuántas bacterias viables contiene el complemento. El número resultante se denomina cómputo total de las unidades formadoras de colonias (UFC) por dosis o ración. En el mejor de los casos, el producto indica el cómputo de cada cepa para que sepas si contiene la cantidad suficiente y necesaria para que hagan su efecto, en lugar de ser una mezcla de cepas baratas con una pizquita de las buenas. Evita los probióticos que indican su UFC «en el momento de fabricación», porque algunas cepas bacterianas son sensibles y pueden perecer durante su almacenamiento de forma que, al llegar a tu refrigerador o despensa, su número puede haberse reducido considerablemente.

¿CÓMO ELEGIR UN PROBIÓTICO SIN CAER EN LAS TRAMPAS DE LAS ETIQUETAS?

- ¿Se describe la cepa?

Busca si al final del nombre hay una combinación rara de números o letras.

¿Se ha demostrado que esa cepa tiene algún efecto concreto?

Ve a la página web de la empresa para ver si hay una lista de los estudios realizados. También puedes buscar por internet. Ve a Google y escribe el nombre de la bacteria seguido de «pubmed» en la barra de búsqueda. Procura que los participantes del estudio tengan síntomas parecidos a los tuyos para tener la certeza de que el tratamiento también funcionará en tu caso; por ejemplo, no es lo mismo gozar de buena salud que tener síndrome de colon irritable, también debes tener claro qué efecto persigues.

- ¿Indica las UFC?

Que el número sea muy alto no implica necesariamente que sea mejor, pero te aliviará saber que estás tomando la cantidad requerida de una determinada cepa bacteriana para conseguir el efecto que buscas. Necesitas una cantidad de UFC que se haya demostrado beneficiosa en estudios con seres humanos.

- Evita los productos que indican las UFC «en el momento de fabricación».

El número puede ser inferior cuando el producto llegue a tus manos.

Como los probióticos son turistas en tus intestinos durante unos días, debes seguir tomándolos para notar sus beneficios. Si decides probarlos, consúmelos durante ocho semanas. Si notas una franca mejoría, sigue con ellos, pero si no, gasta tu dinero en otra cosa.

Si tomas probióticos porque padeces algún trastorno del estado de ánimo, piensa que estos no deberían reemplazar tu tratamiento o medicamento habituales, sino que pueden funcionar como un complemento. Se ha demostrado que los probióticos son eficaces para paliar los síntomas depresivos en combinación con antidepresivos, por ejemplo.[8] Si quieres consultar alguna lista de probióticos y de prebióticos para el estrés, el estado de ánimo y la cognición, mira la página 335 de este libro.

¿Es recomendable tomar complementos prebióticos?

Los prebióticos son compuestos que alimentan a las bacterias beneficiosas y que han demostrado ser muy buenos para la salud. En el mercado encontramos la inulina, los fructooligosacáridos

(FOS) y los galactooligosacáridos (GOS), entre otros. Se ha demostrado, por ejemplo, que los FOS y los GOS incrementan los niveles de bacterias intestinales beneficiosas, y mejoran el estado de ánimo y la ansiedad cuando se toma una dosis mínima de 5 g al día.[9] Los prebióticos suelen venderse como complementos nutricionales en forma de cápsulas, pero también están presentes en productos alimentarios como barritas energéticas, galletas, cereales y cremas para untar (el jarabe de raíz de achicoria contiene inulina, que a menudo se usa para endulzar alimentos sin recurrir al azúcar).

Si quieres tomar un complemento prebiótico que hayas visto que tiene el efecto que necesitas, hazlo, no te hará daño. De todos modos, recuerda algunos puntos fundamentales. Hay personas a quienes ciertos tipos de prebióticos les causan problemas digestivos, y si presentan síndrome de intestino irritable, pueden desencadenar en ellas esos mismos síntomas, aunque también es cierto que existen otros prebióticos que pueden ayudar a paliarlos. Yo te aconsejaría que lo consultaras primero con tu nutricionista o con algún profesional sanitario.

Como sucede con los probióticos, más no significa necesariamente mejor, y además puedes tener problemas digestivos. La mayoría de los prebióticos tienen que tomarse en dosis de al menos 3 g al día, o 5 g al día en el caso de los FOS y GOS.

¿Qué son los simbióticos?

Hay dos tipos de simbióticos. Los complementarios son la combinación de un prebiótico y un probiótico en el mismo complemento nutricional o producto alimentario que no colaboran en la mejora de tu salud, sino que actúan como dos agentes independientes. Por otro lado, en los simbióticos sinérgicos, el prebiótico y el probiótico sí trabajan en equipo. El prebiótico alimenta específicamente al probiótico asegurándose de que la cepa bacteriana tenga una fuente de la que nutrirse y, por lo tanto, una mayor probabilidad de sobrevivir en tu microbioma intestinal.

Podríamos aplicar el mismo principio a los prebióticos y los probióticos; si, en general, estás bien y te encuentras bien, no necesitas tomar nada, porque lo que comes ya actúa poderosamente en tu microbioma intestinal. De todos modos, si quieres probar, busca los que tengan el efecto que necesitas y tómalos durante ocho semanas: si notas una franca mejoría, sigue tomándolos; pero, si no, no vale la pena que sigas.

¿Qué son los ácidos grasos de cadena corta o complementos postbióticos?

Podríamos pensar que es buena idea tomar un complemento de ácidos grasos de cadena corta (teniendo en cuenta que, en combinación con otros metabolitos, influyen en la salud). Los complementos postbióticos son algo relativamente nuevo, por eso no contamos con los estudios suficientes para afirmar si son capaces, o no, de beneficiar nuestra salud. Lo que está por saber es si sobreviven a los jugos gástricos del estómago y a las secreciones alcalinas de bilis del intestino delgado y, en caso afirmativo, si el organismo es realmente capaz de absorberlos.

Si tomamos fibra en cantidad suficiente, el microbioma intestinal producirá ácidos grasos de cadena corta, y también metabolitos, y eso le sienta muy bien a tu salud: piensa que estamos hablando de aproximadamente cincuenta mil metabolitos generados por el microbioma intestinal frente a la escasa cantidad que contienen los complementos.

¿Es recomendable dejar de comer carne para mejorar la salud?

Cada vez hay más pruebas científicas que corroboran que sustituir el consumo de alimentos de origen animal por alternativas de origen vegetal, como las legumbres, comporta muchos beneficios para la salud, un menor riesgo de contraer enfermedades y una mayor probabilidad de disfrutar de una larga vida.[10] ¿Estamos diciendo que deberías alimentarte exclusivamente de productos de origen vegetal por el bien de tu eje intestino-cerebro? Pues no necesariamente… (al menos, no por motivos de salud). La mayoría de los nutrientes que necesita el cerebro, como el hierro y algunas vitaminas B, como el ácido fólico y la B12, se encuentran sobre todo en los alimentos de origen animal, como la carne, el pescado, los huevos y los productos lácteos. Tampoco estoy diciendo que alimentarse exclusivamente con productos de origen vegetal sea perjudicial para el cerebro; lo que digo es que tendremos que ser más conscientes de cuál es nuestro aporte de nutrientes, y entender que algunos pueden ser más difíciles de digerir que los que se encuentran en los alimentos de origen animal. Por ejemplo, en un estudio de doce semanas se halló que los participantes que obtenían el 30 por ciento de su ingesta proteica de alimentos de origen animal —como carne, lácteos y huevos— y el 70 por ciento restante de los alimentos de origen vegetal presentaban niveles inferiores de vitamina B12 que los del grupo que consumía más carne.[11] Si eliges no comer productos de origen animal, debes tomar un complemento de vitamina B12 y otro de ácidos grasos omega-3 procedentes de las algas.

¿La carne es mala para el microbioma intestinal?

Comer carne no supone ningún problema para el microbioma intestinal. La carne se absorbe principalmente en el intestino delgado, y un 10 por ciento aproximadamente de su proteína llega al microbioma intestinal, alojado en el intestino grueso. Nuestro microbioma es tan adaptable que puede generar metabolitos beneficiosos a partir de la carne que consumimos. Piensa en los hombres de las cavernas, y en lo bien que les debió de ir este mecanismo. El cuerpo fue capaz de adaptarse para extraer el máximo beneficio de todas las fuentes de alimento a su disposición.

Lo que les importa a tus bacterias intestinales, en cuanto a la carne, es la calidad del producto, y que la comas acompañada de un poco de verdura. Hay muchos estudios que demuestran que una dieta rica en carnes rojas y procesadas, grasas y azúcares, y pobre en alimentos de origen vegetal, ricos en fibra y densos en nutrientes (la dieta típica del mundo occidental) es mala para las bacterias intestinales, porque podría hacer que aumentara el número de bacterias perjudiciales, que son las que generan metabolitos que propician la inflamación que tanto perjudica nuestra salud. Si comes mucha carne roja procesada, como salchichas, chorizo y tocino, intenta restringir la cantidad a unos 70 g al día como máximo. Como alternativa, puedes usar esa carne para dar un poco de alegría a un plato de verduras, en lugar de convertirla en el plato principal: los garbanzos con chorizo, por ejemplo, casan muy bien. Comer carnes procesadas acompañadas de verduras parece que también impediría su conversión total en metabolitos potencialmente perjudiciales.

En general, es mejor que tomes proteínas procedentes del pescado azul, los huevos y las carnes más ligeras, como el pollo y el pavo, en lugar de optar por bistecs con grasa procedentes de carnes rojas o procesadas. También podrías sustituir alguna de las raciones de carne que consumes por proteínas vegetales, como las lentejas, las alubias y las leguminosas, porque aportan esa dosis extra de fibra que tanto necesitas.

¿Las solanáceas son perjudiciales para el organismo?

Hay personas que creen que las plantas solanáceas (que crecen de noche o en zonas sombrías, como la berenjena, los jitomates, los pimientos y las papas) son inflamatorias. No es verdad. Eso se dice porque se confunden con la belladona, un arbusto incomestible que forma parte de la misma familia. Las personas que desconfían de las solanáceas lo hacen por un compuesto llamado solanina, que es un repelente químico natural que producen algunas plantas para protegerse de los insectos. La solanina puede proliferar en las papas, pero solo si no se almacenan adecuadamente y se exponen a la luz. Cuando pasa esto se ponen verdes, y por eso no es aconsejable comer papas que tengan trazas de color verde en su cáscara. De todos modos, en general, la solanina se encuentra en las hojas y los tallos de algunas especies de solanáceas, pero no en las partes que solemos comer. Además de contener una gran cantidad de nutrientes que son muy beneficiosos para la salud, las berenjenas, los jitomates, los pimientos, y también las papas, son alimentos completamente aptos para el consumo, y no hay nada que demuestre esa supuesta relación con la inflamación. De hecho, sucede más bien al contrario.

¿Son saludables los jugos y licuados de frutas o verduras?

Si tienes que elegir entre tu licuado o tu jugo favoritos, elige casi todos los días el licuado. Triturar fruta y verdura y convertir esta mezcla en un licuado vegetal rompe las paredes celulares del alimento y libera su contenido, pero sin eliminar la fibra y los polifenoles que contiene. Sin embargo, al beber jugo perdemos una parte del volumen del alimento (las semillas, la cáscara y la pulpa), y con ello también perdemos gran parte de la fibra que contiene. Para obtener el mismo volumen de jugo que de licuado, necesitamos una mayor cantidad de frutas o verduras en el primero. El jugo tiene más polifenoles, pero también una mayor cantidad de los azúcares libres que, por naturaleza, contiene ese alimento (consulta el capítulo 17). Por eso, 150 ml de jugo (un vaso pequeño, o algo más de medio vaso normal) solo equivale a una de las cinco tomas diarias recomendadas de fruta y verdura, y ni siquiera eso si tomas más cantidad.

A mí me gusta añadir un poco de proteína y grasa a los licuados, por ejemplo, un poco de crema de frutos secos, yogur griego, kéfir, aguacate o tofu. Así, consigo que sean más saciantes y me proporcionen una energía más duradera.

¿Es contraproducente usar el microondas?

El único peligro que entraña el microondas es el de quemarte, porque la comida se calienta rápidamente. Los microondas hacen vibrar las moléculas de agua del alimento, lo que genera un calor que es lo que cuece la comida. Ya sé que las verduras cocinadas en el microondas no siempre saben tan bien como al natural, pero es una forma fantástica de recalentar sobras, o cocinar productos frescos, sin mucho esfuerzo. Cocinar en el microondas preserva más nutrientes de los alimentos en comparación con las técnicas de vapor o hervido, en las que una parte se filtra al agua de cocción.[12]

¿Las bebidas vegetales son mejores para la salud?

Elige la leche o bebida vegetal que más te guste. La leche de vaca nos aporta muchas proteínas y micronutrientes. En cuanto a las bebidas vegetales, la de soya tiene un perfil nutricional muy parecido, aunque apenas tenemos pruebas, y las que tenemos son muy contradictorias, de que sirva para incrementar los niveles de bacterias intestinales beneficiosas para la salud. A quienes consumen bebida de soya, yo les diría que, como la toman en tan poca cantidad, porque añaden un chorrito al té o al café, es francamente improbable que esta tenga algún efecto en su microbioma intestinal.

¿Debería hacerme pruebas de intolerancia?

No existen pruebas de intolerancia, excepto para la lactosa. Y quien te diga lo contrario, miente. Hay gente que ofrece pruebas caras sin ningún fundamento científico. Sí puedes hacerte pruebas de alergias, pero esas debes pedírselas a tu médico. Si crees que tienes una intolerancia, un nutricionista puede pautarte una dieta de eliminación, que sirve para identificar qué alimentos desencadenan tu intolerancia, y además puede orientarte para volver a introducirlos en tu dieta, si es posible, en cantidades que no te ocasionen ningún síntoma desagradable.

¿Es recomendable tomar mucha proteína para estar de mejor humor?

¿Suena fácil, eh? Si comes más proteínas, seguramente tendrás más triptófano y, por lo tanto, más serotonina, por lo que estarás más feliz. Pero, como siempre, no es tan fácil. Para empezar, necesitas proteína en cantidad suficiente para tener triptófano, pero ponerte a comer alimentos ricos en proteína, como pollo, huevos y productos lácteos en abundancia para conseguir más triptófano no va a cambiar significativamente la cantidad de serotonina que genere tu cerebro. Para llegar a su meta, el triptófano debe competir con otros aminoácidos (que suelen estar presentes en unas cantidades mayores que el triptófano y por eso complican su acceso al cerebro) y cruzar la barrera hematoencefálica. Es como si muchas personas se amontonaran para subir en un ascensor que va al ático sabiendo que este tiene una capacidad limitada. Por eso, aunque intentaras inundar el ascensor de triptófano, la caja solo seguiría admitiendo una cantidad determinada de pasajeros en cada viaje. Aún no conocemos bien la relación que existe entre la proteína y el estado de ánimo, pero sí sabemos que si no comemos suficiente, el triptófano suministrado al cerebro no bastará para generar la hormona de la felicidad, también llamada serotonina. Siguiendo una dieta baja en proteínas, tenemos un 66 por ciento más de probabilidades de experimentar síntomas depresivos.[13]

PROVISIONES PARA EL INTESTINO: REFRIGERADOR, DESPENSA Y CONGELADOR

Te voy a sugerir alimentos aptos para el aparato digestivo que puedes almacenar en casa. Ya sabes que tienes que elegir los que más te gusten y los que te sienten bien.

El refrigerador para un intestino genial

Alimento	Notas / Ideas
Kéfir / yogur	Úsalos en aderezos cremosos para las ensaladas. Consúmelos con frutos rojos, salvado, frutos secos y semillas en el desayuno. Haz crema de kéfir para untar con hierbas de olor y sírvela con salmón o pollo.
Kimchi / otras verduras fermentadas	Cómelos con queso y pan tostado de avena como tentempié. Úsalos de condimento en comidas y cenas. Añade una pizca sobre un pan tostado con aguacate. Sofríelos con arroz. Incorpóralos a omelettes y buñuelos.

Alimento	Notas / Ideas
Frutos rojos	Cómelos como tentempié con frutos secos y chocolate amargo. Añádelos a sabrosas ensaladas para aportar un toque de dulzor. Tritúralos para hacer licuados.
Sopas caseras / compradas	Prepara una comida rápida y saciante añadiéndoles legumbres, y acompáñalas de una rebanada de pan integral de masa madre con semillas untada con queso y espolvoreada de frutos secos y semillas.
Hierbas de olor	Son centrales energéticas de nutrientes que potencian cualquier comida aportando un toque de aroma: trocéalas para incorporarlas a ensaladas o aderezos.
Miso / gochujang / pastas o salsas fermentadas	Funcionan de maravilla como aderezos de ensalada. Incorpóralos a las sopas. Úsalos para marinar pollo, tofu o pescado.
Cebollas, ajo y puerros	Muy ricos en fibras prebióticas, y una base sensacional para la mayoría de las salsas, estofados, sopas, etcétera.
Aguacates	Añádelos a tus licuados. Incorpóralos a los aderezos de las ensaladas para conseguir más cremosidad. Cómelos como tentempié con chucrut, manzana fileteada y pan tostado de centeno.
Verduras de todos los colores del arcoíris	Compra paquetes de verduras variadas. Por ejemplo, bolsas de verduras cortadas para saltear. Recuerda comer los cinco colores de verduras a lo largo del día.
Fruta	Llena un buen tazón. Cómela como tentempié, horneada como postre o incorporada en platos salados para aportar dulzor.
Pasta de garbanzos (humus) / cremas de verduras para untar	Cómelas como tentempié con verduras cortadas en palitos. Sírvelas de acompañamiento en comidas y cenas como salsas o cremas para untar, y darás más sabor al plato.

Alimento	Notas / Ideas
Verdura cortada en palitos	Cómela como tentempié mientras cocinas, o, si te entra el gusanillo a media tarde, con humus y pan tostado de avena o centeno.
Tofu o tempeh	Incorpora tofu a tus licuados para aportar fibra y proteínas, o a revueltos de verduras y especias. Filetea el tempeh, fríelo hasta que esté crujiente y añádelo a una ensalada para aportar textura.
Queso	Desmigájalo e incorpóralo a sopas, ensaladas o platos de verdura. Cómelo como tentempié acompañado de fruta.

La despensa para un intestino genial

Alimento	Notas / Ideas
Frijoles y lentejas	Sustituye la mitad de la carne picada por lentejas al preparar boloñesa, lasaña o pastel de carne. Si vas a cocinar frijoles o lentejas, debes ponerlas en remojo la noche anterior. Las lentejas rojas y partidas no necesitan remojo y pueden añadirse directamente a estofados y sopas.
Atún y pescado azul en lata	
Alcachofas en conserva	
Aceitunas	
Alcaparras	
Jitomate en lata / passata	Haz una salsa rápida mezclando jitomates en lata con jitomates secos, ajo y hierbas de olor.
Jitomates secos y en aceite	
Pasta integral	
Arroz integral / arroz salvaje	

Alimento	Notas / Ideas
Quinoa / trigo bulgur / cebada perlada / espelta / otros cereales	Son fantásticos para cocinar con antelación, guardar en el refrigerador y recalentar añadiéndolos a otros platos; también para comerlos templados o fríos, añadiéndolos a ensaladas, para que tengan más textura y sacien más.
Hot cakes y pan tostado de avena y centeno	Son muy ricas en fibra, y van perfectas como tentempié combinadas con queso y fruta, o con una crema para untar como el humus.
Salvado de trigo / otros salvados	Combínalos con una mezcla de linaza, chía y frutos secos, y espolvorea sobre platos de verduras o ensaladas, o bien sobre la fruta y el yogur que tomes para desayunar.
Frutos secos y semillas	Ten a mano una buena provisión de frutos secos variados, pero también de linaza y chía, porque son especialmente ricas en fibra.
Chocolate amargo 85 % de cacao	
Café / té verde / otros tés	
Especias y hierbas de olor secas	
Vinagres	Elige un vinagre no pasteurizado; debería verse un poco de poso en el fondo. Cuanto más oscuro sea, mejor, porque eso significa que contiene más polifenoles.
Pan integral de centeno	El pan integral de centeno suele ir envasado al vacío, y es especialmente rico en fibra; es perfecto para almacenar en la despensa y tenerlo como recurso (o plato principal, según se vea…).
Cremas de frutos secos para untar	
Aceite de oliva extra virgen	
Hojuelas de avena / avena troceada / avena entera	Cómela cocida, o bien remojada (durante toda la noche), en el desayuno, y acompáñala de fruta, kéfir y una mezcla de frutos secos y semillas.

EL CONGELADOR PARA UN INTESTINO GENIAL

Alimento	Notas / Ideas
Pan integral de masa madre con semillas (o el que prefieras) cortado en rebanadas	Si guardas el pan en el congelador, durará más; y aumentará el almidón resistente que tanto les conviene a tus bacterias intestinales.
Chícharos	Añádelos a sopas, estofados y platos de pasta.
Frutos rojos congelados	Especialmente fuera de temporada.
Verduras congeladas (por ejemplo, espinacas y menestra de verduras)	Va de perlas añadir un poco de verdura congelada para completar unas sobras, o cuando te quedan pocas verduras frescas en casa.
Comidas preparadas que contengan una gran cantidad de verdura, o comidas caseras congeladas	Habrá días que no tendrás ganas de cocinar; y te aliviará mucho saber que tienes comida preparada en el refrigerador por si la necesitas. Caliéntala y añádele un poco más de verdura. ¡A comer!
Salmón / camarones / pescado azul y otros pescados sostenibles	Son fáciles de descongelar, y los camarones sofritos o el salmón al horno quedan muy bien.

SEGUIMIENTO PARA UN INTESTINO GENIAL

Mı DIARIO DE ALIMENTACIÓN

	Lunes	Martes
¿Síntomas intestinales? ¿Estado de ánimo? ¿Nivel de hambre?		
Desayuno		
¿Síntomas intestinales? ¿Estado de ánimo? ¿Nivel de hambre?		
Almuerzo (opcional)		
¿Síntomas intestinales? ¿Estado de ánimo? ¿Nivel de hambre?		
Comida		
¿Síntomas intestinales? ¿Estado de ánimo? ¿Nivel de hambre?		
Merienda (opcional)		
¿Síntomas intestinales? ¿Estado de ánimo? ¿Nivel de hambre?		
Cena		
¿Síntomas intestinales? ¿Estado de ánimo? ¿Nivel de hambre?		

Mı DIARIO DE HECES

	Lunes	Martes
¿Has hecho del baño hoy? (El punto óptimo está entre tres veces al día y tres veces a la semana)		
¿Tiene forma de salchicha blandita o agrietada? (Sí/No)		
¿Es de color café?		
¿Ha salido con facilidad y sin dolor?		
¿Algo más que añadir?		

Miércoles	Jueves	Viernes	Sábado	Domingo

Miércoles	Jueves	Viernes	Sábado	Domingo

ALIMENTA TU SEGUNDO CEREBRO

Empleando el gráfico de la página siguiente, expresa cómo te sientes puntuando cada ítem del 0 al 10. El 1 indica bajo, y el 10, alto.

Usa lápices de distintos colores para indicar tu energía, saciedad y estado de ánimo (o la emoción concreta que elijas).

Naranja: cuánta energía has sentido que tenías hoy, en promedio.

Amarillo: qué estado de ánimo has tenido hoy, en promedio. También puedes elegir monitorizar una emoción o capacidad concretas; por ejemplo, felicidad, ansiedad, claridad mental, estrés.

Verde: qué nivel de saciedad has sentido hoy, en promedio.

¿Adviertes algún patrón entre los alimentos que comes y tu estado de ánimo?

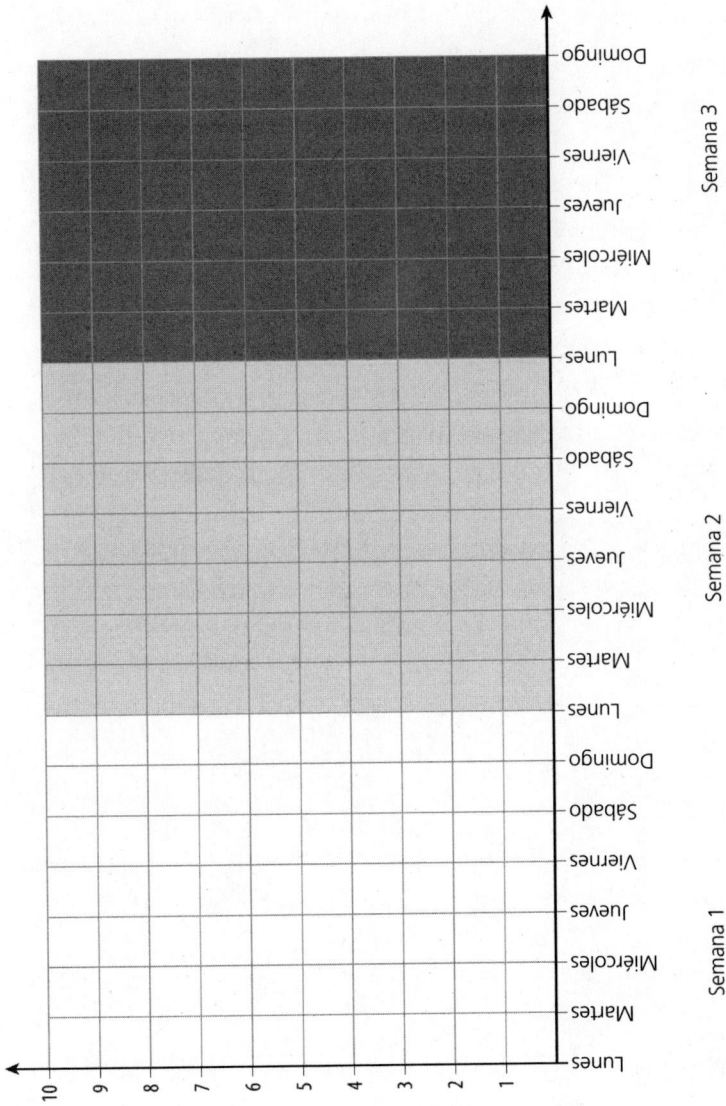

Ilustración 18. Patrones de relación entre alimentación y estado de ánimo.

FIBRA PARA UN INTESTINO GENIAL

Frutos secos y semillas para un intestino genial

Frutos secos y semillas	Fibra (en g) por cada 100 g
Chía	34.4
Linaza	27.3
Almendras	12.5
Ajonjolí	11.6
Semillas de girasol	11.1
Pistaches	10.3
Crema de almendras para untar	10.3
Escamas de coco deshidratadas	9.9
Avellanas	9.7
Pecanas	9.6
Cacahuates	9.4
Crema de tajín para untar	9.3
Pulpa de coco fresco	9
Macadamias	8
Nueces de Brasil	7.5
Nueces	6.7
Semillas de calabaza	6.5

Frutos secos y semillas	Fibra (en g) por cada 100 g
Crema de cacahuate para untar	5.6
Castañas	5.1
Piñones	3.7
Nuez de la India	3
Crema de nuez de la India para untar	3

LEGUMBRES PARA UN INTESTINO GENIAL

Legumbre	Color de la legumbre	Fibra (en g) por 100 g (cocinada)
Frijoles pintos	Rosado	9
Frijoles	Negro	8.7
Chícharos partidos	Amarillo / beige	8.3
Lentejas	Café	7.9
Garbanzos	Amarillo / beige	7.6
Soya verde	Verde	7.6
Frijoles rojos	Rojo	7.4
Frijoles azuki	Rojo	7
Garrofones	Amarillo / beige	7
Frijoles ojo negro	Amarillo / beige	6.5
Alubias	Blanco	6.3
Habas de soya	Amarillo / beige	6
Alubias usadas en guisados	Blanco	5.5
Habas	Amarillo / beige	5.4
Miso	Amarillo / beige / café	5.4
Natto	Amarillo / beige	5.4
Humus	Amarillo / beige	5.4
Frijoles bayos	Rosáceo	5.3
Habas de soya fresca	Verde	5.2
Alubia Great Northern	Blanco	4.9

CEREALES PARA UN INTESTINO GENIAL

Cereal	Fibra (en g) por 100 g
Salvado de trigo	44.5
Salvado de avena	16.1
Hojuelas de cebada	16
Hojuelas de centeno	15
Pan tostado de centeno	14.3
Harina de centeno	14
Galletas de avena	10.4
Palomitas de maíz	10.1
Avena	10
Pan integral de masa madre	9.6
Harina integral	9.1
Pan de centeno	8.2
Pan integral	6.6
Arroz salvaje	6.2
Cebada perlada	4.9
Espelta perlada	4.9
Farik	4.5
Trigo bulgur integral	4.2
Pasta de trigo integral	3.9
Espelta	3.3
Harina de trigo sarraceno	3.1
Cuscús de harina integral	3.1
Harina refinada de trigo	3
Pasta de trigo	2.9
Quinoa	2.8
Pan blanco	2.4
Trigo bulgur	2.1
Trigo sarraceno	1.6
Arroz integral	1.4
Cuscús	1.3
Fideos de pasta de huevo	0.9

Cereal	Fibra (en g) por 100 g
Arroz basmati	0.6

VEGETALES PARA UN INTESTINO GENIAL

Verdura	Color de la verdura	Fibra (en g) por cada 100 g
Aguacate	Verde	6.7
Alcachofa	Verde	5.7
Chícharos	Verde	4.5
Coles de Bruselas	Verde	4.1
Kale	Verde	4.1
Ñame	Blanco / café	4.1
Berzas	Verde	4
Hojas de betabel	Verde	3.7
Espinacas cocidas	Verde	3.7
Colinabo	Verde	3.6
Chirivía	Blanco / amarillo claro	3.6
Hojas de diente de león	Verde	3.5
Grelos	Verde	3.5
Aceitunas	Verde	3.3
Zanahorias	Amarillo / naranja	3.3
Perejil	Verde	3.3
Camote	Amarillo / naranja	3.3
Mostaza	Verde	3.2
Coliflor	Verde / blanco	3.2
Col de Saboya	Verde	3.1
Raíz de loto	Blanco	3.1
Salsifí	Blanco	3.1
Hinojo	Blanco / verde claro	3.1
Tirabeques	Verde	3
Brócoli	Verde	3

Verdura	Color de la verdura	Fibra (en g) por cada 100 g
Berenjena	Morada	3
Calabaza	Naranja	2.9
Chucrut	Blanco / verde claro	2.9
Betabel	Rojo	2.8
Calabacita	Amarillo / naranja	2.8
Ajo	Blanco	2.7
Cebolla tierna	Blanco / verde claro	2.6
Castaña de agua china	Blanco	2.5
Papa cocida	Blanco	2.2
Cebolla roja	Rojo	2.2
Espárrago	Verde	2.1
Col morada	Rojo	2.1
Setas	Café	2.1
Quimbombó	Verde	2.1
Pimientos	Rojo / amarillo / verde	2.1
Maíz	Amarillo	2
Jengibre fresco	Amarillo	2
Jitomates en lata	Rojo	1.9
Puré de papas	Blanco	1.9
Ensalada de col	Blanco	1.9
Cebolla amarilla	Blanco / amarillo claro	1.9
Puerros	Verde	1.8
Lechuga romana	Verde	1.8
Nabo	Blanco / amarillo claro	1.8
Kimchi	Blanco	1.6
Apio	Verde	1.6
Acelgas	Verde	1.6
Rábanos	Rojo	1.6
Espinacas	Verde	1.6
Arúgula	Verde	1.6
Brotes de bambú	Blanco	1.4
Algas marinas	Verde	1.3

Verdura	Color de la verdura	Fibra (en g) por cada 100 g
Pepino	Verde	0.5

FRUTAS PARA UN INTESTINO GENIAL

Fruta	Color de la fruta	Fibra (en g) por cada 100 g
Maracuyá	Naranja	10.4
Higo seco	Morada	9.8
Manzana deshidratada	Verde	8.7
Dátiles	Morada	8
Arándanos azules deshidratados	Morada	7.5
Duraznos deshidratados	Naranja	7.3
Ciruelas pasas	Morada	7.1
Mandarinas chinas	Amarillo / naranja	6.5
Frambuesas	Rojo	6.5
Guayaba	Rosa	5.4
Moras	Morada	5.3
Arándano rojo deshidratado	Rojo	5.3
Pasas de Corinto	Morada	4.4
Granada	Rojo	4
Palosanto	Naranja	3.6
Pera asiática	Verde	3.6
Pera	Verde	3.1
Kiwi	Verde	3
Higo	Morada	2.9
Carambola	Amarillo / naranja	2.8
Limón	Amarillo / naranja	2.8
Lima	Verde	2.8
Arándano azul	Morada	2.7
Cerezas	Rojo	2.5
Manzana	Verde	2.5

Fruta	Color de la fruta	Fibra (en g) por cada 100 g
Fresas	Rojo	2.1
Chabacano	Naranja	2
Naranja	Naranja	2
Mandarina	Naranja	1.8
Ruibarbo	Rosa	1.8
Plátano	Amarillo	1.7
Papaya	Naranja	1.7
Uvas	Rosa	1.6
Mango	Amarillo / naranja	1.6
Nectarinas	Amarillo / naranja	1.5
Melocotones	Amarillo / naranja	1.5
Piña	Amarillo	1.4
Ciruelas	Morada	1.4
Melón	Amarillo	0.8

POLIFENOLES PARA UN INTESTINO GENIAL

LOS CINCUENTA ALIMENTOS QUE CONTIENEN MÁS POLIFENOLES

Grupo	Alimento	Polifenol (mg/100 g)
Especias	Clavos	16 048
Especias	Canela	9 700
Hierbas de olor	Mejorana seca	9 306
Legumbres y leguminosas	Frijoles azuki	8 970
Hierbas de olor	Hierbabuena seca	6 575
Cacao y chocolate	Cacao en polvo	5 624
Legumbres	Frijoles	4 846
Hierbas de olor	Ajedrea de jardín	4 512
Hierbas de olor	Albahaca seca	4 318
Hierbas de olor	Hojas de laurel secas	4 170
Legumbres y leguminosas	Lentejas	3 697
Especias	Alcaparras	3 600
Hierbas de olor	Orégano seco	3 117
Hierbas de olor	Salvia seca	2 920
Especias	Semillas de alcaravea	2 913
Frutos secos	Castaña	2 757
Hierbas de olor	Tomillo seco	2 519
Hierbas de olor	Manzanilla seca	2 483

Grupo	Alimento	Polifenol (mg/100 g)
Hierbas de olor	Coriandro seco	2 260
Hierbas de olor	Fenogreco seco	2 250
Especias	Cúrcuma seca	2 117
Especias	Comino	2 038
Frutas - frutos rojos	Saúco negro	1 950
Especias	Nuez moscada	1 905
Hierbas de olor	Ajedrea blanca	1 880
Cacao y chocolate	Chocolate amargo	1 860
Hierbas de olor	Tomillo seco	1 815
Especias	Anís estrellado	1 810
Fruta - frutos rojos	Aronia negra	1 752
Hierbas de olor	Toronjil seco	1 700
Hierbas de olor	Hisopo seco	1 623
Hierbas de olor	Perejil seco	1 585
Frutos secos	Nuez de nogal	1 575
Frutos secos	Pistaches	1 420
Verduras	Acelgas rojas	1 320
Frutos secos	Pecanas	1 284
Hierbas de olor	Eneldo seco	1 250
Fruta - seca	Ciruelas pasas	1 195
Hierbas de olor	Tomillo fresco	1 173
Hierbas de olor	Orégano fresco	1 165
Verduras	Alcachofa	1 142
Hierbas de olor	Romero fresco	1 082
Especias	Curri en polvo	1 075
Fruta - seca	Pasas	1 065
Legumbres y leguminosas	Habas	1 039
Especias	Pimienta negra	1 000
Hierbas de olor	Menta fresca	980
Fruta - frutos rojos	Moras	980
Fruta - seca	Higo seco	960
Hierbas de olor	Orégano fresco	935

LOS MEJORES AMIGOS DE UN INTESTINO GENIAL

Los mejores amigos de un intestino genial	Consejos
Dormir bien	Dormir de 7 a 9 horas.[1] La calidad del sueño también importa; sigue una rutina de relajación e intenta acostarte y levantarte a la misma hora todos los días.
Ejercicio	Hacer 2 horas y media de ejercicio moderado que incremente tu ritmo cardiaco (caminar deprisa, hacer senderismo o ciclismo), o bien 1 hora y cuarto de ejercicio intenso que te haga respirar agitadamente o te haga sudar (correr, nadar, practicar deportes de equipo) a lo largo de una semana.[2] Hacer dos veces por semana ejercicios para desarrollar la musculatura (por ejemplo, levantar pesas, trabajar con cintas elásticas, escalar o hacer ejercicios con el propio peso corporal).
Evitar el sedentarismo	Pasar muchas horas al día en posición sentada sin moverte y llevar una vida sedentaria no beneficia a tu salud.[3] Si pasas mucho rato en posición sentada, intenta moverte cada media hora, aunque solo sea durante un par de minutos.[4] Si trabajas todos los días en un escritorio, es recomendable que pruebes a hacerlo de pie durante 2 horas (y vayas subiendo hasta llegar a las 4 horas al día).[5]

Los mejores amigos de un intestino genial	Consejos
No excederse con el alcohol	Se recomienda no tomar más de seis vasos de vino o seis pintas de cerveza a la semana para tener buena salud; lo que equivale a 14 unidades de alcohol.[6]
Pasar tiempo en la naturaleza	Un total de 2 horas o más a lo largo de la semana en contacto directo con la naturaleza mejorará tu salud y tu bienestar.[7]
Gestionar el estrés	Consulta el truco n.° 9: Cerebro en calma, estómago en calma.

RECAPITULEMOS

Los 10 trucos del eje intestino-cerebro para potenciar al máximo tu segundo cerebro

Truco n.° 1: Llena de vegetales la mitad del plato
Truco n.° 2: Come de cinco colores
Truco n.° 3: La Buena Vida Con Sabor, Felicidad y Salud
Truco n.° 4: Come fermentados a diario
Truco n.° 5: Cena temprano
Truco n.° 6: Come pescado azul dos veces por semana
Truco n.° 7: Únete al lado oscuro
Truco n.° 8: Potencia tu desayuno con proteínas y fibra
Truco n.° 9: Cerebro en calma, estómago en calma
Truco n.° 10: ¡Bebe!

AGRADECIMIENTOS

Mi más profundo agradecimiento es para ti, que me lees. A ti te dedico este libro. Si no, ¿qué sentido tendría haberlo escrito? Espero que hayas disfrutado leyendo tanto como yo me divertí escribiendo *Alimenta tu segundo cerebro*; y que hayas sacado algo en claro de toda la información incluida en estas páginas que mejore un poco tu vida (¡y tu eje intestino-cerebro!).

A mi maravillosa familia (que ahora se ha ampliado con la incorporación de mis estupendas cuñadas Zoe y Amelia, y en la que incluyo a mi increíblemente fantástica madrina Amelia F-H) quiero darle muchísimas gracias por todo el apoyo, las risas y los ánimos que me ha ido dando para llevar a buen término este libro. No querría olvidarme de mi abuelo Christopher, el auténtico escritor de la familia, ni de mi abuela Victoria (la discreta correctora de las poesías y los relatos cortos de mi abuelo, lo que demuestra una vez más que ninguna hazaña es individual). Sobre este mismo tema, debo decir que *Alimenta tu segundo cerebro* no se parecería en nada al libro en el que se ha convertido si no hubiera sido por la guía, el apoyo y la profesionalidad de mi fantástica editora Karolina Klaim, mi inigualable agente Matilda Forbes Watson y el experimentado equipo de Penguin, Michael Joseph y WME Books. Estaré siempre agradecida de haber tenido la inmensa suerte de poder trabajar con todos.

He tenido la gran suerte de contar con amigos sensacionales que, de una manera u otra, han colaborado en la creación de este libro (compartiendo unas copas de vino conmigo, manteniendo conversaciones al teléfono para animarme, dándome consejos útiles y leyéndose algunos capítulos de cabo a rabo). En concreto, me refiero a Freya Berry, V. Hodgson, Ellie Knight, Erris de Stacpoole, Kat Kimber, Zoe James, Eddie Foster, Mark Tsirekas, Lauren Everet, Isabella Birch-Reynardson, Camilla Mossop, Ruth Bowyer, Alice Carson, Hannah Knight, Ashley Forbes Reville, Erin Barnes, Amrita Vijay y Margot Eliason. A todos, ¡gracias de todo corazón!

La ciencia es, sin duda alguna, un ámbito en el que se parte del trabajo de quienes te preceden, y en el que tus investigaciones pasan a ser una gota más en el inmenso océano donde todos esperamos que surja una nueva ola. Por todo eso, y por muchas cosas más, quiero dar las gracias a mis colegas de profesión, del pasado y del presente, y también a la catedrática Felice Jacka, la doctora Caroline Le Roy, la catedrática Claire Steves, la doctora Anna Rodríguez Mateos, la doctora Sophie Mort, la doctora Sarah Berry y el catedrático Tim Spector por sus valiosas reflexiones, tanto mientras escribía *Alimenta tu segundo cerebro* como cuando tuve la suerte de contar con sus tutorías en determinados momentos de mi carrera profesional.

Finalmente, tampoco querría olvidar a mi compañera en el fragor de la batalla: mi fabulosa amiga de cuatro patas Mavis, un galgo inglés. Mavis ha estado sentada en silencio a mi lado, observándome teclear, con una paciencia que podría decirse infinita, mientras yo iba escribiendo el libro. Le prometo, a modo de agradecimiento, obsequiarla con muchos paseos, juguetes nuevos y aventuras para compartir con sus amigos peludos.

NOTAS

INTRODUCCIÓN

1. Nes, R. B., Roysamb, E.: «Happiness in Behaviour Genetics: An Update on Heritability and Changeability», *Journal of Happiness Studies*, 1 de octubre de 2017; 18(5):1533-1552. DOI: 10.1007/s10902-016-9781-6.

2. Breit, S., Kupferberg, A., Rogler, G., Hasler, G.: «Vagus Nerve as Modulator of the Brain-Gut Axis in Psychiatric and Inflammatory Disorders», *Front Psychiatry*, 2018; 9:44. DOI: 10.3389/fpsyt.2018.00044.

3. Yu, Q. J., Yu, S. Y., Zuo, L. J., Lian, T. H., Hu, Y., Wang, R. D., Piao, Y. S., Guo, P., Liu, L., Jin, Z., Li, L. X., Chan, P., Chen, S. D., Wang, X. M., Zhang, W.: «Parkinson disease with constipation: Clinical features and relevant factors», *Scientific Reports*, 12 de enero de 2018; 8(1):567. DOI: 10.1038/s41598-017-16790-8.

4. Zamani, M., Alizadeh-Tabari, S., Zamani, V.: «Systematic review with meta-analysis: the prevalence of anxiety and depression in patients with irritable bowel syndrome», *Alimentary Pharmacology & Therapeutics*, 2019; 50(2):132-143. DOI: 10.1111/apt.15325.

CAPÍTULO 2. EL MICROBIOMA INTESTINAL

1. Ogbonnaya, E. S., Clarke, G., Shanahan, F., Dinan, T. G., Cryan, J. F., O'Leary, O. F.: «Adult Hippocampal Neurogenesis Is Regulated by the Microbiome», *Biological Psychiatry*, 2015; 78(4):e7-e9. DOI: 10.1016/j.biopsych.2014.12.023.

2. Goodrich, J. K., Waters, J. L., Poole, A. C., *et al.*: «Human Genetics Shape the Gut Microbiome», *Cell*, 2014; 159(4):789-799. DOI: 10.1016/j. cell.2014.09.053.

3. Parrish, A., Boudaud, M., Grant, E. T., *et al.*: «Akkermansia muciniphila exacerbates food allergy in fibre-deprived mice», *Nature Microbiology*, 1 de octubre de 2023; 8(10):1863-1879. DOI: 10.1038/s41564-023-01464-1.

4. Francesco, A., Leeming, E. R., Eirini, D., *et al.*: «Blue poo: impact of gut transit time on the gut microbiome using a novel marker», *Gut*, 2021; 70(9):1665. DOI: 10.1136/gutjnl-2020-323877.

5. Wu, J., Wang, K., Wang, X., Pang, Y., Jiang, C.: «The role of the gut microbiome and its metabolites in metabolic diseases», *Protein & Cell*, 1 de mayo de 2021; 12(5):360-373. DOI: 10.1007/s13238-020-00814-7.

6. Frost, G., Sleeth, M. L., Sahuri-Arisoylu, M., *et al.*: «The short-chain fatty acid acetate reduces apetite via a central homeostatic mechanism», *Nature Communications*, 29 de abril de 2014; 5(1):3611. DOI: 10.1038/ncomms4611.

7. David, L. A., Maurice, C. F., Carmody, R. N., *et al.*: «Diet rapidly and reproducibly alters the human gut microbiome», *Nature*, 23 de enero de 2014; 505(7484):559-63. DOI: 10.1038/nature12820.

CAPÍTULO 3. LA CONVERSACIÓN INTESTINO-CEREBRO

1. Gorczyca, K., Obuchowska, A., Kimber-Trojnar, Z., Wierzchowska-Opoka, M., Leszczynska-Gorzelak, B.: «Changes in the Gut Microbiome and Pathologies in Pregnancy», *Int J Environ Res Public Health*, 12 de agosto de 2022; 19(16). DOI: 10.3390/ijerph119169961.

2. Jasarevic, E., Bale, T. L.: «Prenatal and postnatal contributions of the maternal microbioma on offspring programming», *Frontiers in Neuroendocrinology*, 1 de enero de 2019; 55:100797. DOI: 10.106/j.yfrne.2019.100797.

3. Zhou, L., Qiu, W., Wang, J., *et al.*: «Effects on vaginal microbiota transfer on the neurodevelopment and microbiome of cesarean-born infants: A blinded randomized controlled trial», *Cell Host & Microbe*, 12 de julio de 2023; 31(7):1232-1247.e5. DOI: 10.1016/j.chom.2023.05.022.

4. Sun, Z., Lee-Sarwar, K., Kelly, R. S., *et al.*: «Revealing the importance of prenatal gut microbiome in offspring neurodevelopment in humans», eBioMedicine, 2023; 90. DOI: 10.1016/j.chom.2023.05.22.

5. Dawson, S. L., O'Hely, M., Jacka, F. N., *et al.*: «Maternal prenatal gut microbiota composition predicts child behaviour», eBioMedicine, 2021; 68. DOI: 10.106/j.ebiom.2021.103400.

6. Ogbonnaya, E. S., Clarke, G., Shanahan, F., Dinan, T. G., Cryan, J. F., O'Leary, O. F.: «Adult Hippocampal Neurogenesis Is Regulated by the Microbiome», *Biological Psychiatry*, 2015; 78(4):e7-e9. DOI: 10.1016/j.biopsych.2014.12.02.

7. Carlson, A. L., Xia, K., Azcarate-Peril, M. A., *et al.*: «Infant Gut Microbiome Associated With Cognitive Development», *Biological Psychiatry*, 15 de enero de 2018; 83, 148-159. DOI: 10.1016/j.biopsych.2017.06.21.

8. Sordillo, J. E., Korrick, S., Laranjo, N., *et al.*: «Association of the Infant Gut Microbiome With Early Childhood Neurodevelopmental Outcomes: An Ancillary Study to the VDAART Randomized Clinical Trial», *JAMA Netw Open*, 1 de marzo de 2019; 2(3):e190905. DOI: 10.1001/jamanetworkopen.2019.0905.

9. Kevin, S. B., Guilherme Fahur, B., Shelley Joeft, M., *et al.*: «Gut-resident microorganism and their genes are associated with cognition and neuroanatomy in children», bioRXiv, 2023:2020.02.13.944181. DOI: 10.1101/2020.02.13.944181.

10. Oluwagbemigun, K., Schnermann, M. E., Schmid, M., Cryan, J. F., Nöthlings, U.: «A prospective investigation into the association between the gut microbiome composition and cognitive performance among healthy young adults», *Gut Pathogenes*, 19 de abril de 2022; 14(1):15. DOI: 10.1186/s13099-022-00487-z.

11. Boehme, M., Guzzeta, K. E., Bastiaanssen, T. F. S., *et al.*: «Microbiota from young mice counteracts selective age-associated behavioral deficits», *Nature Aging*, 1 de agosto de 2021, 2021; 1(8):666-676. DOI: 10.1038/s43587-021-00 093-9.

12. Ma, C., Li, Y., Mei, Z., *et al.*: «Association Between Bowel Movement Pattern and Cognitive Function: Prospective Cohort Study and a Metagenomic Analysis of the Gut Microbiome», *Neurology*, 14 de noviembre de 2023; 101(20):e2014-e2025. DOI: 10.1212/wnl.0000000000207849.

13. Agus, A., Planchais, J., Sokol, H.: «Gut Microbiota Regulation of Tryptophan Metabolism in Health and Disease», *Cell Host & Microbe*, 2018; 23(6):716-724. DOI: 10.1016/j.chom.2018.05.003.

14. Cryan, J. F., Dinan, T. G.: «Mind-altering microorganisms: the impact of the gut microbiota on the brain and behaviour», *Nature Reviews Neuroscience*, 1 de octubre de 2012; 13(10):701-712. DOI: 10.1038/nrn3346.

15. Agus, A., Planchais, J., Sokol, H.: «Gut Microbiota Regulation of Tryptophan Metabolism in Health and Disease», *Cell Host & Microbe*, 2018; 23(6): 716-724. DOI: 10.1016/j.chom.2018.05.003.

16. Waclawiková, B., El Aidy, S.: «Role of Microbiota and Tryptophan Metabolites in the Remote Effect of Intestinal Inflammation on Brain and Depression», *Pharmaceuticals*, 2018; 11(3):63.

17. Kan Gao, Chun-long Mu, Aitak Farzi, Wei-yun Zhu: «Tryptophan Metabolism: A Link Between the Gut Microbiota and Brain», *Advances in Nutrition*, 2020; 11(3):709-723. DOI: 10.1093/advances/nmz127.

18. Madison, A., Kielcolt-Glaser, J. K.: «Stress, depression, diet, and the gut microbiota: human-bacteria interactions at the core of psychoneuroimmunology and nutrition», Current Opinion in Behavioral Sciences, agosto de 2019; 28:105-110. DOI: 10.106/j.cobeha.2019.01.011.

19. Dalile, B., Van Oudenhove, L., Vervliet, B., Verbeke, K.: «The Role of Short-Chain Fatty Acids in Microbiota-Gut-Brain Communication», Nature Reviews Gastroenterlogy & Hepatology, 1 de agosto de 2019, 2019; 16(8):461-478. DOI: 10.1038/s41575-019-0157-3.

20. O'Riordan, K. J., Collins, M. K., Moloney, G. M., et al.: «Short Chain Fatty Acids: Microbial Metabolites for Gut-Brain Axis Signalling», Molecular and Cellular Endocrinology, 15 de abril de 2022; 546:111572. DOI: 10.1016/j.mce.2022.111572.

21. Unger, M. M., Spiegel, J., Dillmann, K-U., et al.: «Short Chain Fatty Acids and Gut Microbiota Differ Between Patients with Parkinson's Disease and Age-Matched Controls», Parkinsonism & Related Disorders, 2016; 32:66-72. DOI: 10.1016/j.parkreldis.2016.08.019.

22. Zhang, L., Wang, Y., Xiayu, X., et al.: «Altered Gut Microbiota in a Mouse Model Alzheimer's Disease», Journal of Alzheimer's Disease, 2017; 60:1241-1257. DOI: 10.3233/JAD-170020.

23. Maltz, R. M., Keirsey, J., Kim, S. C., et al.: «Prolonged Restraint Stressor Exposure in Outbred CD-1 Mice Impacts Microbiota, Colonic Inflammation, and Short Chain Fatty Acids», PLOS ONE, 2018; 13(5):e0196961. DOI: 10.1371/journal.pone.0196961.

24. Byrne, C. S., Chambers, E. S., Alhabeeb, H., et al.: «Increased Colonic Propionate Reduces Anticipatory Reward Responses In the Human Striatum to High-Energy Foods», The American Journal of Clinical Nutrition, julio de 2016; 104(1):5-14. DOI: 10.3945/ajcn.115.126706.

CAPÍTULO 4. LA CONEXIÓN INTESTINO-CEREBRO EN LAS MUJERES

1. Bailey, P.: «Hysteria: The History of a Disease», Archives of General Psychiatry, 1966; 14(3):332-333. DOI: 10.1001/archpsyc.1966.01730090108024.

2. Stricker, R., Eberhart, R., Chevailler, M-C., Quinn, F. A., Bischof, P., Stricker, R.: «Establishment of detailed reference values for luteinizing hormone, follicle stimulating hormone, estradiol, and progesterone during different phases of the menstrual cycle on the Abbott ARCHITECT® analyzer», Clinical Chemistry and Laboratory Medicine (CCLM), 2006; 44(7):883-887. DOI: 10.1515/CCLM.2006.160.

3. Baker, J. M., Al-Nakkash, L., Herbst-Kralovetz, M. M.: «Estrogen & gut microbiome axis: Physiological and clinical implications», *Maturitas*, 2017; 103: 45-53. DOI: 0.1016/j.maturitas.2017.06.025.

4. Shobeiri, P., Kalantari, A., Teixeira, A. L., Rezaei, N.: «Shedding light on biological sex differences and microbiota-gut-brain axis: a comprehensive review of its roles in neuropsychiatric disorders», *Biology of Sex Differences*, 25 de marzo de 2022; 13(1):12. DOI: 10.1186/s13293-022-00422-6.

5. Korpela, K., Kallio, S., Salonen, A., *et al.*: «Gut microbiota develop towards an adult profile in a sex-specific manner during puberty», *Scientific Reports*, 2 de diciembre de 2021; 11(1):23297. DOI: 10.1038/s41598-021-02375-z.

6. Reiman, E. M., Armstrong, S. M., Matt, K. S., Mattox, J. H.: «The application of positron emission tomography to the study of the normal menstrual cycle», *Human Reproduction*, 1996; 11(12):2799-2805. DOI: 10.1093/oxfordjournals.humrep.ao19214.

7. McVay, M. A., Copeland, A. L., Geiselman, P. J.: «Eating disorder pathology and menstrual cycle fluctuations in eating variables in oral contraceptive users and non-users», *Eating Behaviors*, enero de 2011; 12(1):49-55. DOI: 10.1016/j.eatbeh.2010.11.005.

8. Natale, V., Albertazzi, P., Cangini, A.: «The Effects of Menstrual Cycle on Dreaming», *Biological Rhythm Research*, 1 de julio de 2003; 34(3):295-303. DOI: 10.1076/brhm.34.3.295.18808.

9. Li, T., Shao, W., Wang, Y., *et al.*: «A two-sample mendelian randomization analysis investigates associations between gut microbiota and infertility», *Scientific Reports*, 15 de julio de 2023; 13(1):11426. DOI: 10.1038/s41598-023-38624-6.

10. Koren, O., Goodrich Julia, K., Cullender Tyler, C., *et al.*: «Host Remodeling of the Gut Microbiome and Metabolic Changes during Pregnancy», *Cell*, 2012; 150(3):470-480. DOI: 10.1016/j.cell.2012.07.008.

11. Dahl, C., Stanislawski, M., Iszatt, N., *et al.*: «Gut microbiome of mothers delivering prematurely shows reduced diversity and lower relative abundance of Bifidobacterium and Streptococcus, *PLOS ONE*, 2017; 12(10):e0184336. DOI: 10.1371/journal.pone.0184336.

12. Sharma, A., Davies, R., Kapoor, A., Islam, H., Webber, L., Jayasena, C. N.: «The effect of hormone replacement therapy on cognition and mood», *The Journal of Clinical Endocrinology & Metabolism* (Oxford), 2023; 98: 285-295. DOI: 10.1111/cen.14856.

13. Mayneris-Perxachs, J., Arnoriaga-Rodríguez, M., Luque-Córdoba, D., *et al.*: «Gut microbiota steroid sexual dimorphism and its impact on gonadal steroids: influences of obesity and menopausal status», *Microbiome*, 20 de septiembre de 2020; 8(1):136. DOI: 10.1186/s40168-020-00913-x.

14. Setchell, K. D., Brown, N. M., Desai, P. B., *et al.*: «Bioavailability, disposition, and dose-response efectts on soy isoflavones when consumed by healthy

women at physiologically typical dietary intakes», *The Journal of Nutrition*, abril de 2003; 133(4):1027-35. DOI: 10.1093/jn/133.4.1027.

15. Joshu, E.: «Man who performed 'DIY' fecal transplants from his mom after Crohn's disease left him hospitalized experienced her menopause symptoms», <www.dailymail.co.uk/health/article-12754413/mom-fecal-transplant-son-crohns-disease-hospitalized-menopause-symptoms.html>.

CAPÍTULO 5. LA CONEXIÓN INTESTINO-CEREBRO EN LOS HOMBRES

1. Wallis, A., Butt, H., Ball, M., Lewis, D. P., Bruck, D.: «Support for the Microgenderome: Associations in a Human Clinical Population», *Scientific Reports*, 13 de enero de 2016; 6(1):19171. DOI: 10.1038/srep19171.

2. Shobeiri, P., *et al.*: «Shedding light on biological sex differences and microbiota-gut-brain axis», Biology of Sex Differences.

3. Levkovich, T., Poutahidis, T., Smillie, C., *et al.*: «Probiotic bacteria induce a 'glowth of health'», *PLOS ONE*, 2013; 8(1):e53867. DOI: 10.1371/journal. pone.0053867.

4. Yurkovetskiy, L., Burrows, M., Khan, A. A., *et al.*: «Gender bias in autoimmunity is influenced by microbiota», *Immunity*, 22 de agosto de 2013; 39(2):400-12. DOI: 10.1016/j.immuni.2013.08.013.

5. Li, X., Cheng, W., Shang, H., Wei, H., Deng, C.: «The Interplay between Androgen and Gut Microbiota: Is There a Microbiota-Gut-Testis Axis», *Reproductive Sciences*, junio de 2022; 29(6):1674-1684. DOI: 10.1007/s43032-021-00624-0.

6. Zhang, P., Feng, Y., Li, L., *et al.*: «Improvement in sperm quality and spermatogenesis following faecal microbiota transplantation from alginate oligosaccharide dosed mice», *Gut*, enero de 2021; 70(1):222-225. DOI: 10.1136/gut-jnl-2020-320992.

7. Molina, N. M., Plaza-Díaz, J., Vilchez-Vargas, R., *et al.*: «Assessing the testicular sperm microbiome: a low-biomass site with abundant contamination», Reproductive BioMedicine Online, 1 de septiembre de 2021; 43(3):523-531. DOI: 10.1016/j.rbmo.2021.06.021.

8. Dixon, R., Egan, S., Hughes, S., Chapman, B.: «The Sexome - A proof of concept study into microbial transfer between heterosexual couples after sexual intercourse», Forensic Science International, 1 de julio de 2023; 348:111711. DOI: 10.1016/j.forsciint.2023.111711.

9. Toh, E., Xing, Y., Gao, X., *et al.*: «Sexual behavior shapes male genitourinary microbiome composition», *Cell Reports Medicine*, 21 de marzo de 2023; 4(3):100981. DOI: 10.1016/j.xcrm.2023.100981.

10. Noguera-Julian, M., Rocafort, M., Guillén, Y., *et al.*: «Gut Microbiota Linked to Sexual Preference and HIV Infection», eBioMedicine, 2016; 5:135-146. DOI: 10.1016/j.ebiom.2016.01.032.

CAPÍTULO 6. LA CONEXIÓN INTESTINO-CEREBRO DIVERSA: TDAH, AUTISMO Y NEURODIVERSIDAD

1. Ahrens, A. P., Hyötyläinen, T., Petrone, J. R., Igelström, K., George, C. D., Garrett, T. J., *et al.*: «Infant microbes and metabolites point to childhood neuro-developmental disorders, *Cell*, 2024; 187(8):1853-73.e15. DOI: 10.106/j.cell.2024.02.035.

2. Tengeler, A. C., Dam, S. A., Wiesman, M., *et al.*: «Gut microbiota from persons with attention-deficit/hyperactivity disorder affects the brain in mice», *Microbiome*, 1 de abril de 2020; 8(1):44. DOI: 10.1186/s40168-020-00816-x.

3. Stiernborg, M., Debelius, J. W., Yang, L. L., *et al.*: «Bacterial gut microbiome differences in adults with ADHD and in children with ADHD on psychosti-mulant medication», *Brain, Behavior, and Immunity*, 1 de mayo de 2023; 110:310-321. DOI: 10.106/j.bbi.2023.03.012.

4. Morton, J. T., Jin, D-M., Mills, R. H., *et al.*: «Multi-level analysis of the gut-brain axis shows autism spectrum disorder-associated molecular and micro-bial profiles», *Nature Neuroscience*, 1 de julio de 2023, 2023; 26(7):1208-1217. DOI: 10.1038/s41593-023-01361-0.

CAPÍTULO 7. CUANDO LAS BACTERIAS INTESTINALES SE MUEREN DE HAMBRE

1. Carter, M. M., Olm, M. R., Merrill, B. D., *et al.*: «Ultra-deep sequencing of Hadza hunter-gatherers recovers vanishing gut microbes, *Cell*, 6 de junio de 2023; 186(14):3111-3124.e13. DOI: 10.1016/j.cell.2023.05.046.

2. Reynolds, A., Mann, J., Cummings, J., Winter, N., Mete, E., Te Morenga, L.: «Carbohydrate quality and human health: a series of systematic reviews and meta-analyses», *The Lancet*, 2019; 393(10170):434-445. DOI: 10.1016/S0140-6736(18)31809-9.

3. Rauber, F., Da Costa Louzada, M. L., Martinez Steele, E., *et al.*: «Ultrapro-cessed foods and excessive free sugar intake in the UK: a nationally representative cross-sectional study», *BMJ Open*, 2019; 9(10):e027546. DOI: 10.1136/bmjopen-2018-027546.

4. Monteiro, C. A., Cannon, G., Levy, R. B., *et al.*: «Ultra-processed foods: what they are and how to indentify them», *Public Health Nutrition*, 2019; 22(5): 936-941. DOI: 10.1017/S1368980018003762.

5. Cordova, R., Viallon, V., Fontvieille, E., *et al.*: «Consumption of ultra-processed foods and risk of multimorbidity of cancer and cardiometabolic diseases: multinational cohort study», *The Lancet Regional Health - Europe*, 2023; 35. DOI: 10.1016/j.lanepe.2023.100771.

6. Wang, L., Du, M., Wang, K., *et al.*: «Association of ultra-processed food consumption with colorectal cancer risk among men and women: results from three prospective US cohort studies», *BMJ*, 2022; 378:e068921. DOI: 10.1136/bmj-2021-068921.

7. Naimi, S., Viennois, E., Gewirtz, A. T., Chassaing, B.: «Direct impact of commonly used dietary emulsifiers on human gut microbiota», *Microbiome*, 22 de marzo de 2021; 9(1):66. DOI: 10.1186/s40168-020-00996-6.

8. Sandall, A., Smith, L., Svensen, E., Whelan, K.: «Emulsifiers in ultra-processed foods in the UK food supply», *Public Health Nutrition*, noviembre de 2023; 26(11):2256-2270. DOI: 10.1017/s1368980023002021.

9. Um, C. Y., Hodge, R. A., Tran, H. Q., Campbell, P. T., Gewirtz, A. T., McCullough, M. L.: «Association of Emulsifier and Highly Processed Food Intake with Circulating Markers of Intestinal Permeability and Inflammation in the Cancer Prevention Study-3 Diet Assessment Sub-Study», *Nutrition and Cancer*, 2022; 74(5):1701-1711. DOI: 10.1080/01635581.2021.1957947.

10. Knüppel, A., Shipley, M. J., Llewellyn, C. H., Brunner, E. J.: «Sugar intake from sweet food and beverages, common mental disorder and depression: prospective findings from the Whitehall II study», *Scientific Reports*, 27 de julio de 2017; 7(1):6287. DOI: 10.1038/s41598-017-05649-7.

11. Thomson, P., Santibañez, R., Aguirre, C., Galgani, J. E., Garrido, D.: «Short-term impact of sucralose consumption on the metabolic response and gut microbiome of healthy adults, *British Journal of Nutrition*, 28 de octubre de 2019; 122(8):856-862. DOI: 10-1017/s0007114519001570.

12. Serrano, J., Smith, K. R., Crouch, A. L., *et al.*: «High-dose saccharin supplementation does not induce gut microbiota changes or glucosa intolerance in healthy humans and mice», *Microbiome*, 12 de enero de 2021; 9(1):11. DOI: 10.1186/s40168-020-00976-w.

13. Suez, J., Cohen, Y., Valdés-Mas, R., *et al.*: «Personalized microbiome-driven effects of non-nutritive sweeteners on human glucosa tolerance», *Cell*, 1 de septiembre de 2022; 185(18):3307-3328.e19. DOI: 10.1016/j.cell.2022.07.016.

14. Afshin, A., Sur, P. J., Fay, K. A., *et al.*: «Health Effects of dietary risks in 195 countries, 1990-2017: a systematic analyses for the Global Burden of Disease Study 2017», *The Lancet*, 2019; 393(10184):1958-1972. DOI: 10.1016/S0140-6736(19)30041-8.

15. Gesch, C. B., Hammond, S. M., Hampson, S. E., Eves, A., Crowder, M. J.: «Influence of supplementary vitamins, minerals and essential fatty acids on the antisocial behaviour of young adult prisoners: Randomised, placebo-controlled trial», *The British Journal of Psychiatry*, 2002; 181(1):22-28. DOI: 1192/bjp.1811.22.

16. Barabási, A-L., Menichetti, G., Loscalzo, J.: «The unmapped chemical complexity of our diet», *Nature Food*, 1 de enero de 2020; 1(1):33-37. DOI: 10.1038/s43016-019-0005-1.

CAPÍTULO 8. UN INTESTINO DESINFECTADO NO ES UN INTESTINO FELIZ

1. Hutchings, M. I., Truman, A. W., Wilkinson, B: «Antibiotics: past, present and future», Current Opinion in Microbiology», 2019; 51:72-80. DOI: org/10.1016/j.mib.2019.10.008.

2. Neuman, H., Forsythe, P., Uzan, A., Avni, O., Koren, O.: «Antibiotics in early life: dysbiosis and the damage done», *FEMS Microbiology Reviews*, 2018; 42(4):489-499. DOI: 10.1093/femsre/fuy018.

3. Slykerman, R. F., Neumann, D., Underwood, L., *et al.*: «Age at first exposure to antibiotics and neurodevelopmental outcomes in childhood», *Psychopharmacology*, 2023; 240:1143-1150. DOI: 10.1007/s00213-023-06351-5.

4. Mehta, R. S., Lochhead, P., Wang, Y., *et al.*: «Association of midlife antibiotic use with subsequent cognitive function in women», *PLOS ONE*, 2022; 17(3):e0264649. DOI: 10.137/journal.pone.0264649.

5. Dethlefsen, L., Huse, S., Sogin, M. L., Relman, D. A.: «The Pervasive Effects of an Antibiotic on the Human Gut Microbiota, as Revealed by Deep 16S rRNA Sequencing», *PLOS Biology*, 2008; 6(11):e280. DOI: 10.1371/journal.pbio.0060280.

6. Suez, J., Zmora, N., Zilberman-Schapira, G., *et al.*: «Post-Antibiotic Gut Mucosal Microbiome Reconstitution Is Impaired by Probiotics and Improved by Autologous FMT», *Cell*, 6 de septiembre de 2018; 174(6):1406-1423.e16. DOI: 10.1016/j.cell.2018.08.047.

7. Penumutchu, S., Korry, B. J., Hewlett, K., Belenky, P.: «Fiber supplementation protects from antibiotic-induced gut microbiome dysbiosis by modulating gut redox potential», *Nature Communications*, 24 de agosto de 2023; 14(1):5161. DOI: 10.1038/s41467-023-40553-x.

8. Suez, J., Zmora, N., Zilberman-Schapira, G., *et al.*: «Post-Antibiotic Gut Mucosal Microbiome Reconstitution Is Impaired by Probiotics and Improved by Autologous FMT», *Cell*, 6 de septiembre de 2018; 174(6):1406-1423.e16. DOI: 10.1016/j.cell.2018.08.047.

9. Singh, S., Sharma, P., Pal, N., *et al.*: «Impact of Environmental Pollutants on Gut Microbiome and Mental Health via the Gut-Brain Axis», *Microorganism*, 19 de julio de 2022; 10(7). DOI: 10.3390/microorganisms10071457.

CAPÍTULO 9. LA SOLEDAD DE LOS CUERPOS Y LOS INTESTINOS

1. Kannan, V. D., Veazie, P. J.: «US trends in social isolation, social engagement, and companionship - nationally and by age, sex, race/ethnicity, family income, and work hours, 2003-2020», SSM - Population Health, 1 de marzo de 2023; 21:101331. DOI: 10.1016/j.ssmph.2022.101331.

2. Gallup: «Loneliness in U.S. Subsides From Pandemic High», <https://news.gallup.com/poll/473057/loneliness-subsides-pandemic-high.aspx%5D>.

3. Nguyen, T. T., Zhang, X., Wu, T-C., *et al.*: «Association of Loneliness and Wisdom With Gut Microbial Diversity and Composition: An Exploratory Study. Brief Research Report», Frontiers in Psychiatry, 25 de marzo de 2021; 12. DOI: 10.3389/fpsyt.2021.648475.

4. Academias Nacionales de las Ciencias, Ingeniería y Medicina: Social Isolation and Loneliness in Older Adults: Opportunities for the Health Care System, The National Academies Press, Washington D. C., 2020. DOI: 10.17226/25663.

5. Wu, W-L., Adame, M. D., Liou, C-W., *et al.*: «Microbiota regulate social behaviour via stress response neurons in the brain», Nature, 1 de julio de 2021; 595(7867):409-414. DOI: 10.1038/s41586-021-03669-y.

6. Vallès-Colomer, M., Blanco-Míguez, A., Manghi, P., *et al.*: «The person-toperson transmisión landscape of the gut and oral microbiomes», Nature, 1 de febrero de 2023; 614(7946):125-135. DOI: 10.1038/s41586-022-05620-1.

7. Kort, R., Caspers, M., Van de Graaf, A., Van Egmond, W., Keijser, B., Roeselers, G.: «Shaping the oral microbiota through intimate kissing», Microbiome, 17 de noviembre de 2014; 2(1):41. DOI: 10.1186/2049-2618-2-41.

8. Kort, R., Caspers, M., Van de Graaf, A., Van Egmond, W., Keijser, B., Roeselers, G.: «Shaping the oral microbiota through intimate kissing», Microbiome, 17 de noviembre de 2014; 2(1):41. DOI: 10.1186/2049-2618-2-41.

CAPÍTULO 10. EL DESGASTE DEL EJE INTESTINO-CEREBRO

1. «Stressed nation: 74 % of UK 'overwhelmed or unable to cope' at some point in the past year», <www.mentalhealth.org.uk/about-us/news/survey-stressed-nation-UK-overwhelmed-unable-to-cope>.

2. Gheorghe, C. E., Leigh, S-J., Tofani, G. S. S., Bastiaanssen, T. F. S., Lyte, J. M., Gardellin, E., *et al.*: «The microbiota drives diurnal rhythms in tryptophan metabolism in the stressed gut», Cell Reports, 2024; 43(4). DOI: 10.1016/j.celrep. 2024.114079.

3. Mariotti, A.: «The effects of chronic stress on health: new insights into the molecular mechanism of brain-body communication», Future Science: Open Access, noviembre de 2015; 1(3):Fs023. DOI: 10.4155/fso.15.21.

4. Laudani, S., Torrisi, S. A., Alboni, S., *et al.*: «Gut microbiota alterations promote traumatic stress susceptibility associated with p-cresol-induced dopaminergic dysfunctions», *Brain, Behavior, and Immunity*, enero de 2023; 107:385-396. DOI: 10.106/j.bbi.2022.11.004.

5. Houtz, J. L., Taff, C. C., Vitousek, M. N.: «Gut Microbiome as a Mediator of Stress Resilience: A Reactive Scope Model Framework», *Integrative and Comparative Biology*, 2022; 62(1):41-57. DOI: 10.1093/icb/icac030.

6. Ménard, C., Pfau, M. L., Hodes, G. E., Russo, S. J.: «Immune and Neuroendocrine Mechanisms of Stress Vulnerability and Resilience», *Neurpsychopharmacology*, 1 de enero de 2017; 42(1):62-80. DOI: 10.1038/npp.2016.90.

7. Gianaros, P. J., Jennings, J. R., Sheu, L. K., Greer, P. J., Kuller, L. H., Matthews, K. A.: «Prospective reports of chronic life stress predict decreased grey matter volumen in the hippocampus», *NeuroImage*, 1 de abril de 2007; 35(2):795-803. DOI: 10.1016/j.neuroimage.2006.10.045.

8. Kulshreshtha, A., Alonso, A., McClure, L. A., Hajjar, I., Manly, J. J., Judd, S.: «Association of Stress With Cognitive Function Among Older Black and White US Adults», *JAMA Network Open*, 2023; 6(3):e231860-e231860. DOI: 10.1001/ jamanetworkopen.2023.1860.

9. Yau, Y. H., Potenza, M. N.: «Stress and eating behaviors», Minerva Endocrinology, septiembre de 2013; 38(3):255-67.

10. Foundation T. M. H.: Mental Health Statistics, <www.mentalhealth.org. uk/explore-mental-health/statistics/stress-statistics>.

11. Zhang, X., Ravichandran, S., Gee, G. C., *et al.*: «Social Isolation, Brain Food Cue Processing, Eating Behaviors, and Mental Health Symptoms», *JAMA Network Open*, 2024; 7(4):e244855. DOI: 10.1001/jamanetworkopen.2024.4855.

12. Kelly, J. R., Borre, Y., O'Brien, C., *et al.*: «Transferring the blues: Depression-associated gut microbiota induces neurobehavioural changes in the rat», *Journal of Psychiatric Research*, noviembre de 2016; 82:109-18. DOI: 10.1016/j. jpsychires.2016.07.019.

13. Valles-Colomer, M., Falony, G., Darzi, Y., *et al.*: «The neuroactive potential of the human gut microbiota in quality of life and depression», *Nature Microbiology*, 1 de abril de 2019; 4(4):623-632. DOI:10.1038/s45164-018-0337-x.

14. Kelly, J. R., Borre, Y., O'Brien, C., *et al.*: «Transferring the blues: Depression-associated gut microbiota induces neurobehavioural changes in the rat»,

Journal of Psychiatric Research, noviembre de 2016; 82:109-18. DOI: 10.1016/j. jpsychires.2016.07.019.

15. Liu, L., Wang, H., Chen, X., Zhang, Y., Zhang, H., Xie, P.: «Gut microbiota and its metabolites in depression: from pathogenesis to treatment», *eBio Medicine*, 2023; 90. DOI: 10.1016/j.ebiom.2023.104527.

16. Bercik, P., Denou, E., Collins, J., *et al.*: «The Intestinal Microbiota Affect Central Levels of Brain-Derived Neurotropic Factor and Behavior in Mice», *Grastroenterology*, 1 de agosto de 2011; 141(2):599-609.e3. DOI: 10.1053/j.gastro. 2011.04.052.

17. Johnstone, N., Milesi, C., Burn, O., *et al.*: «Anxiolytic effects of a galacto-oligosaccharides prebiotic in healthy females (18-25 years) with corresponding changes in gut bacterial composition», *Scientific Reports*, 15 de abril de 2021; 11(1):8302. DOI: 10.1038/s41598-021-87865-w.

18. Tarar, Z. I., Farooq, U., Zafar, Y., *et al.*: «Burden of anxiety and depression among hospitalized patients with irritable bowel syndrome: a nationwide analysis», *Irish Journal of Medical Science*, 1 de octubre de 2023; 192(5):2159-2166. DOI: 10.1007/s11845-022-03258-6.

19. Peters, S. L., Yao, C. K., Philpott, H., Yelland, G. W., Muir, J. G., Gibson, P. R.: «Randomised clinical trial: the efficacy of gut-directed hypnotherapy is similar to that of the low FODMAP diet for the treatment of irritable bowel syndrome», *Alimentary Pharmacology & Therapeutics*, septiembre de 2016; 44(5): 447-59. DOI: 10.1111/apt.13706.

20. Staudacher, H. M., Mahoney, S., Canale, K., *et al.*: «Clinical trial: A Mediterranean diet is feasible and improves gastrointestinal and psychological symptoms in irritable bowel syndrome», *Alimentary Pharmacology & Therapeutics*, n/a/ (n/a). DOI: 10.1111/apt.17791.

CAPÍTULO 11. EL PODER DE LA RELACIÓN INTESTINO-CEREBRO

1. Tooley, K. L.: «Effects of the Human Gut Microbiota on Cognitive Performance, Brain Structure and Function: A Narrative Review», *Nutrients*, 30 de septiembre de 2020; 12(10). DOI: 10.3390/nu12103009.

2. Gareau, M. G., Wine, E., Rodrigues, D. M., *et al.*: «Bacterial infection causes stress-induced memory dysfunction in mice», *Gut*, 2011; 60(3):307-317. DOI: 10.1136/gut.2009.202515.

3. Sarkar, A., Harty, S., Lehto, S. M., *et al.*: «The Microbiome in Psychology and Cognitive Neuroscience», *Trends in Cognitive Sciences*, 1 de julio de 2018; 22(7):611-636. DOI: 10.1016/j.tics.2018.04.006.

4. Ni Lochlainn, M., Bowyer, R. C. E., Moll, J. M., *et al.*: «Effect of gut microbiome modulation on muscle function and cognition: The PROMOTe randomised controlled trial, *Nature Community*, 2024; 15.1859. DOI.org/10.1038/s41467-024-46116-y.

5. Thapa, M., Kumari, A., Chin, C. Y., *et al.*: «Translocation of gut commensal bacteria to the brain», bioRxiv, 1 de septiembre de 2023. DOI: 10.1101/2023.08.30.555630.

6. Boehme, M., Guzzetta, K. E., Bastiaanssen, T. F. S., *et al.*: «Microbiota from young mice counteracts selective age-associated behavioral deficits», *Nature Aging*, 1 de agosto de 2021; 1(8):666-676. DOI: 10.1038/s43587-021-00093-9.

7. Adewuyi, E. O., O'Brien, E. K., Nyholt, D. R., Porter, T., Laws, S. M.: «A large-scale genoma-wide cross-trait analysis reveals shared genetic architecture between Alzheimer's disease and gastrointestinal tract disorders», *Communications Biology*, 18 de julio de 2022; 5(1):691. DOI: 10.1038/s42003-022-03607-2.

8. Zhan, Y., Al-Nusaif, M., Ding, C., Zhao, L., Dong, C.: «The potential of the gut microbiome for identifiying Alzheimer's disease diagnostic biomarkers and future therapies», *Front Neuroscience*, 2023; 17:1130730. DOI: 10.3389/fnins.2023.1130730.

9. Grabrucker, S., Marizzoni, M., Siladjdzic, E., *et al.*: «Microbiota from Alzheimer's patients induce deficits in cognition and hipocampal neurogenesis», *Brain*, 2023:awad303. DOI: 10.1093/brain/awad303.

10. Okunoye, O., Marston, L., Walters, K., Schrag, A.: «Change in the incidence of Parkinson's disease in a large UK primary care database», npj Parkinson's Disease», 15 de marzo de 2022; 8(1):23. DOI: 10.1038/s41531-022-00284-0.

11. Tremlett, H., Bauer, K. C., Appel-Cresswell, S., Finlay, B. B., Waubant, E.: «The gut microbiome in human neurological disease: A review», *Annals of Neurology*, 2017; 81(3):369-382. DOI: 10.1002/ana.24901.

12. Schaeffer, E., Kluge, A., Böttner, M., *et al.*: «Alpha Synuclein Connects the Gut-Brain Axis in Parkinson's Disease Patients - A View on Clinical Aspects, Cellular Pathology and Analytical Methodology», *Frontiers in Cell and Developmental Biology*, 2020; 8:573696. DOI: 10.3389/fcell.2020.573696.

CAPÍTULO 13. ¿CÓMO HACER MÁS FELIZ A TU EJE INTESTINO-CEREBRO?

1. Mujcic, R., Oswald, A. J.: «Evolution of Well-Being and Happiness After Increases in Consumption of Fruit and Vegetables», *American Journal of Public Health*, 1 de agosto de 2016, 2016; 106(8):1504-1510. DOI: 10.2105/AJPH.2016.303260.

2. Ocean, N., Howley, P., Ensor, J.: «Lettuce be happy: A longitudinal UK study on the relationship between fruit and vegetable consumption and well-being», *Social Science & Medicine*, 1 de febrero de 2019; 222:335-345. DOI: 10.1016/j.socscimed.2018.12.017.

3. Lee, S-H., Yoon, S-H., Jung, Y., *et al.*: «Emotional well-being and gut microbiome profiles by enterotype», *Scientific Reports*, 26 de noviembre de 2020; 10(1):20736. DOI: 10.1038/s41598-020-77673-z.

4. Kan Gao, Chun-long Mu, Aitak Farzi, Wei-yun Zhu: «Tryptophan Metabolism: A Link Between the Gut Microbiota and Brain», *Advances in Nutrition*, 2020; 11(3):709-723. DOI: 10.1093/advances/nmz127.

5. Hamamah, S., Aghazarian, A., Nazaryan, A., Hajnal, A., Covasa, M.: «Role of Microbiota-Gut-Brain Axis in Regulating Dopaminergic Signaling», *Biomedicines*, 2022; 10(2):436. DOI: 10.3390/biomedicines10020436.

6. De Wouters d'Oplinter, A., Huwart, S. J. P., Cani, P. D., Everard, A.: «Gut Microbes and Food Reward: From the Gut to the Brain», *Frontiers in Neuroscience*, 2022; 16:947240. DOI: 10.3389/fnins.2022.947240.

7. Chen, Y., Xu, J., Chen, Y.: «Regulation of Neurotransmitters by the Gut Microbiota and Effects on Cognition in Neurological Disorders», *Nutrients*, 19 de junio de 2021; 13(6). DOI: 10.3390/nu13062099.

8. Ke, S., Guimond, A. J., Tworoger, S. S., *et al.*: «Gut feelings: associations of emotions and emotion regulation with the gut microbiome in women», *Psychological Medicine*, 21 de marzo de 2023; 53(15):7151-7160. DOI: 10.1017/s0033291723000612.

9. Cowan, C. S. M., Hoban, A. E., Ventura-Silva, A. P., Dinan, T., Clarke, G., Cryan, J. F.: «Gutsy Moves: The Amygdala as a Critical Node in Microbiota to Brain Signaling», Bioessays, enero de 2018; 40(1). DOI: 10.1002/bies.201700172.

10. Schmidt, K., Cowen, P. J., Harmer, C. J., Tzortzis, G., Errington, S., Burnet, P. W. J.: «Prebiotic intake reduces the waking cortisol response and alters emotional bias in healthy volunteers», *Psychopharmacology*, 1 de mayo de 2015, 2015; 232(10):1793-1801. DOI: 10.1007/s00213-014-3810-0.

11. Gheorghe, C. E., Leigh, S. J, Rofani, G. S. S.: «The microbiota drives diurnal rhythms in tryptophan metabolism in the stressed gut», *Cell Reports*, 2024; 43(4):114079. DOI.org/10.1016/j.celrep.2024.114079.

12. Bangsgaard Bendtsen, K. M., Krych, L., Sorensen, D. B., *et al.*: «Gut Microbiota Composition Is Correlated to Grid Floor Induced Stress and Behavior in the BALB/c Mouse», *PLOS ONE*, 2012; 7(10):e46231. DOI: 10.1371/journal.pone.0046231.

13. Jacka, F. N., Cherbuin, N., Anstey, K. J., Sachdev, P., Butterworth, P.: «Western diet is associated with a smaller hippocampus: a longitudinal investigation», *BMC Medicine*, 8 de septiembre de 2015, 2015. DOI: 10.1186/s12916-015-0461-x.

14. Liang, X., Fu, Y., Cao, W.-T., *et al.*: «Gut microbiome, cognitive function and brain structure: a multi-omics integration analysis», *Translational Neurodegeneration*, 14 de noviembre de 2022; 11(1):49. DOI: 10.1186/s40035-022-00323-z.

15. Beibei, Y., Jinbao, W., Peijun, J., Jinghong, C.: «Effects of regulating intestinal microbiota on anxiety symptoms: A systematic review», *General Psychiatry*, 2019; 32(2):e100056. DOI: 10.1136/gpsych-2019-100056.

16. Gorka, S. M., Fitzgerald, D. A., Labuschagne, I., *et al.*: «Oxytocin Modulation of Amygdala Functional Connectivity to Fearful Faces in Generalized Social Anxiety Disorder», *Neuropsychopharmacology*, 1 de enero de 2015; 40(2):278-286. DOI: 10.1038/npp.2014.168.

17. Varian, B. J., Weber, K. T., Erdman, S. E.: «Oxytocin and the microbiomc», *Comprehensive Psychoneuroendocrinology*, 1 de noviembre de 2023; 16: 100205. DOI: 10.1016/j.cpnec.2023.100205.

18. Madison, A., Kiecolt-Glaser, J. K.: «Stress, depression, diet, and the gut microbiota: human-bacteria interactions at the core of psychoneuroimmunology and nutrition», *Current Opinion in Behavioral Sciences*, agosto de 2019; 28:105-110. DOI: 10.1016/j.cobeha.2019.01.011.

19. Johnson, K. V. A., Foster, K. R.: «Why does the microbiome affect behaviour?», *Nature Reviews Microbiology*, 1 de octubre de 2018; 16(10):647-655. DOI: 10.1038/s41579-018-0014-3.

20. Jacka, F. N., O'Neill, A., Opie, R., *et al.*: «A randomised controlled trial of dietary improvement for adults with major depression (the SMILES trial)», *BMC Medicine*, 30 de enero de 2017; 15(1):23. DOI: 10.1186/s12916-017-0791-y.

21. Firth, J., Solmi, M., Wootton, R. E., *et al.*: «A meta-review of 'lifestyle psychiatry': the role of exercise, smoking, diet and sleep in the prevention and treatment of mental disorders», *World Psychiatry*, 1 de octubre de 2020; 19(3):360-380. DOI: 10.1002/wps.20773.

22. Van de Rest, O., Berendsen, A. A., Haveman-Nies, A., De Groot, L. C.: «Dietary patterns, cognitive decline, and dementia: a systematic review», *Advances in Nutrition*, marzo de 2015; 6(2):154-168. DOI: 10.3945/an.114.007617.

23. McEvoy, C. T., Guyer, H., Langa, K. M., Yaffe, K.: «Neuroprotective Diets Are Associated with Better Cognitive Function: The Health and Retirement Study», *Journal of the American Geriatrics Society*, agosto de 2017; 65(8):1857-1852. DOI: 10.1111/jgs.14922.

24. Saghafian, F., Hajishafiee, M., Rouhani, P., Saneei, P.: «Dietary fiber intake, depression, and anxiety: a systematic review and meta-analysis of epidemiologic studies», *Nutritional Neuroscience*, 1 de febrero de 2023; 26(2):108-126. DOI: 10.1080/1028415X.2021.2020403.

25. Sun, W., Li, S., Chen, C., Lu, Z., Zhang, D.: «Dietary fiber intake is positively related with cognitive function in US older adults», *Journal of Functional Foods*, 1 de marzo de 2022, 2022; 90:104986. DOI: 10.106/j.jff.2022.104986.

CAPÍTULO 14. LOS MEJORES AMIGOS DEL EJE INTESTINO-CEREBRO

1. Blumenthal, J. A., Babyak, M. A., Doraiswamy, P. M., *et al.*: «Exercise and pharmacotherapy in the treatment of major depressive disorder», *Psychosomatic Medicine*, septiembre y octubre de 2007; 69(7):587-96. DOI: 10.1097/PSY. ob013e318148c19a.

2. Badawy, A. A. B.: «Trytophan availability for kynurenine pathway metabolism across the life span: Control mechanisms and focus on aging, exercise, diet and nutritional supplements», *Neuropharmacology*, 1 de enero de 2017; 112:248-263. DOI: 10.1016/j.neuropharm.2015.11.015.

3. Basso, J. C., Suzuki, W. A.: «The Effects of Acute Exercise on Mood, Cognition, Neurophysiology, and Neurochemical Pathways: A Review», *Brain Plasticity*, 28 de marzo de 2017; 2(2):127-152. DOI: 10.3233/bpl-160040.

4. Dohnalová, L., Lundgren, P., Carty, J. R. E., *et al.*: «A microbiome-dependent gut-brain pathway regulates motivation for exercise», *Nature*, 1 de diciembre de 2022; 612(7941):739-747. DOI: 10.1038/s41586-022-05525-z.

5. Ludyga, S., Gerber, M., Pühse, U., Looser, V. N., Kamijo, K.: «Systematic review and meta-analysis investigating moderators of long-term effects of exercise on cognition in healthy individuals», *Nature Human Behaviour*, 1 de junio de 2020; 4(6):603-612. DOI: 10.1038/s41562-020-0851-8.

6. Parvin, E., Mohammadian, F., Amani-Shalamzari, S., Bayati, M., Tazesh, B.: «Dual-Task Training Affect Cognitive and Physical Performances and Bran Oscillation Ratio of Patients With Alzheimer's Disease: A Randomized Controlled Trial», *Frontiers in Aging Neuroscience*, 2020; 12:605317. DOI: 10.3389/fnagi.2020.605317.

7. Collins, K. A., Huffman, K. M., Wolever, R. Q., *et al.*: «Determinants of Dropout from and Variation in Adherence to an Exercise Intervention: The STRRIDE Randomized Trials», *Translational Journal of the American College of Sports Medicine*, invierno de 2022; 7(1). DOI: 10.1249/tjx.0000000000000190.

8. Singh, B., Olds, T., Curtis, R., *et al.*: «Effectiveness of physical activity interventions for improving depression, anxiety and distress: an overview of systematic reviews», *British Journal of Sports Medicine*, 2023; 57(18):1203. DOI: 10.1136/bjsports-2022-106195.

9. Campion, M., Levita, L.: «Enhancing positive affect and divergent thinking abilities: Play some music and dance», *The Journal of Positive Psychology*, 4 de marzo de 2014; 9(2):137-145. DOI: 10.080/17439760.2013.848376.

10. Greer, S. M., Goldstein, A. N., Walker, M. P.: «The impact of sleep deprivation on food desire in the human brain», *Nature Communications*, 6 de agosto de 2013; 4(1):2259. DOI: 10.1038/ncomms3259.

11. Taheri, S., Lin, L., Austin, D., Young, T., Mignot, E.: «Short sleep duration is associated with reduced leptin, elevated ghrelin, and increased body mass index», *PLOS Medicine*, diciembre de 2004; 1(3):e62. DOI: 10.1371/journal.pmed.0010062.

12. Han, M., Yuan, S., Zhang, J.: «The interplay between sleep and gut microbiota», *Brain Research Bulletin*, 1 de marzo de 2022; 180:131-146. DOI: 10.1016/j.brainresbull.2021.12.016.

13. Bermingham, K. M., Stensrud, S., Asnicar, F., *et al.*: «Exploring the relationship between social jetlag with gut microbial composition, diet and cardiometabolic health, in the ZOE PREDICT 1 cohort», *European Journal of Nutrition*, diciembre de 2023; 62(8):3135-3147. DOI: 10.1007/s00394-023-03204-x.

14. Carasso, S., Fishman, B., Lask, L. S., Shochat, T., Geva-Zatorsky, N., Tauber, E.: «Metagenomic analysis reveals the signature of gut microbiota asociada with human chronotypes», *FASEB Journal*, noviembre de 2021; 35(11):e22011. DOI: 10.1096/fj.202100857RR.

15. Stretton, B., Eranki, A., Kovoor, J., *et al.*: «Too Sour to be True? Tart Cherries (Prunus cerasus) and Sleep: a Systematic Review and Meta-analysis», *Current Sleep Medicine Reports*, 1 de septiembre de 2023; 9(3):225-233. DOI: 10.1007/s40675-023-00261-w.

16. Howatson, G., Bell, P. G., Tallent, J., Middleton, B., McHugh, M. P., Ellis, J.: «Effect of tart cherry juice (Prunus cerasus) on melatonin levels and enhanced sleep quality», *European Journal of Nutrition*, diciembre de 2012; 51(8):909-16. DOI: 10.1007/s00394-011-0263-7.

17. Vallès-Colomer, M., Blanco-Mínguez, A., Mangui, P., *et al.*: «The person-to-person transmission landscape of the gut and oral microbiomes», *Nature*, 1 de febrero de 2023; 614(7946):125-135. DOI: 10.1038/s41586-022-05620-1.

18. Schloss, P. D., Iverson, K. D., Petrosino, J. F., Schloss, S. J.: «The dynamics of a family's gut microbiota reveal variations on a theme», *Microbiome*, 2014; 2:25. DOI: 10.1186/2049-2618-2-25.

19. Vallès-Colomer, M., Blanco-Mínguez, A., Mangui, P., *et al.*: «The person-to-person transmission landscape of the gut and oral microbiomes», *Nature*, 1 de febrero de 2023; 614(7946):125-135. DOI: 10.1038/s41586-022-05620-1.

20. Estudio de Harvard sobre el Desarrollo de la Edad Adulta: <www.adultdevelopmentstudy.org>.

21. Hall, J. A., Holsmtrom, A. J., Pennington, N., Perrault, E. K., Totzkay, D.: «Quality Conversation Can Icrease Daily Well-Being», *Communication Research*, 2023; 00936502221139363. DOI: 10.1177/00936502221139363.

22. Cohen, S., Janicki-Deverts, D., Turner, R. B., Doyle, W. J.: «Does Hugging Provide Stress-Buffering Social Support? A Study of Susceptibility to Upper Respiratory Infection and Illness», *Psychological Science*, 1 de febrero de 2015; 26(2):135-147. DOI: 10.1177/0956797614559284.

23. Diener, E., Seligman M. E. P.: «Very Happy People», *Psychological Science*, 1 de enero de 2002; 13(1):81-84. DOI: 10.1111/1467-9280.00415.

24. Degges-White, S., Kepic, M.: «Friendships, Subjective Age, and Life Satisfaction of Women in Midlife», *Adultspan Journal*, 1 de abril de 2020; 19(1):39-53. DOI: 10.1002/adsp.12086.

25. Sandstrom, G. M., Dunn, E. W.: «Social Interactions and Well-Being: The Surprising Power of Weak Ties», *Personality and Social Psychology Bulletin*, 1 de julio de 2014; 40(7):910-922. DOI: 10.1177/0146167214529799.

26. Meredith, G. R., Rakow, D. A., Eldermire, E. R. B., Madsen, C. G., Shelley, S. P., Sachs, N. A.: «Minimun Time Dose in Nature to Positively Impact the Mental Health of College-Aged Students, and How to Measure It: A Scoping Review», *Frontiers in Psychology*, 2019; 10:2942. DOI: 10.3389/fpsyg.2019.02942.

27. Nurminen, N., Lin, J., Grönroos, M., *et al.*: «Nature-derived microbiota exposure as a novel immunomodulatory approach», *Future Microbiology*, 1 de junio de 2018; 13:737-744. DOI: 10.2217/fmb-2017-0286.

CAPÍTULO 15. ¿CÓMO SATISFACER A UN INTESTINO INSATISFECHO?

1. Koloski, N. A., Jones, M., Kalantar, J., Weltman, M., Zaguirre, J., Talley, N. J.: «The brain-gut pathway in functional gastrointestinal disorders is bidirectional: a 12-year prospective population-based study», *Gut*, septiembre de 2012; 61(9):1284-90. DOI: 10.1136/gutjnl-2011-300474.

2. Ma, C., Li, Y., Mei, Z., *et al.*: «Association Between Bowel Movement Pattern and Cognitive Function: Prospective Cohort Study and a Metagenomic Analysis of the Gut Microbiome, *Neurology*, 14 de noviembre de 2023; 101(20): e2014-e2015. DOI: 10.1212/wnl.0000000000207849.

3. Chey, S. W., Chey, W. D., Jackson, K., Eswaran, S.: «Exploratory Comparative Effectiveness Trial of Green Kiwifruit, Psyllium, or Prunes in US Patients With Chronic Constipation», *The American Journal of Gastroenterology*, 1 de junio de 2021; 116(6):1304-1312. DOI: 10.14309/ajg.0000000000001149.

4. Attaluri, A., Donahoe, R., Valestin, J., Brown, K., Rao, S. S.: «Randomised clinical trial: dried plums (prunes) vs. psyllium for constitpation», *Alimentary Pharmacology & Therapeutics*, abril de 2011; 33(7):822-8. DOI: 10.1111/ j.1365-2036.2011.04594.x.

5. Bellini, M., Tonarelli, S., Barracca, F., *et al.*: «Chronic Constipation: Is a Nutritional Approach Reasonable?», *Nutrients*, 26 de septiembre de 2021; 13(10). DOI: 10.3390/nu13103386.

6. Dimidi, E., Christodoulides, S., Fragkos, K. C., Scott, S. M., Whelan, K.: «The effect of probiotics on functional constipation in adults: a systematic review and meta-analysis of randomized controlled trials», *The American Journal of Clinic Nutrition*, 2014; 100(4):1075-1084. DOI: 10.3945/ajcn.114. 089151.

7. Zhang, C., Jiang, J., Tian, F., *et al.*: «Meta-analysis of randomized controlled trials of the effects of probiotics on functional constipation in adults», *Clinical Nutrition*, 1 de octubre de 2020; 39(10):2960-2969. DOI: 10.1016/j. clnu.2020.01.005.

8. Dimidi, E., Christodoulides, S., Fragkos, K. C., Scott, S. M., Whelan, K.: «The effect of probiotics on functional constipation in adults: a systematic review and meta-analysis of randomized controlled trials», *The American Journal of Clinic Nutrition*, 2014; 100(4):1075-1084. DOI: 10.3945/ajcn.114.089151.

9. Favretto, D. C., Pontin, B., Moreira, T. R.: «Effect of the consumption of a cheese enriched with probiotic organisms (Bifidobacterium lactis Bi-07) in improving symptoms of constipation», Arquivos de Gastroenterologia, 2013; 50(3):196-201. DOI: 10.1590/S0004-28032013000200035. PMID: 24322191.

10. Yang, Y. X., He, M., Hu, G., *et al.*: «Effect of a fermented milk containing Bifidobacterium lactis DN-173010 on Chinese constipated women», World *Journal of Gastroenterology*, 28 de octubre de 2008; 14(40):6237-43. DOI: 10. 3748/wjg.14.6237.

11. Ford, A. C., Talley, N. J., Spiegel, B. M. R., *et al.*: «Effect of fibre, antispasmodics, and peppermint oil in the treatment of irritable bowel síndrome: systematic review and meta-analysis», *British Medical Journal*, 2008; 337:a2313. DOI: 10.1136/bmj.a2313.

12. Salazar-Parra, M. A. G., Cruz-Neri, R. U., Trujillo-Trujillo, X. A. R., *et al.*: «Effectiveness of Saccharomyces Boulardii CNCM I-745 probiotic in acute inflammatory viral diarrhoea in adults: results from a single-centre randomized trial», *BMC Gastroenterology*, 3 de julio de 2023; 23(1):229. DOI: 10.1186/s12876-023-02863-8.

CAPÍTULO 16. UNA NUEVA FORMA DE COMER

1. Linardon, J., Tylka, T. L., Fuller-Tyszkiewicz, M.: «Intuitive eating and its psychological correlates: A meta-analysis», *International Journal of Eating Disorders*, julio de 2021; 54(7):1073-1098. DOI: 10.1002/eat.23509.

2. Owens, B. A., Sabik, N. J., Tovar, A., *et al.*: «Higher morning cortisol is associated with lower intuitive eating in midlife women», *Psychoneuroendocrinology*, 9 de enero de 2024; 162:106958. DOI: 10.1016/j.psyneuen.2024.106958.

3. Hawley, G., Horwath, G., Gray, A., *et al.*: «Sustainability of health and lifestyle improvements following a non-dieting randomised trial in overweight women», *Preventive Medicine*, 1 de diciembre de 2008; 47(6):593-599. DOI: 10.1016ypmed.2008.08.008.

4. Adams, C. E., Leary, M. R.: «Promoting self-compassionate attitudes toward eating among restrictive and guilty eaters», *Journal of Social and Clinical Psychology*, 2007; 26(10),1120-1144. DOI: 10.1521/jscp.2007.26.10.1120.

5. Massey, A., Hill, A. J.: «Dieting and food craving. A descriptive, quasi-prospective study», *Appetite*, 1 de junio de 2012, 2012; 58(3):781-785. DOI: 10.1016/j.appet.2012.01.020.

6. Polivy, J., Coleman, J., Herman, C. P.: «The effect of deprivation on food cravings and eating behavior in restrained and unrestrained eaters», International *Journal of Eating Disorders*, diciembre de 2005; 38(4):301-9. DOI: 10.1002/eat.20195.

7. Ledochowski, L., Ruedl, G., Taylor, A. H., Kopp, M.: «Acute effects of brisk walking on sugary snack cravings in overweight people, affect and responses to a manipulated stress situation and to a sugary snack cue: a crossover sutdy», *PLOS ONE*, 2015; 10(3):e0119278. DOI: 10.1371/journal.pone.0119278.

CAPÍTULO 17. CON UN POCO DE AZÚCAR

1. Di Rienzi, S. C., Britton, R. A.: «Adaptation of the Gut Microbiota to Modern Dietary Sugars and Sweeteners», *Advances in Nutrition*, 1 de mayo de 2020; 11(3):616-629. DOI: 10.1093/advances/nmz118.

2. Ruxton, C. H. S, Myers, M.: «Fruit Juices: Are They Helpful or Harmful? An Evidence Review», *Nutrients*, 2021; 13(6):1815. DOI: 10.3390/nu13061815.

3. Toews, T., Lohner, S., Küllenberg de Gaudry, D., Sommer, H., Meerpohl, J. J.: «Association between intake of non-sugar sweeteners and health outcomes: systematic review and meta-analyses of randomised and non-randomised controlled trials and observational studies», *BMJ*, 2019; 364:k4718. DOI: 10.1136/bmj.k4718.

4. Ahmad, S. Y, Friel, J., Mackay, D.: «The Effects of Non-Nutritive Artificial Sweeteners, Aspartame and Sucralose, on the Gut Microbiome in Healthy Adults: Secondary Outcomes of a Randomized Double-Blinded Crossover Clinical Trial», *Nutrients*, 6 de noviembre de 2020; 12(11). DOI: 10.3390/nu12113408.

CAPÍTULO 18. EN SINTONÍA CON TU CUERPO

1. Bushman, B. J., DeWall, C. N., Pond, R. S., Hanus, M. D.: «Low Glucose relates to greater aggression in married couples», Proceedings of the National Academy of Sciences, 29 de abril de 2014; 111(17):6254-6257. DOI: 10.1073/pnas.1400619111.

2. Page, K. A., Seo, D., Belfort-DeAguiar, R., et al.: «Circulating glucose levels modulate neural control of desire for high-calorie foods in humans», The Journal of Clinical Investigation, octubre de 2011; 121(10):4161-9. DOI: 10.1172/jci 57873.

3. Bray, G. A., Flatt, J. P., Volaufova, J., Delany, J. P., Champagne, C. M.: «Corrective responses in human food intake identified from an analysis of 7-d food-intake records», American Journal of Clinical Nutrition, diciembre de 2008; 88(6):1504-10. DOI: 10.3945/ajcn.2008.26289.

CAPÍTULO 19. SIÉNTETE CON ENERGÍA, SIÉNTETE GENIAL

1. Mishra, S., Singh, A. K., Rajotiya, S., et al.: «Exploring the risk of glucemic variability in non-diabetic depressive individuals: a cross-sectional GlyDep pilot study», Original Research, Frontiers in Psychiatry, 15 de septiembre de 2023; 14. DOI: 10.3389/fpsyt.2023.1196866.

2. Dhillon, J., Craig, B. A., Leidy, H. J., et al.: «The Effects of Increased Protein Intake on Fullness: A Meta-Analysis and its Limitations», Journal of the Academy of Nutrition and Dietetics, junio de 2016; 116(6):968-83. DOI: 10.1016/j. jand.2016.01.003.

3. Dekker, I. M., Van Rijssen, N. M., Verreijen, A., et al.: «Calculation of protein requirements; a comparison of calculations based on bodyweight and fat free mass», Clinical Nutrition ESPEN, abril de 2022; 48:378-385. DOI: 10.1016/j. clnesp.2022.01.014.

4. Goltz, S. R., Campbellv W. W., Chitchumroonchokchai, C., Failla, M. L., Ferruzzi, M. G.: «Meal triacylglycerol profile modulates postprandial absorption of carotenoids in humans», Molecular Nutrition & Food Research, 1 de junio de 2012; 56(6):866-877. DOI: 10.1002/mnfr.201100687.

CAPÍTULO 21. EL TRIUNFO DE LOS PEQUEÑOS CAMBIOS

1. Santini, Z. I., Nelausen, M. K., Kusier, A. O., et al.: «Impact evaluation of the 'ABCs of Mental Health' in Denmark and the role of mental health-promoting

beliefs and actions», *Mental Health and Social Inclusion*, 2022; 26(3):271-291. DOI: 10.1108/MHSI-03-2022-0014.

TRUCO N.º 1: LLENA DE VEGETALES LA MITAD DEL PLATO

1. Aune, D., Giovannucci, E., Boffetta, P., Fadnes, L. T., Keum, N., Norat, T., Greenwood, D. C., Riboli, E., Vatten, L. J., Tonstad, S.: «Fruit and vegetable intake and the risk of cardiovascular disease, total cancer and all-cause mortality - a systematic review and dose-response meta-analysis of prospective studies», *International Journal of Epidemiology*, 46, 3 de junio de 2017; 46:1029-1056. DOI: 10.1093/ije/dyw319.

2. Wicaksono, W. A., Cernava, T., Wassermann, B., *et al.*: «The edible plant microbiome: evidence for the occurrence of fruit and vegetable bacteria in the human gut», *Gut Microbiomes*, diciembre de 2023; 15(2):2258565. DOI: 10.1080 /19490976.2023.2258565.

3. Wasserman, B., Müller, H., Berg, G.: «An Apple a Day: Which Bacteria Do We Eat With Organic and Conventional Apples? Original Research», *Frontiers in Microbiology*, 2019; 10. DOI: 10.3389/fmicb.2019.01629.

4. De Leon, A., Jahns, L., Roemmich, J. N., Duke, S. E., Casperson, S. L.: «Consumption of Dietary Guidelines for Americans Types and Amounts of Vegetables Increases Mean Subjective Happiness Scale Scores: A Randomized Controlled Trial», *Journal of the Academy of Nutrition and Dietetics*, 1 de julio de 2022; 122(7):1355-1362. DOI: 10.1016/j.jand.2021.11.009.

5. White, B. A., Horwath, C. C., Conner, T. S.: «Many apples a day keep the blues away - Daily experiences of negative and positive affect and food consumption in Young adults», *British Journal of Health Psychology*, 2013; 18(4):782-798. DOI: 10.1111/bjhp.12021.

6. Morris, M. C., Evans, D. A., Tangney, C. C., Bienias, J. L., Wilson, R. S.: «Associations of vegetable and fruit consumption with age-related cognitive change», *Neurology*, 2006; 67(8):1370-1376. DOI: 10.1212/01.wnl.0000240224. 38978.d8.

7. Xu, M., Ke, P., Wang, C., *et al.*: «Association of food groups with the risk of cognitive impairment in Chinese older adults», *Journal of Affective Disorders*, 15 de julio de 2022; 309:266-273. DOI: 10.1016/j.jad.2022.04-113.

8. Crinnion, W. J.: «Organic foods contain higher levels of certain nutrients, lower levels of pesticides, and may provide health benefits for the consumer», *Alternative Medicine Review*, abril de 2010; 15(1):4-12.

9. Matsuzaki, R., Gunnigle, E., Geissen, V., Clarke, G., Nagpal, J., Cryan, J. F.: «Pesticide exposure and the microbiota-gut-brain axis», *The ISME Jour-

nal, 1 de agosto de 2023; 17(8):1153-1166. DOI: 10.1038/s41396-023-014 50-9.

10. Roe, L. S., Meengs, J. S., Rolls, B. J.: «Salad and satiety: The effect of timing of salad consumption on meal energy intake», *Appetite*, febrero de 2012; 58(1):242-8. DOI: 10.1016/j.appet-2011.10.003.

11. Holt, S. H., Miller, J. C., Petocz, I., Farmakalidis, E.: «A satiety index of common foods», *European Journal of Clinical Nutrition*, septiembre de 1995; 49(9):675-90.

12. Muir, J. G., O'Dea, K.: «Measurement of resistant starch: factors affecting the amount of starch escaping digestion in vitro», *American Journal of Clinical Nutrition*, julio de 1992; 56(1):123-7. DOI: 10.1093/ajcn/56.1.123.

TRUCO N.° 2: COME DE CINCO COLORES

1. Lee, S-H., Yoon, S-H., Jung, Y., *et al.*: «Emotional well-being and gut microbiome profiles by enterotype», *Scientific Reports*, 26 de noviembre de 2020; 10(1):20736. DOI: 10.1038/s41598-020-77673-z.

2. Ghosh, S., Whitley, C. S., Haribabu, B., Jala, V. R.: «Regulation of Intestinal Barrier Function by Microbial Metabolites», *Cellular and Mollecular Gastroenterology and Hepatology*, 2021; 11(5):1463-1482. DOI: 10.1016/j. cmgh.2021.02.007.

3. Spragge, F., Bakkeren, E., Jahn, M. T., *et al.*: «Microbiome diversity protects against pathogens by nutrient blocking», *Science*, 2023; 382(6676):eadj3502. DOI: 10.1126/science.adj3502.

4. So, D., Whelan, K., Rossi, M., *et al.*: «Dietary fiber intervention on gut microbiota composition in healthy adults: a systematic review and meta-analysis», *American Journal of Clinical Nutrition*, 1 de junio de 2018; 107(6):965-983. DOI: 10.1093/ajcn/nqy041.

5. Evelyn, M., Frauke, B., Ronja, T., *et al.*: «Prebiotic diet changes neural correlates of food decision-making in overweight adults: a randomised controlled within-subject cross-over trial», *Gut*, 2023:gutjnl-2023-330365. DOI: 10.1136/gutjnl-2023-330365.

6. Hiel, S., Bindels, L. B., Pachikian, B. D., *et al.*: «Effects of a diet based on inulin-rich vegetables on gut health and nutritional behavior in healthy humans», *American Journal of Clinical Nutrition*, 1 de junio de 2019; 109(6):1683-1695. DOI: 10.1093/ajcn/nqz001.

7. Laeyrolle, Q., Cserjesi, R., Mulders, D. G. H., Zamariola, G., Hiel, S., Gianfrancesco, M. A., *et al.*: «Prebiotic effect on mood in obese patients is determined by the initial gut microbiota composition: A randomized, controlled

trial», *Brain, Behavior and Immunity*, 2021; 94:289-98. DOI: 10.1016/j. bbi.2021.01.014.

8. Schmidt, K., Cowen, P. J., Harmer, C. J., Tzortzis, G., Errington, S., Burnet, P. W. J.: «Prebiotic intake reduces the waking cortisol response and alters emotional bias in healthy volunteers», Psychopharmacology, 1 de mayo de 2015, 2015; 232(10):1793-1801. DOI: 10.1007/s00213-014-3810-0.

9. Berding, K., Bastiaanssen, R. F. S., Moloney, G. M., *et al.*: «Feed your microbes to deal with stress: a psychobiotic diet impacts microbial stability and perceived stress in a healthy adult population», *Molecular Psychiatry*, 1 de febrero de 2023; 28(2):601-610. DOI: 10.1038/s41380-022-01817-y.

10. Johnstone, N., Milesi, C., Burn, O., *et al.*: «Anxiolytic effects of a galacto-oligosaccharides prebiotic in healthy females (18-25 years) with corresponding changes in gut bacterial composition», *Scientific Reports*, 15 de abril de 2021; 11(1):8302. DOI: 10.1038/s41598-021-87865-w.

11. Ni Lochlainn, M., Bowyer, R. C. E., Moll, J. M., *et al.*: «Effect of gut microbiome modulation on muscle function and cognition: the PROMOTe randomised controlled trial», *Nature Communications*, 29 de febrero de 2024; 15(1): 1859. DOI: 10.1038/s41467-024-46116-y.

12. Bellumori, M., Cecchi, L., Innocenti, M., Clodoveo, M. L., Corbo, F., Mulinacci, N.: «The EFSA Health Claim on Olive Oil Polyphenols: Acid Hydrolysis Validation and Total Hydroxytyrosol and Tyrosol Determination in Italian Virgin Olive Oils», *Molecules*, 10 de junio de 2019; 24(11). DOI: 10.3390/molecules24112179.

13. Chang, S. C., Cassidy, A., Willett, W. C., Rimm, E. B., O'Reilly, E. J., Okereke, O. I.: «Dietary flavonoid intake and risk of incident depression in midlife and older women», *American Journal of Clinical Nutrition*, septiembre de 2016; 104(3):704-14. DOI: 10.3945/ajcn.115.124545.

14. Davinelli, S., Ali, S., Solfrizzi, V., Scapagnini, G., Corbi, G.: «Carotenoids and Cognitive Outcomes: A Meta-Analysis of Randomized Intervention Trials», *Antioxidants*, 2021; 10(2):223. DOI: 10.3390/antiox10020223.

15. Ziauddeen, N., Rosi A., Del Río, D., *et al.*: «Dietary intake of (poly)phenols in children and adults: cross-sectional analysis of UK National Diet and Nutrition Survey Rolling Programme (2008-2014)», *European Journal of Nutrition*, 1 de diciembre de 2019; 58(8):3183-3198. DOI: 10.1007/s00394-018-1862-3.

16. Khine, W. W. T., Haldar, S., De Loi, S., *et al.*: «A single serving of mixed species alters gut microflora composition: a doce-response randomised trial», *Scientific Reports*, 2021; 11:11264. DOI: 10.1038/s41598-021-90453-7.

17. McDonald, D., Hyde, E., Debelius, J. W., *et al.*: «American Gut: an Open Platform for Citizen Science Microbiome Research», mSystems, mayo y junio de 2018; 3(3). DOI: 10.1128/mSystems.00031-18.

TRUCO N.º 3: LA BUENA VIDA CON SABOR, FELICIDAD Y SALUD

1. Silva, Y. P., Bernardi, A., Frozza, R. L.: «The Role of Short-Chain Fatty Acids From Gut Microbiota in Gut-Brain Communication», *Frontiers in Endocrinology* (Lausanne), 2020:11:25. DOI: 10.3389/fendo.2020.00025.

2. Darmadi-Blackberry, I., Wahlqvist, M. L., Kouris-Blazos, A., *et al.*: «Legumes: the most important dietary predictor of survival in older people of different ethnicities», *Asia Pacific Journal of Clinical Nutrition*, 2004; 13(2):217-20.

3. Yeh, T-S., Yuan, C., Ascherio, A., Rosner, B. A., Blacker, D., Willett, W. C.: «Long-term dietary protein intake and subjective cognitie decline in US men and women», *American Journal of Clinical Nutrition*, 2022; 115(1):199-210. DOI: 10.1093/ajcn/nqab236.

4. Zhang, X., Irajizad, E., Hoffman, K. L., *et al.*: «Modulating a prebiotic food source influences inflammation and immune-regulating gut microbes and metabolites: insights from the BE GONE trial», eBioMedicine, 2023; 98. DOI: 10.1016/j.ebiom.2023.104873.

5. Marino, M., Venturi, S., Gargari, G., *et al.*: «Berries-Gut Microbiota Interaction and Impact on Human Health: A Systematic Review of Randomized Controlled Trials», *Food Reviews International*, 1-23. DOI: 10.1080/87559129.2023.276765.

6. Miller, M. G., Rutledge, G. A., Scott, T. M., Shukitt-Hale, B., Thangthaeng, N.: «Dietary strawberry improves cognition in a randomised, double-blind, placebo-controlled trial in older adults», *British Journal of Nutrition*, 2021; 126(2):253-263. DOI: 10.1017/S0007114521000222.

7. Khalid, S., Barfoot, K. L., May, G., Lamport, D. J., Reynolds, S. A., Williams, C. M.: «Effects of Acute Blueberry Flavonoids on Mood in Children and Young Adults», *Nutrients*, 20 de febrero de 2017; 9(2). DOI: 10.3390/nu9020158.

8. Di Noia, J.: «Defining powerhouse fruits and vegetables: a nutrient density approach», *Preventing Chronic Disease*, 5 de junio de 2014; 11:E95. DOI: 10.5888/pcd11.130390.

9. Hanson, B. T., Dimitri Kits, K., Löffler, J., *et al.*: «Sulfoquinovose is a select nutrient of prominent bacteria and a source of hydrogen sulfide in the human gut», *The ISME Journal*, 1 de septiembre de 2021; 15(9):2779-2791. DOI: 10.1038/s41396-021-00968-0.

10. Baharzadeh, E., Siassi, F., Qorbani, M., Koohdani, F., Pak, N., Sotoudeh, G.: «Fruits and vegetables intake and its subgroups are related to depression: a cross-sectional study from a deveoloping country», Annals of General Psychiatry, 2018; 17:46. DOI: 10.1186/s12991-018-0216-0.

11. Morris, M. C., Wang, Y., Barnes, L. L., Bennett, D. A., Dawson-Hughes, B., Booth, S. L.: «Nutrients and bioactives in green leafy vegetables and cognitive decline: Prospective study», Neurology, 16 de enero de 2018; 90(3):e214-e222. DOI: 10.1212/wnl.0000000000004815.

12. Bourassa, M. W., Alim, I., Bultman, S. J., Ratan, R. R.: «Butyrate, neuroepigenetics and the gut microbiome: Can a high fiber diet improve brain health?», Neuroscience Letters, 2016; 625:56-63. DOI: 10.1016/j.neulet.2016.02.009.

13. Ross, A. B., Shertukde, S. P., Livingston Staffier, K., Chung, M., Jacques, P. F., McKeown, N. M.: «The Relationship between Whole-Grain Intake and Measures of Cognitive Decline, Mood, and Anxiety-A Systematic Review», Advances in Nutrition, julio de 2023; 14(4):652-670. DOI: 10.1016/j.advnut.2023.04.003.

14. Liu, X., Beck, T., Dhana, K., et al.: «Association of Whole Grain Consumption and Cognitive Decline», Neurology, 2023; 101(22):e2277-e2287. DOI: 10.1212/WNL.0000000000207938.

15. Burton, P., Lightowler, H. J.: «The impact of freezing and toasting on the gylcaemic response of white bread, European Journal of Clinical Nutrition, 1 de mayo de 2008; 62(5):594-599. DOI: 10.1038/sj.ejcn.1602746.

16. Cordova, R., Viallon, V., Fontvieille, E., et al.: «Consumption of ultra-processed foods and risks of multimorbidity of cancer and cardiometabolic diseases: a multinational cohort study», The Lancet Regional Health - Europe, 2023; 35. DOI: 10.1016/j.lanepe.2023.100771.

17. Tindall, A. M., McLimans, C. J., Petersen, K. S., Kris-Etherton, P. M., Lamendella, R.: «Walnuts and Vegetable Oils Containing Oleic Acid Differentially Affect the Gut Microbiota and Associations with Cardiovascular Risk Factors: Follow-up of a Randomized, Controlled, Feeding Trial in Adults at Risk for Cardiovascular Disease», Journal of Nutrition, 1 de abril de 2020; 150(4):806-817. DOI: 10.1093/jn/nxz289.

18. Haskell-Ramsay, C. F., Dodd, F. L., et al.: «Mixed Tree Nuts, Cognition, and Gut Microbiota Trial in Healthy Nonelderly Adults», Journal of Nutrition, 14 de enero de 2023; 152(12):2778-2788. DOI: 10.1093/jn/nxac228.

TRUCO N.° 4: COME FERMENTADOS A DIARIO

1. Bryant, K. L., Hansen, C., Hecht, E. E.: «Fermentation technology as a driver of human brain expansión», Communications Biology, 23 de noviembre de 2023; 6(1):1190. DOI: 10.1038/s42003-023-05517-3.

2. Xia, T., Kang, C., Qiang, X., et al.: «Beneficial effect of vinegar consumption associated with regulating gut microbiome and metabolome», Current Re-

search in Food Science, 1 de enero de 2024; 8:100566. DOI: 10.1016/j.crfs.2023.100566.

3. Wastyk, H. C., Fragiadakis, G. K., Perelman, D., *et al.*: «Gut-microbiota-targeted diets modulate human immune status», *Cell*, 5 de agosto de 2021; 184(16):4137-4153.e14. DOI: 10.1016/j.cell.2021.06.019.

4. Milani, C., Duranti, S., Napoli, S., *et al.*: «Colonization of the human gut by bovine bacteria present in Parmesan cheese», *Nature Communications*, 20 de marzo de 2019; 10(1):1286. DOI: 10.1038/s41467-019-09303-w.

5. Wastyk, H. C., Fragiadakis, G. K., Perelman, D., *et al.*: «Gut-microbiota-targeted diets modulate human immune status», *Cell*, 5 de agosto de 2021; 184(16):4137-4153.e14. DOI: 10.1016/j.cell.2021.06.019.

6. Hilimire, M. R., DeVylder, J. E., Forestell, C. A.: «Fermented foods, neuroticism, and social anxiety: An interaction model», *Psychiatry Research*, 2015; 228(2):203-208. DOI: 10.1016/j-psychres.2015.04.023.

7. Tillisch, K., Labus, J., Kilpatrick, L., *et al.*: «Consumption of fermented milk product with probiotic modulates brain activity», *Gastroenterology*, 2013; 144(7):1394-401,1401. DOI: 10.1053/j.gastro.2013.02.043.

8. Porras-García, J. C.: «Potential neuroprotective effects of fermented foods and beverages in old age: a systematic review. Systematic Review», *Frontiers in Nutrition*, 2023. DOI: 10:3389/fnut.2023.1170841.

9. Van de Wouw, M., Walsh, A. M., Crispie, F., *et al.*: «Distinct actions of the fermented beverage kefir on host behaviour, immunity and microbiome gut-brain modules in the mouse», *Microbiome*, 18 de mayo de 2020; 8(1):67. DOI: 10.1186/s40168-020-00846-5.

10. Cannavale, C. N., Mysonhimer, A. R., Bailey, M. A., Cohen, N. J., Holscher, H. D., Khan, N. A.: «Consumption of a fermented dairy beverage improvees hippocampal-dependent relational memory in a randomized, controlled cross-over trial», *Nutritional Neuroscience*, 4 de marzo de 2023; 26(3):265-274. DOI: 10.1080/1028415x.2022.2046963.

11. Rezac, S., Kok, C. R., Heermann, M., Hutkins, R.: «Fermented Foods as a Dietary Source of Live Organisms», *Frontiers in Microbiology*, 2018; 9:1785. DOI: 10.3389/fmicb.2018.01785.

12. Brassard, D., Tessier-Grenier, N., Allaire, J., *et al.*: «Comparison of the impact of SFAs from cheese and butter on cardiometabolic risk factors: a randomized controlled trial», *American Journal of Clinical Nutrition*, abril de 2017; 105(4):800-809. DOI: 10.3945/ajcn.116.150300.

13. Cho, Y. A., Kim, J.: «Effect of Probiotics on Blood Lipid Concentrations: A Meta-Analysis of Randomized Controlled Trials», *Medicine* (Baltimore), octubre de 2015; 94(43):e1714. DOI: 10.1097/md.0000000000001714.

14. Chen, G.-C., Wang, Y., Tong, X., *et al.*: «Cheese consumption and risk of cardiovascular disease: a meta-analysis of prospective studies», *European Journal of Nutrition*, 1 de diciembre de 2017; 56(8):2565-2575. DOI: 10.1007/s00394-016-1292-z.

15. Jy, K., Ey, C.: «Changes in Korean Adult Females' Intestinal Microbiota Resulting from Kimchi Intake», *Journal of Nutrition & Food Sciences*, 1 de enero de 2016; 06. DOI: 10.4172/2155-9600.1000486.

TRUCO N.º 5: CENA TEMPRANO

1. Montagner, A., Korecka, A., Polizzi, A., *et al.*: «Hepatic circadian clock oscillators and nuclear receptors integrate microbiome-derived signals», *Scientific Reports*, 16 de febrero de 2016; 6:20127. DOI: 10.1038/srep20127.

2. Voigt, R. M., Forsyth, C. B., Green, S. J., Engen, P. A., Keshavarzian, A.: «Circadian Rhythm and the Gut Microbiome», *International Review of Neurobiology*, 2016; 131:193-205. DOI: 10.1016/bs.irn.2016.07.002.

3. Gu, C., Brereton, N., Schweitzer, A., *et al.*: «Metabolic Effects of Late Dinner in Healthy Volunteers - A Randomized Crossover Clinical Trial», *The Journal of Clinical Endocrinology & Metabolism*, 2020; 105(8):2789-2802. DOI: 10.1210/clinem/dgaa354.

4. Currenti, W., Godos, J., Castellano, S., *et al.*: «Association between Time Restricted Feeding and Cognitive Status in Older Italian Adults», *Nutrients*, 9 de enero de 2021; 13(1). DOI: 10.3390/nu13010191.

5. Bermingham, K. M., Pushilal, A., Polidori, L., Wolf, J., Bulsiewicz, W., Spector, T. D., Berry, S. E.: «Ten Hour Time-Restricted Eating (TRE) Is Associated with Improvements in Energy, Mood, Hunger and Weight in Free-Living Settings: The ZOE BIG IF Study», *Proceedings*, 2023; 91(1):120. DOI: 10.3390/proceedings2023091120.

6. Zhang, Y., Li, Y., Barber, A. F., *et al.*: «The microbiome stabilizes cirdadian rhythms in the gut», *Proceedings of the National Academy of Sciences*, 31 de enero de 2023; 120(5):e2217532120. DOI: 10.1073/pnas.2217532120.

TRUCO N.º 6: COME PESCADO AZUL DOS VECES POR SEMANA

1. Vijay, A., Astbury, S., Le Roy, C., Spector, T. D., Valdes, A. M.: «The prebiotic effects of omega-3 fatty acid supplementation: A six-week randomised intervention trial», *Gut Microbes*, enero a diciembre de 2021; 13(1):1-11. DOI: 10.1080/19490976.2020.1863133.

2. Menni, C., Zierer, J., Pallister, T., *et al.*: «Omega-3 fatty acids correlate with gut microbiome diversity and production of N-carbamylglutamate in middle aged and elderly women», *Scientific Reports*, 11 de septiembre de 2017; 7(1):11079. DOI: 10.1038/s41598-017-10382-2.

3. Mateos, R., Pérez-Correa, J. R., Domínguez, H.: «Bioactive Properties of Marine Phenolics», Marine Drugs, 2020; 18(10). DOI: 10.3390/md18100501.

4. Liao, Y., Xie, B., Zhang, H., *et al.*: «Efficacy of omega-3 PUFAs in depression: A meta-analysis», *Translational Psychiatry*, 5 de agosto de 2019; 9(1):190. DOI: 10.1038/s41398-019-0515-5.

5. Jacka, F. N., O'Neil, A., Opie, R., *et al.*: «A randomised controlled trial of dietary improvement for adults with major depression (the 'SMILES' trial)», *BMC Medicine*, 30 de enero de 2017; 15(1):23. DOI: 10.1186/s12916-017-0791-y.

6. Raji, C. A., Erickson, K. I., López, O. L., *et al.*: «Regular Fish Consumption and Age-Related Brain Gray Matter Loss», *American Journal of Preventive Medicine*, 1 de octubre de 2014; 47(4):444-451. DOI: 10.1016/j.amepre.2014.05.037.

7. Samieri, C., Morris, M. C., Bennett, D. A., *et al.*: «Fish Intake, Genetic Predisposition to Alzheimer Disease, and Decline in Global Cognition and Memory in 5 Cohorts of Older Persons», *American Journal of Epidemiology*, 1 de mayo de 2018; 187(5):933-940. DOI: 10.1093/aje/kwx330.

8. Keenan, T. D., Agrón, E., Mares, J. A., *et al.*: «Adherence to a Mediterranean diet and cognitive function in the Age-Related Eye Disease Studies 1 & 2», *Alzheimer & Dementia*, 2020; 16(6):831-842. DOI: 10.1002/alz.12077.

TRUCO N.º 7: ÚNETE AL LADO OSCURO

1. Bruinsma, K., Taren, D. L.: «Chocolate: food or drug?», *Journal of American Dietetic Association*, octubre de 1999; 99(10):1249-56. DOI: 10.1016/s0002-8223(99)00307-7.

2. Shin, J-H., Kim, C-S., Cha, L., *et al.*: «Consumption of 85 % cocoa dark chocolate improves mood in association with gut microbial changes in healthy adults: a randomized controlled trial», *The Journal of Nutritional Biochemistry*, 1 de enero de 2022; 99:108854. DOI: 10.1016/j.jnutbio.2021.108854.

TRUCO N.º 8: POTENCIA TU DESAYUNO CON PROTEÍNAS Y FIBRA

1. Leeming, E. R., Mompeo, O., Turk, P., *et al.*: «Characterisation, procedures and heritability of acute dietary intake in the Twins UK cohort: an observational study», *The Journal of Nutritions*, 27 de febrero de 2022; 21(1):13. DOI: 10.1186/s12937-022-00763-3.

2. Chang, Z-S., Boolani, A., Conroy, D. A., Dunietz, T., Jansen, E. C.: «Skipping breakfast and mood: The role of sleep», *Nutrition and Health*, 1 de diciembre de 2021; 27(4):373-379. DOI: 10.1177 /0260106020984861.

3. Deshmukh-Taskar, P. R., Nicklas, T. A., O'Neill, C. E., Keast, D. R., Radcliffe, J. D., Cho, S.: «The relationship of breakfast skipping and type of breakfast cosumption with nutrient intake and weight status in children and adolescents: the National Health and Nutrition Examination Survey 1999-2006», *Journal of the American Dietetic Association*, junio de 2010; 110(6):869-78. DOI: 10.1016/j.jada.2010.03.023.

4. Gibney, M. J., Barr, S. I., Bellisle, F., *et al.*: «Breakfast in Human Nutrition: The International Breakfast Research Initiative», *Nutrients*, 1 de mayo de 2018; 10(5). DOI: 10.3390/nu10050559.

5. Lesani, A., Mohammadpoorasl, A., Javadi, M., Esfeh, J. N., Fakhari, A.: «Eating breakfast, fruit and vegetable intake and their relation with happiness in college students», Eating and Weight Disorders - Studies on Anorexia, Bulimia and Obesity, 1 de diciembre de 2016; 21(4):645-651. DOI: 10.1007/s40519-016-0261-0.

6. Piqueras, J. A., Kuhne, W., Vera-Villarroel, P., Van Straten, A., Cuijpers, P.: «Happiness and health behaviours in Chilean college students: a cross-sectional survey», *BMC Public Health*, 7 de junio de 2011; 11:443. DOI: 10.1186/1471-2458-11-443.

7. Zahedi, H., Djalalinia, S., Sadhegi, O., *et al.*: «Breakfast consumption and mental health: a systematic review and meta-analysis of observational studies», *Nutritional Neuroscience*, 3 de junio de 2022; 25(6):1250-1264. DOI: 10.1080/1028415X.2020.1853411.

8. Hoertel, H. A., Will, M. J., Leidy, H. J.: «A randomized crossover, pilot study examining the effects of a normal protein vs. high protein breakfast on food cravings and reward signals in overweight/obese 'breakfast skipping', late-adolescent girls», *Nutrition Journal*, 2014; 13:80. DOI.org/10.1186/1475-2891-13-80.

9. Leidy, H. J., Lepping, R. J., Savage, C. R., Harris, C. T.: «Neural responses to visual food stimuli after a normal vs. higher-protein breakfast in breakfast-skipping teens: A pilot fMRI study», *Obesity*, 2011; 19:2019-25. DOI: 10.1038/oby.2011.108.

TRUCO N.º 9: CEREBRO EN CALMA, ESTÓMAGO EN CALMA

1. Wang, Z., Liu, S., Xu, X., *et al.*: «Gut Microbiota Associated With Effectiveness And Responsiveness to Mindfulness-Based Cognitive Therapy in Impro-

ving Trait Anxiety», *Frontiers in Cellular and Infection Microbiology*, 2022; 12:719829. DOI: 10.3389/fcimb.2022.719829.

2. Khine, W. W. T., Voong, M. L., Ng, T. K. S., *et al.*: «Mental awareness improved mild cognitive impairment and modulated gut microbiome», *Aging* (Albany NY), 9 de diciembre de 2020; 12(23):24371-24393. DOI: 10.18632/aging.202277.

3. Mai, F. M.: «Beaumont's contribution to gastric psychophysiology: a reappraisal», *The Canadian Journal of Psychiatry*, octubre de 1988; 33(7):650-3. DOI: 10.1177/070674378803300715.

4. Ying, S., Peijun, J., Ting, X., Usman, A., Donghong, C., Jinghong, C.: «Alteration of faecal microbiota balance related to long-term Deep meditation», *General Psychiatry*, 2023; 36(1):e100893. DOI: 10.1136/gpsych-2022-100893.

5. Balban, M. Y., Neri, E., Kogon, M. M., *et al.*: «Brief Structured respiration practices enhance mood and reduce physiological arousal», *Cell Reports Medicine*, 17 de enero de 2023; 4(1):100895. DOI: 10.1016/j.xcrm.2022.100895.

6. Magnon, V., Dutheil, F., Vallet, G. T.: «Benefits from one session of deep and slow breathing on vagal tone and anxiety in young and older adults», *Scientific Reports*, 29 de septiembre de 2021; 11(1):19267. DOI: 10.1038/s41598-021-98736-9.

7. Balban, M. Y., Neri, E., Kogon, M. M., *et al.*: «Brief Structured respiration practices enhance mood and reduce physiological arousal», *Cell Reports Medicine*, 17 de enero de 2023; 4(1):100895. DOI: 10.1016/j.xcrm.2022.100895.

8. Christina, Z., Heide, J., Guangyu, Z., *et al.*: «Nasal Respiration Entrains Human Limbic Oscillations and Modulates Cognitive Function», *The Journal of Neuroscience*, 2016; 36(49):12448. DOI: 10.1523/jneurosci.2586-16.2016.

9. Bernardi, L., Gabutti, A., Porta, C., Spicuzza, L.: «Slow breathing reduces chemoreflex response to hypoxia and hipercapnia, and increases baroreflex sensitivity», *Journal of Hypertension*, diciembre de 2001; 19(12):2221-9. DOI: 10.1097/00004872-200112000-00016.

10. Saoji, A. A., Raghavendra, B. R., Manjunath, N. K.: «Effects of yogic breath regulation: A narrative review of sicentific evidence», *Journal of Ayurveda and Integrative Medicine*, 1 de enero de 2019; 10(1):50-58. DOI: 10.1016/j.jaim.2017.07.008.

11. Smith, R. P., Easson, C., Lyle, S. M., *et al.*: «Gut microbiome diversity is associated with sleep physiology in humans», *PLOS One*, 2019; 14(10):e0222394. DOI: 10.1371/journal.pone.0222394.

TRUCO N.º 10: ¡BEBE!

1. Popkin, B. M., D'Anci, K. E., Rosenberg, I. H.: «Water, hydration, and health», *Nutrition Reviews*, 2010; 68(8):439-458. DOI: 10.1111/j.1753-4887. 2010.00304.x.

2. Stookey, J. D.: «Analysis of 2009-2012 Nutrition Health and Examination Survey (NHANES) Data to Estimate the Median Water Intake Associated with Meeting Hydration Criteria for Individuals Aged 12-80 in the US Population», *Nutrients*, 18 de marzo de 2019; 11(3). DOI: 10.3390/nu11030657.

3. Ganio, M. S., Armstrong, L. E., Casa, D. J., *et al.*: «Mild dehydration impairs cognitive performance and mood of men», *British Journal of Nutrition*, 2011; 106(10):1535-1543. DOI: 10.1017/S0007114511002005.

4. Kempton, M. J., Ettinger, U., Foster, R., *et al.*: «Dehydration affects brain structure and function in healthy adolescents», Human Brain Mapping, 2011; 32(1):71-79. DOI: 10.1002/hbm.20999.

5. Edmonds, C., Crombie, R., Gardner, M.: «Subjective thirst moderates changes in speed of responding associated with water consumption. Original Research», *Frontiers in Human Neuroscience*, 16 de julio de 2013, 2013; 7. DOI: 10.3389/fnhum.2013.00363.

6. Popova, N. K., Ivanova, L. N., Amstislavskaya, T. G., *et al.*: «Brain Serotonin Metabolism during Water Deprivation and Hydration in Rats», *Neuroscience and Behavioral Pshysiology*, 1 de mayo de 2001; 31(3):327-332. DOI: 10. 1023/A:1010346904526.

7. Pross, N., Demazières, A., Girard, N., *et al.*: «Influence of progressive fluid restriction on mood and physiological markers of dehydration in women», British *Journal of Nutrition*, 28 de enero de 2013; 109(2):313-21. DOI: 10.1017/ s0007114512001080.

8. Zhang, J., Zhang, N., He, H., Du, S., Ma, G.: «Different Amounts of Water Supplementation Improved Cognitive Performance and Mood among Young Adults after 12 h Water Restriction in Baoding, China: A Randomized Controlled Trial (RCT)», *International Journal of Environmental Research and Public Health*, 24 de octubre de 2020; 17(21). DOI: 10.3390/ijerph172 17792.

9. Daniel, H.: «Diet and the gut microbiome: from hype to hypothesis», *British Journal of Nutrition*, 28 de septiembre de 2020; 124(6):521-530. DOI: 10.1017/s0007114520001142.

10. Vanhaecke, T., Bretin, O., Poirel, N., Tap, J.: «Drinking Water Source and Intake Are Associated with Distinct Gut Microbiota Signatures in US and UK Populations», *Journal of Nutrition*, 11 de enero de 2022; 152(1):171-182. DOI: 10.1093/jn/nxab312.

11. Willis, N. B., Muñoz, C. X., Mysonhimer, A. R., *et al.*: «Hydration Bio-markers Are Related to the Differential Abundance of Fecal Microbiota and Plasma Lipopolysaccharide-Binding Protein in Adults», Annals of Nutrition and Metabolism, 2022; 77(Supl. 4):37-45. DOI: 10.1159/000520478.

12. Asnicar, F., Berry, S. E., Valdés, A. M., *et al.*: «Microbiome connections with host metabolism and habitual diet from 1.098 deeply phenotyped individuals», *Nature Medicine*, 1 de febrero de 2021; 27(2):321-332. DOI: 10.1038/s41591-020-01183-8.

13. Díaz-Rubio, M. E., Saura-Calixto, F.: «Dietary Fiber in brewed Coffee», *Journal of Agricultural and Food Chemistry*, 1 de marzo de 2007; 55(5):1999-2003. DOI: 10.1021/jf062839p.

14. Pham, K., Mulugeta, A., Zhou, A., O'Brien, J. T., Llewellyn, D. J., Hyppönen, E.: «High coffee consumption, brain volumen and risk of dementia and stroke», *Nutritional Neuroscience*, 3 de octubre de 2022; 25(10):2111-2122. DOI: 10.1080/1028415X.2021.1945858.

15. Jeon, J-S., Kim, H-T., Jeong, I-H., *et al.*: «Contents of chlorogenic acids and caffeine in various coffee-related products», *Journal of Advanced Research*, 1 de mayo de 2019; 17:85-94. DOI: 10.1016/j.jare.2019.01.002.

16. Saitou, K., Ochiai, , R., Kozuma K., *et al.*: «Effect of Chlorogenic Acids on Cognitive Function: A Randomized, Double-Blind, Placebo-Controlled Trial», *Nutrients*, 2018; 10(10):1337.

17. Umeda, M., Tominaga, T., Kozuma, K., *et al.*: «Preventive effects of tea and tea catechins against influenza and acute upper respiratory tract infections: a systematic review and meta-analysis», *European Journal of Nutrition*, 1 de diciembre de 2021; 60(8):4189-4202. DOI: 10.1007/s00394-021-02681-2.

18. Kochman, J., Jakubczyk, K., Antoniewicz, J., Mruk, H., Janda, K.: «Health Benefits and Chemical Composition of Matcha Green Tea: A Review», *Molecules*, 27 de diciembre de 2020; 26(1). DOI: 10.3390/molecules26010085.

19. Weiss, D. J., Anderton, C. R.: «Determination of catechins in matcha green tea by micellar electrokinetic chromatography», *Journal of Chromatography A*, 5 de septiembre de 2003; 1011(1):173-180. DOI: 10.1016/S0021-9673(03)01133-6.

20. Sokary, S., Al-Asmakh, M., Zakaria, Z., Bawadi, H.: «The therapeutic potential of matcha tea: A critical review on human and animal studies», *Current Research in Food Science*, 1 de enero de 2023; 6:100396. DOI: 10.106/j.crfs.2022.11.015.

21. Wang, J., Dong, L., Hu, J-Q., *et al.*: «Differential regulation and preventive mechanisms of green tea poder with different quality attributes on high-fat diet-induced obesity in mice. Original Research», *Frontiers in Nutrition*, 29 de septiembre de 2022; 9. DOI: 10.3389/fnut.2022.992815.

22. Seguridad Social del Reino Unido: «Drink Less», <www.nhs.uk/better-health/drink-less#:~:text=Alcohol%20guidelines,risk%20of%20harming%20your%20health>.

23. Daviet, R., Aydogan, G., Jagannathan, K., *et al*.: «Associations between alcohol consumption and gray and white matter volumes in the UK Biobank», *Nature Communications*, 4 de marzo de 2022; 13(1):1175. DOI: 10.1038/s41467-022-28735-5.

24. Le Roy, C. I., Wells, P. M., Si, J., Raes, J., Bell, J. T., Spector, T. D.: «Red Wine Consumption Associated With Increased Gut Microbiota α-Diversity in 3 Independent Cohorts», *Gastroenterology*, enero de 2020; 158(1):270-272.e2. DOI: 10.1053/j.gastro.2019.08.024.

25. Queipo-Ortuño, M. I., Boto-Ordóñez, M., Murri, M., *et al*.: «Influence of red wine polyphenols and ethanol on the gut microbiota ecology and biochemical biomarkers1234», *American Journal of Clinical Nutrition*, 1 de junio de 2012; 95(6):1323-1334. DOI: 10.3945/ajcn.111.027847.

PREGUNTAS FRECUENTES

1. Hadi, A., Pournasoumi, M., Najafgholizadeh, A., Clark, C. C. T., Esmaill-zadeh, A.: «The effect of apple cider vinegar on lipid profiles and glycemic parameters: a systematic review and meta-analysis of randomized clinical trials», *BMC Complementary Medicines and Therapy*, 29 de junio de 2021; 21(1):179. DOI: 10.1186/s12906-021-03351-w.

2. Nagano, M., Shimizu, K., Kondo, R., *et al*.: «Reduction of depression and anxiety by 4 weeks Hericium erinaceus intake», Biomedical Research, agosto de 2010; 31(4):231-7. DOI: 10.2220/biomedres.31.231.

3. Vigna, L., Morelli, F., Agnelli, G. M., *et al*.: «Hericium erinaceus improves Mood and Sleep Disorders in Patients Affected by Overweight or Obesity: Could Circulating Pro-BDNF and BDNF Be Potential Biomarkers?», *Evidence-based Complementary and Alternative Medicine*, 2019; 7861297. DOI: 10.1155/2019/7861297.

4. Docherty, S., Doughty, F. L., Smith, E. F.: «The Acute and Chronic Effects of Lion's Mane Mushroom Supplementation on Cognitive Function, Stress and Mood in Young Adults: A Double-Blind, Parallel Groups, Pilot Study», *Nutrients*, 2023; 15(22). DOI: 10.3390/nu15224842.

5. Li, I. C., Chang, H. H., Lin, C. H., *et al*.: «Prevention of Early Alzheimer's Disease by Erinacine A-Enriched Hericium erinaceus Mycelia Pilot Double-Blind Placebo-Controlled Study», *Frontiers in Aging Neuroscience*, 2020; 12:155. DOI: 10.3389/fnagi.2020.00155.

6. Merenstein, D., Guzzi, J., Sanders, M. E.: «More Information Needed on Probiotic Supplement Product Labels», *Journal of General Internal Medicine*, 1 de diciembre de 2019; 34(12):2735-2737. DOI: 10.1007/s11606-019-05077-5.

7. Pinto-Sánchez, M. I., Hall, G. B., Ghajar, K., *et al.*: «Probiotic Bifidobacterium longum NCC3001 Reduces Depression Scores and Alters Brain Activity: A Pilot Study in Patients With Irritable Bowel Syndrome», *Gastroenterology*, 1 de agosto de 2017; 153(2):448-459.e8. DOI: 10.1053/j.gastro.2017.05.003.

8. Nikolova, V. L., Cleare, A. J., Young, A. H., Stone, J. M.: «Updated Review and Meta-Analysis of Probiotics for the Treatment», *Journal of Clinical Medicine*, 8 de febrero de 2021; 10(4). DOI: 10.3390/jcm10040647.

9. Taylor, A. M., Holscher, H. D.: «A review of dietary and microbial connections to depression, anxiety, and stress», *Nutritional Neuroscience*, 3 de marzo de 2020; 23(3):237-250. DOI: 10.1080/1028415X.2018.1493808.

10. Neuenschwander, M., Stadelmaier, J., Eble, J., *et al.*: «Substitution of animal-based with plant-based foods on cardiometabolic health and all-cause mortality: a systematic review and meta-analysis of prospective studies», *BMC Medicine*, 16 de noviembre de 2023; 21(1):404. DOI: 10.1186/s12916-023-03093-1.

11. Pellinen, T., Päivärinta, E., Isotalo, J., *et al.*: «Replacing dietary animal-source proteins with plant-source proteins changes dietary intake and status of vitamins and minerals in healthy adults: a 12-week randomized controlled trial», *European Journal of Nutrition*, abril de 2022; 61(3):1391-1404. DOI: 10.1007/s00394-021-02729-3.

12. Lee, S., Choi, Y., Jeong, H. S., Lee, J., Sung, J.: «Effect of different cooking methods on the content of vitamins and true retention in selected vegetables», *Food Science and Biotechnology*, abril de 2018; 27(2):333-342. DOI: 10.1007/s10068-017-0281-1.

13. Li, Y., Li, S., Zhang, C., Zhang, D.: «Association between dietary protein intake and the risk of depressive symptoms in adults», *British Journal of Nutrition*, 2020; 123(11):1290-1301. DOI: 10.1017/S0007114520000562.

LOS MEJORES AMIGOS PARA ALIMENTAR TU SEGUNDO CEREBRO

1. Hirshkowitz, M., Whiton, K., Albert, S. M., *et al.*: «National Sleep Foundation's updated sleep duration recommendations: final report», *Sleep Health*, diciembre de 2015; 1(4):233-243. DOI: 10.1016/j.sleh.2015.10.004.

2. Guía orientativa de actividad física para adultos de 19 a 64 años de la Seguridad Social del Reino Unido: <www.nhs.uk/live-well/exercise/physical-activity-guidelines-for-adults-aged-19-to-64/#:~:text=do%20at%20least%20150%20minutes,not%20moving%20with%20some%20activity>.

3. Wilmot, E. G., Edwardson, C. L., Achana, F. A., *et al.*: «Sedentary time in adults and the association with diabetes, cardiovascular disease and death: systematic review and meta-analysis», *Diabetologia*, noviembre de 2012; 55(11):2895-905. DOI: 10.1007/s00125-012-2677-z.

4. Díaz, K. M., Howard, V. J., Hutto, B., *et al.*: «Patterns of Sedentary Behavior and Mortality in U.S. Middle-Aged and Older Adults», Annals of Internal Medicine, 3 de octubre de 2017; 167(7):465-475. DOI: 10.7326/M17-0212.

5. Buckley, J. P., Hedge, A., Yates, T., *et al.*: «The sedentary office: an expert statement on the growing case for change towards better health and productivity», *British Journal Sports Medicine*, noviembre de 2015; 49(21):1357-62. DOI: 10.1136/bjsports-2015-094618.

6. Seguridad Social del Reino Unido: «Drink less», <www.nhs.uk/better-health/drink-less#:~:text=Alcohol%20guidelines,risk%20of%20haming%20your%20health>.

7. White, M. P., Alcock, I., Grellier, J., *et al.*: «Spending at least 120 minutes a week in nature is associated with good health and wellbeing», *Scientific Reports*, 13 de junio de 2019; 9(1):7730. DOI: 10.1038/s41598-019-44097-3.

PERMISOS

Ilustraciones

1. El sistema digestivo: © iStock.com/medicalstocks.

2. El revestimiento de la barrera intestinal: © Rudzhan - stock.adbobe.com.

3. Guía de heces: © iStock.com/S-S-S.

4. Incremento y reducción de las hormonas sexuales durante el ciclo menstrual: © Elsevier 2018.

5. Cómo sentarse en el inodoro para evacuar mejor: © iStock.com/solar22.

8. Tus decisiones alimentarias: © iStock.com/Elena Platova.

11. Añade LBVCSFS a tu compra semanal: © iStock.com/Rach27.

12. El DHA necesita otros componentes para actuar en el cerebro: © iStock.com/Mack15.

13. El suspiro profundo: © Stanford Lifestyle Medicine.

16. Recuerda que un poco de estrés es bueno: © Derek Hill, Waking Waves.

17. ¿Cuál es tu nivel de hidratación?: © iStock.com/Naron Purba.

p. 49. «La oda de la IA a la fibra: la heroína anónima» ha sido generada por inteligencia artificial.

De este libro me quedo con...

Alimenta tu segundo cerebro ha sido posible gracias
al trabajo de su autora, la doctora Emily Leeming, así como
de la traductora Sílvia Alemany, el diseñador José Ruiz-Zarco,
el equipo de Realización Planeta, la maquetista Toni Clapés,
la directora editorial Marcela Serras, la editora ejecutiva
Rocío Carmona, la editora Ana Marhuenda,
y el equipo comercial, de comunicación
y marketing de Diana.

En Diana hacemos libros que fomentan
el autoconocimiento e inspiran a los lectores
en su propósito de vida. Si esta lectura te ha gustado,
te invitamos a que la recomiendes y que así, entre todos,
contribuyamos a seguir expandiendo
la conciencia.